삶의 나침반이 될 구체적인 성지식

십 대를 위한
유쾌한
교양 수업

궁금한 게 많은
사춘기 너에게

다카하시 레나 감수 | 천아영 한국어판 감수 | 송소정 옮김

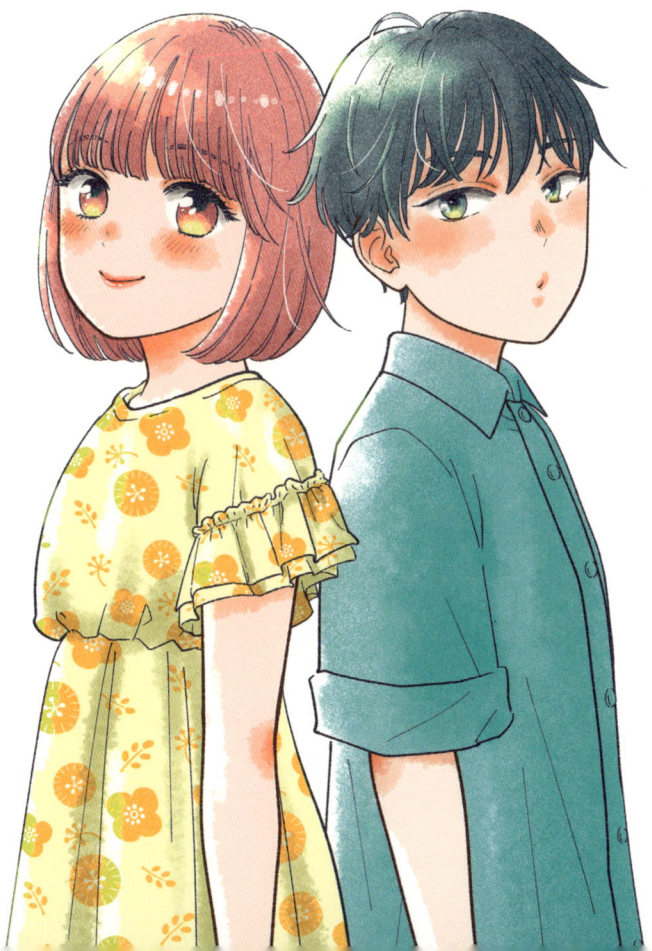

북스어린이

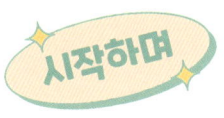

성에 대해 '정확하게' 배운
멋진 어른이 되길

여러분은 자신의 신체 변화에 대해 어느 정도 알고 있나요? 초등학교에 처음 입학했을 때와 비교해 보면 키가 크고 체중이 늘었겠죠. 여자아이라면 가슴이 부풀고 생리가 시작됐을 테고, 남자아이라면 음경이 커지거나 목소리가 변하기 시작했을 거예요. 성별에 따라 각각 다른 성호르몬의 영향을 받기 때문에 여자와 남자의 몸에 나타나는 변화도 다르답니다.

성호르몬은 몸뿐 아니라 마음도 자라게 해요. 나다움에 대해 고민하게 하고 그러면서 반항심도, 누군가를 좋아하는 마음도 동시에 생겨요. 또 성호르몬은 무엇보다 미래에 여러분이 아기를 가질 수 있게 만들어 줘요. 한참 뒤에 일어날 일이라고 무관심할 수도 있겠죠.

그래서인지 성에 대해 '정확하게' 배우지 않고 어른이 되는 사람이 많아요. 매일같이 듣는 성폭력과 성차별 뉴스들, 임신한 사실을 누구에게도 상담하지 못해 남몰래 출산한 뒤 아기를 버린 일 같은 비극적인 사건도 정확하게 배우지 못해 일어나는 것일지도 몰라요. 그저 인터넷에서 본 내용이나 친구에게 들은 정보로 성에 대해 알고 있다고 할 수는 없어요. 잘못된 정보와 왜곡된 시선이 많기 때문이에요.

이 책에서는 사춘기가 되면 나타나는 몸과 마음의 변화부터 섹스, 임신, 피임까지 알아보고 나아가 성폭력을 예방하고 대처하는 방법도 살펴볼 거예요. 올바른 지식을 얻는 데 너무 빠른 것도 너무 느린 것도 없어요. 이 책을 통해 사춘기의 몸과 마음에 대해 이해하고 그 시기를 편안하게 지나갔으면 해요. 또 성에 대해 제대로 알아 두어 인생에 중요한 관문마다 올바른 선택을 한다면 더없이 기쁠 거예요. 올바른 지식만이 미래의 여러분을 지키고 여러분의 소중한 사람을 지킬 수 있다고 믿어요.

차례

시작하며 2
나오는 사람들 6

도대체 무슨 일이 일어나고 있는 거지?! 7
두렵지만 알아야 할 사춘기의 변화 8

사춘기의 몸은 이렇게 변해요 19
여자의 생리 20   남자의 사정 36

> 더 알아보기   겉모습을 놀리는 건 절대 안 돼요! 48

사춘기의 마음은 이렇게 변해요 51
반항심과 성적 호기심 52   섹스와 임신 62

나의 성행동을 스스로 결정해요 77
임신과 성병을 예방하는 정확한 피임법 78
피임에 실패했을 때 94

> 더 알아보기   여자도 남자도 자궁경부암 예방접종을 맞아요 92

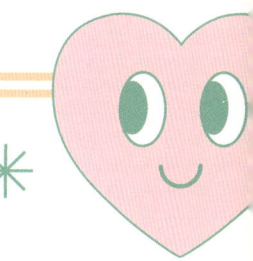

성행동에는 반드시 상대의 동의가 필요해요 103
성적 동의란? 104   성인 콘텐츠에 대해 주의할 점 116

누구나 가해자가 될 수 있는 성폭력에 대해 알아보아요 125
나의 경계 지키기 126   꼭 알아 둬야 할 성폭력 상식 132
SNS의 위험성 142

연애와 성별에는 다양한 형태가 있어요 155
다양한 성적 지향과 성 정체성 156   나답게 사는 것 170

마치며 183

나오는 사람들

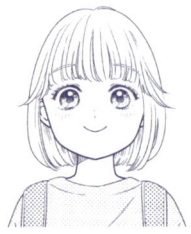

♥ 오나은(13세) ♥

초등학교 6학년. 최근 친구들의 몸이 변하는 것을 보고 자신의 몸도 변할지 궁금하다. 웬일인지 소꿉친구 도윤이와 함께 있는 게 어색해졌다.

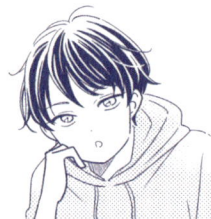

♥ 김도윤(13세) ♥

나은이와 어린이집 시절부터 친구 사이다. 나은이와 함께 사춘기와 성에 대해 알아간다.

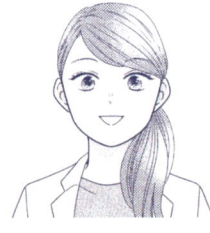

♥ 레나 선생님 ♥

산부인과 전문의. 사춘기와 성에 대한 다양한 궁금증을 알기 쉽게 풀어 준다. 늘 신출귀몰해서 나은이와 도윤이를 놀라게 한다.

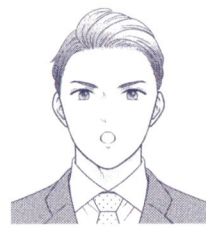

♥ 에이든 선생님 ♥

전직 경찰. 성폭력과 성범죄에 대해 자세히 알려 준다. 누구나 SNS나 스마트폰을 하다 보면 성범죄의 가해자와 피해자가 될 수 있음을 깨우쳐 준다.

도대체 무슨 일이 일어나고 있는 거지?!

두렵지만 알아야 할 사춘기의 변화

사춘기는 몸과 마음이 어른이 될 준비를 하는 기간이에요. 이 시기에 나타나는 변화는 자연스러운 것으로 전혀 부끄러워할 일이 아니에요.

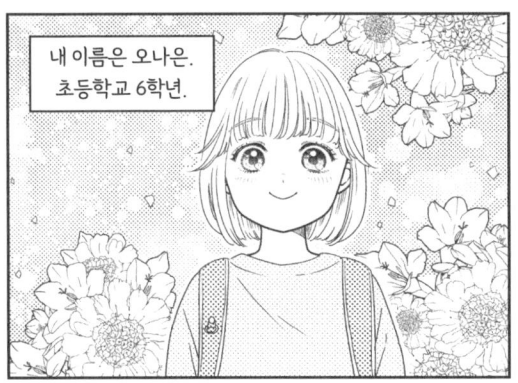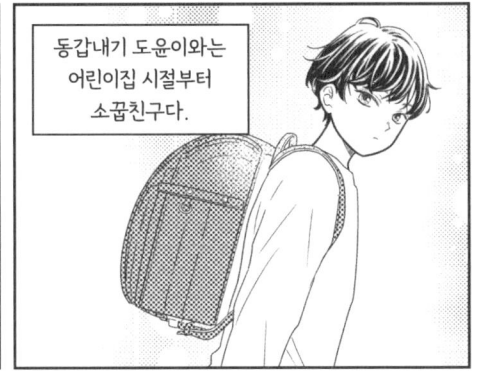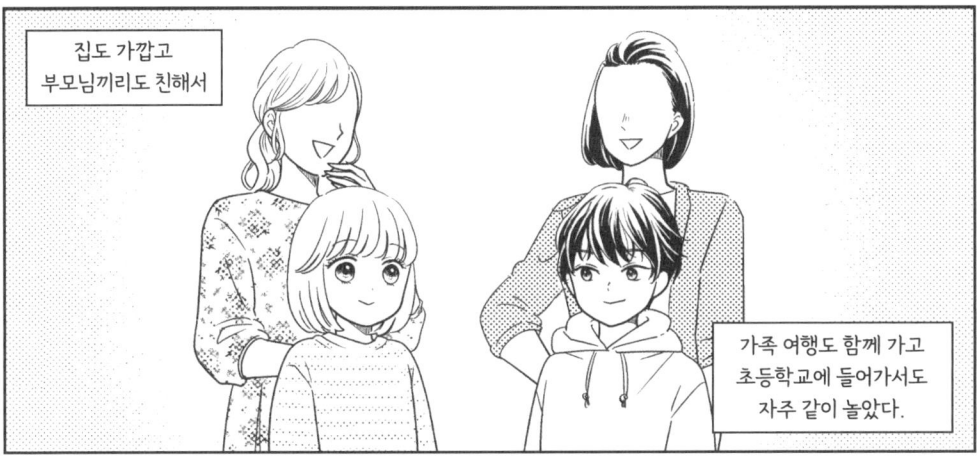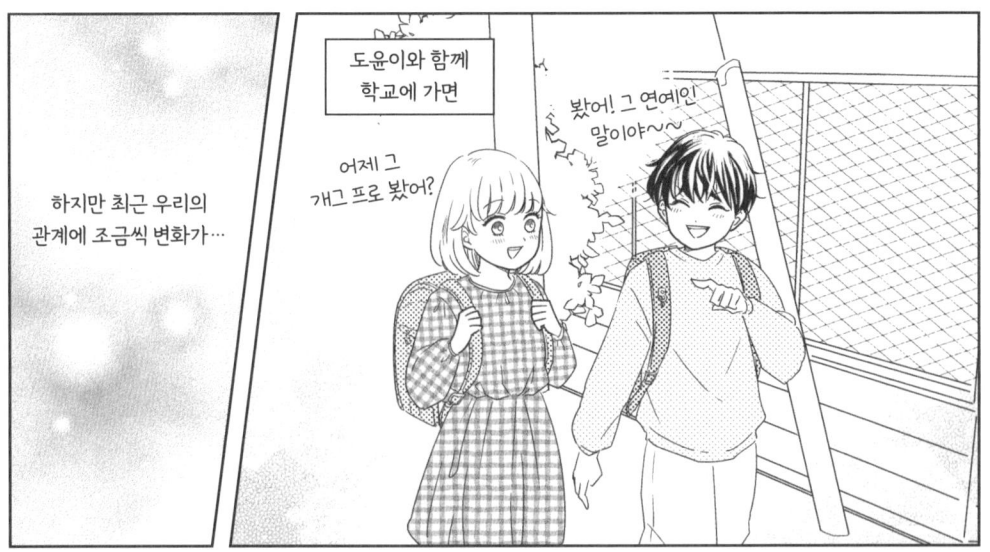

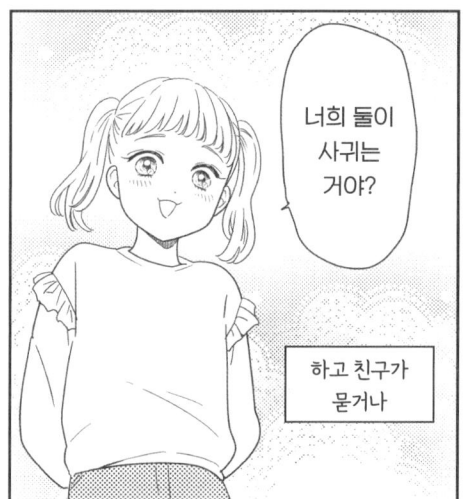
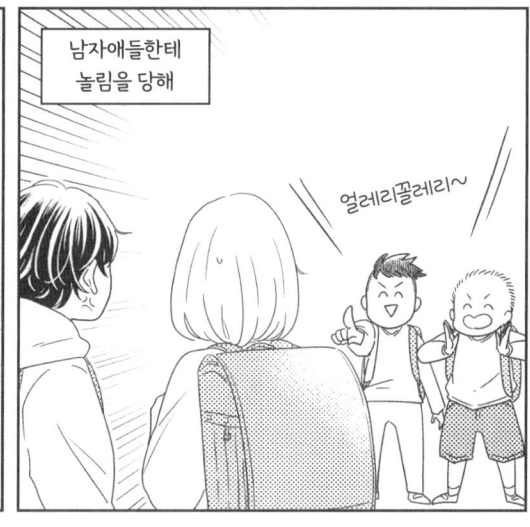
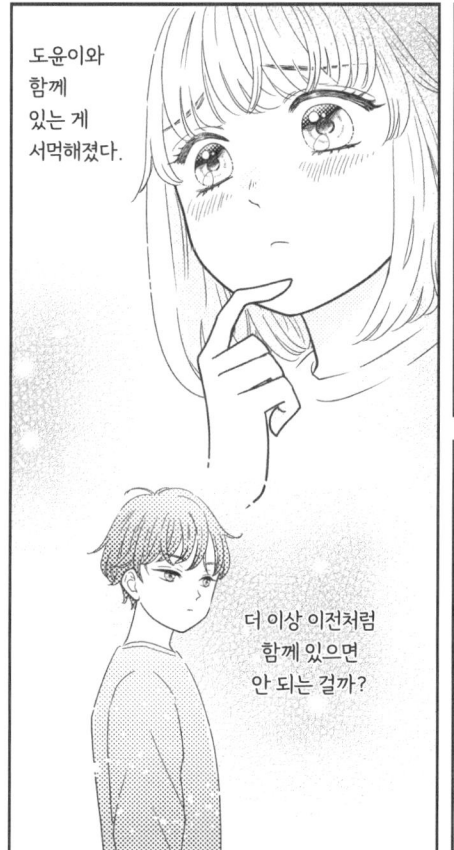
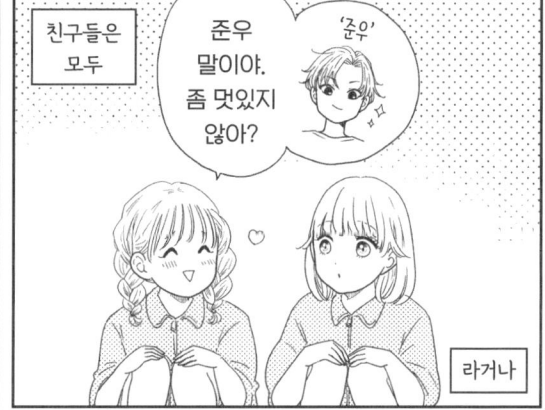
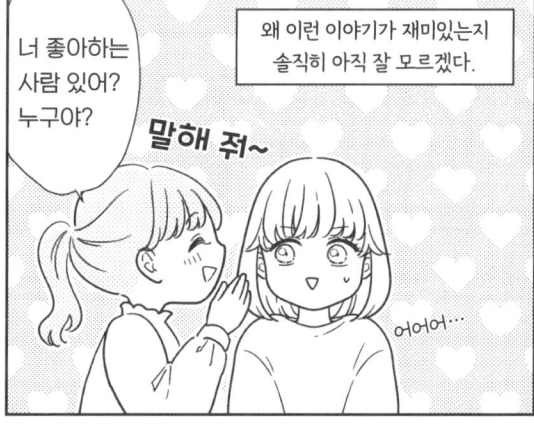

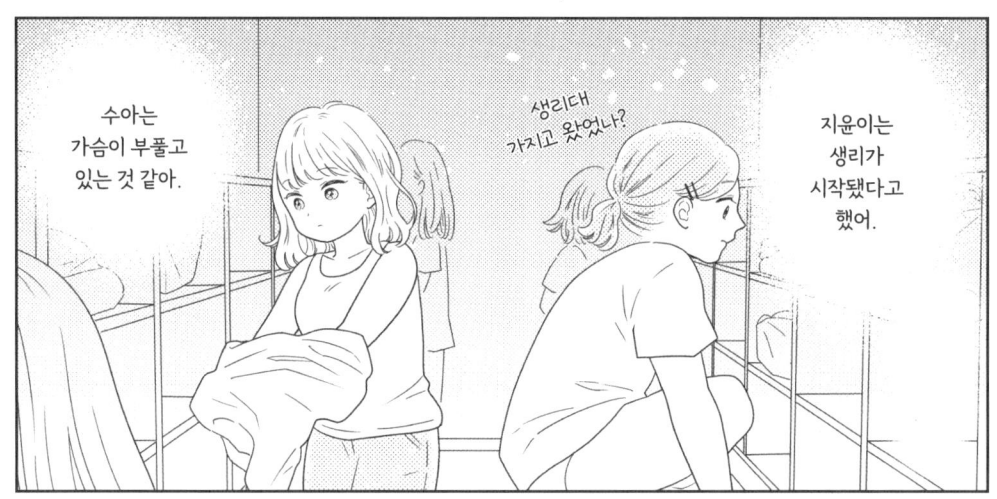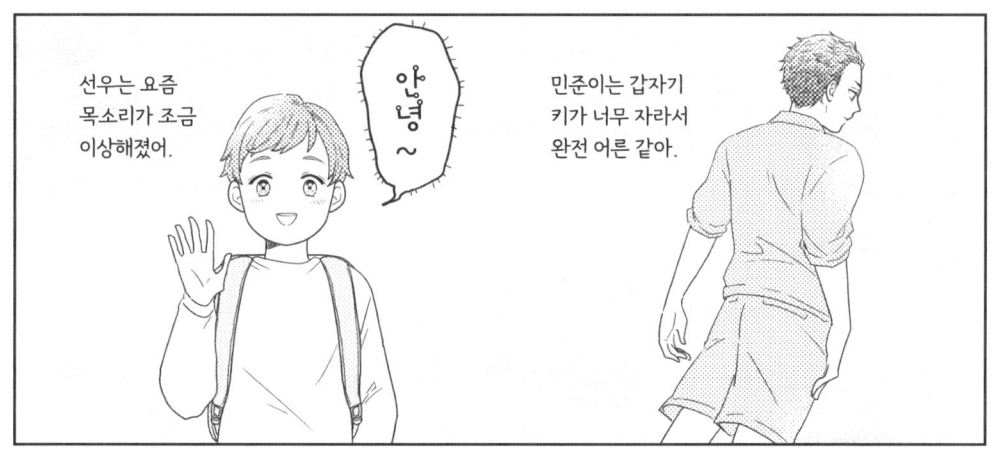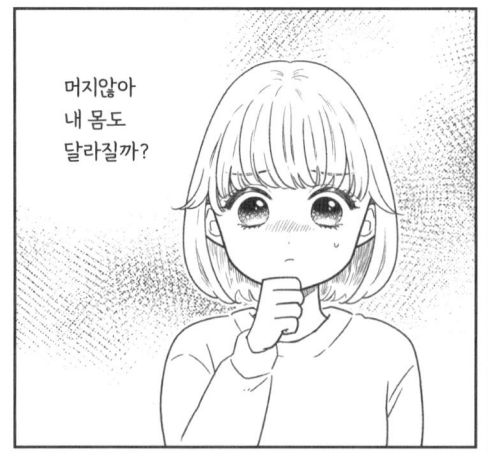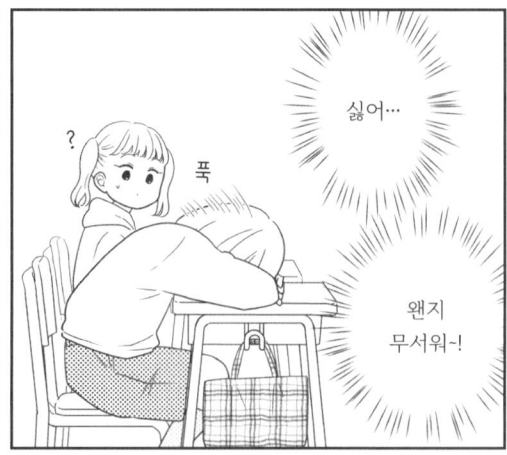

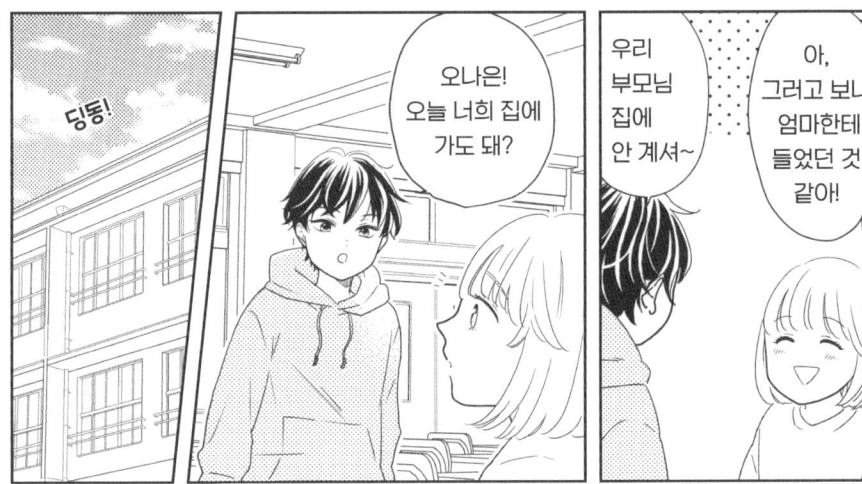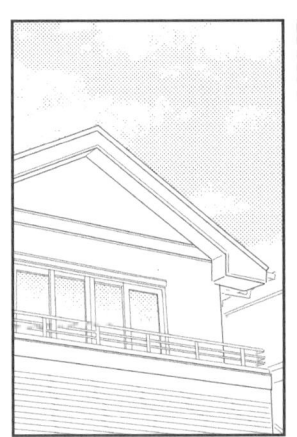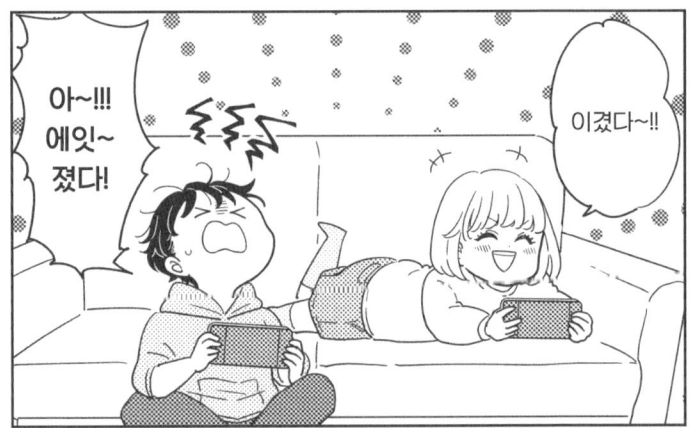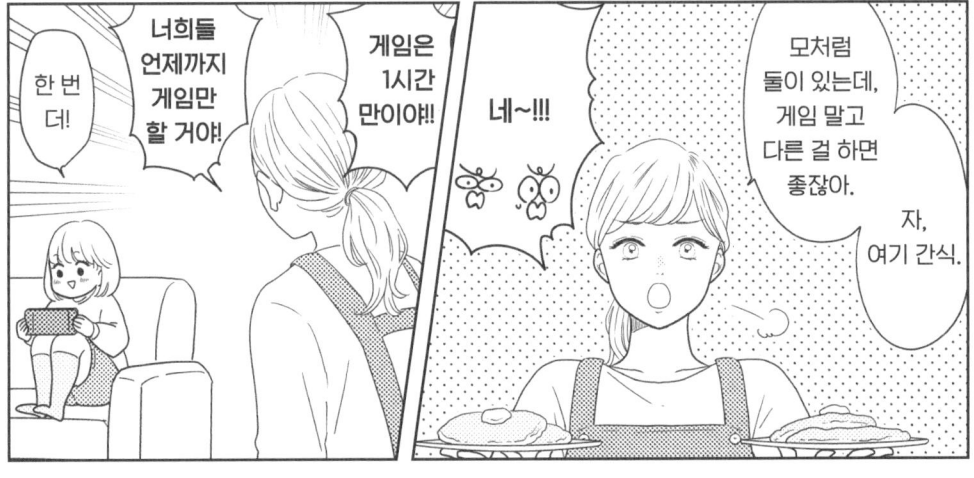

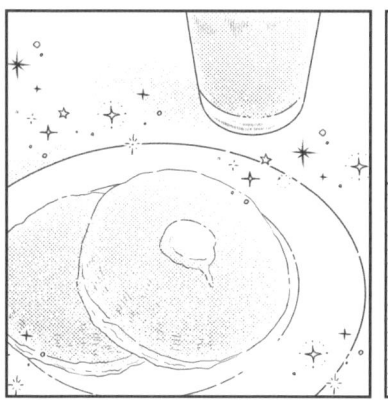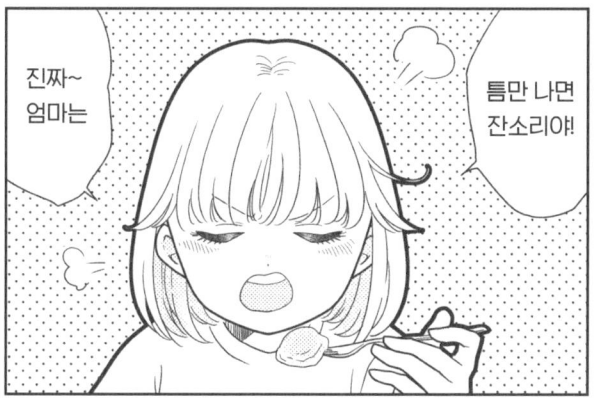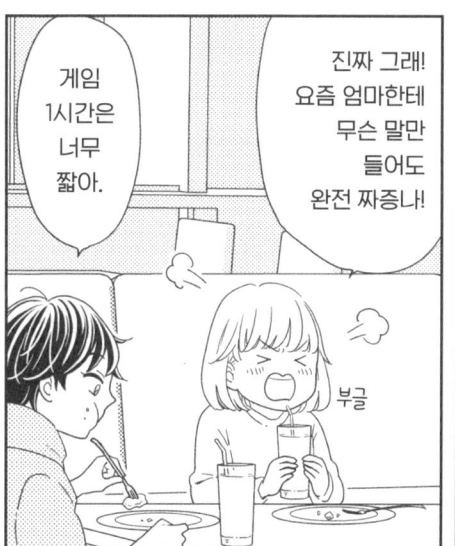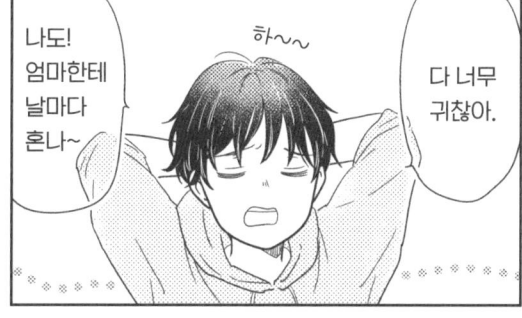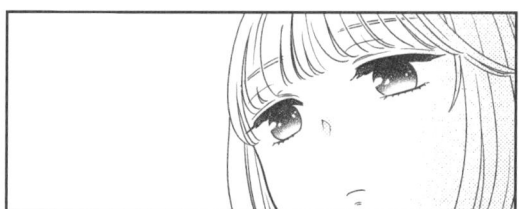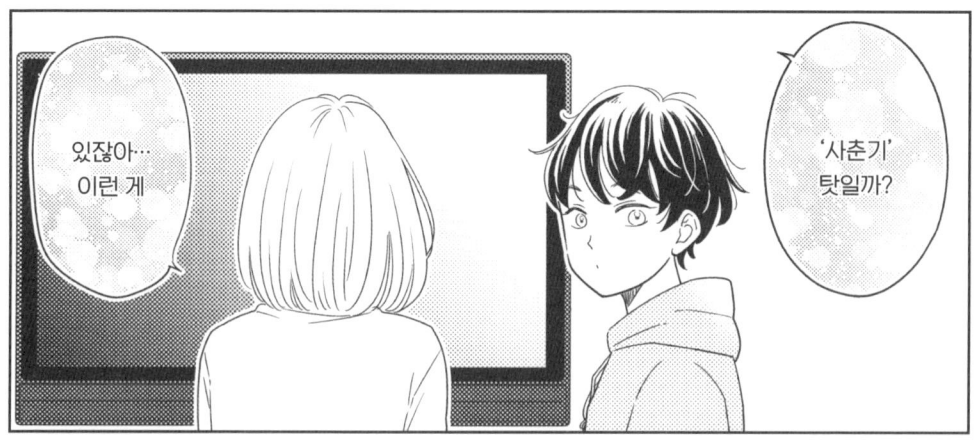

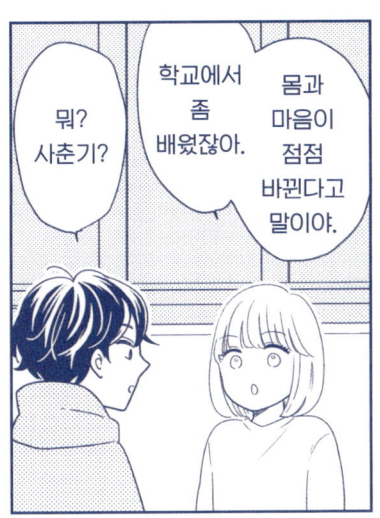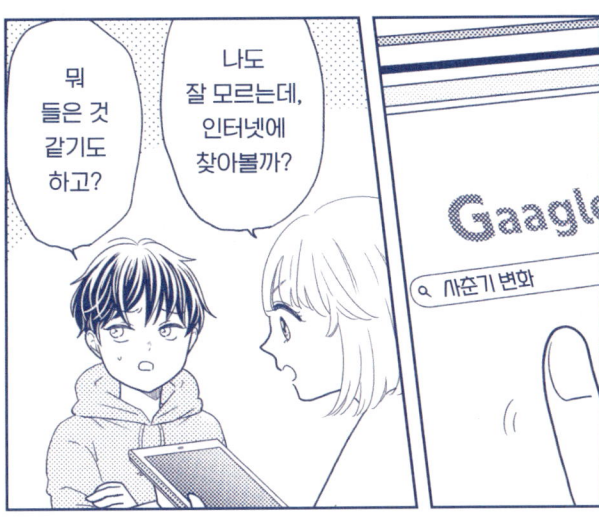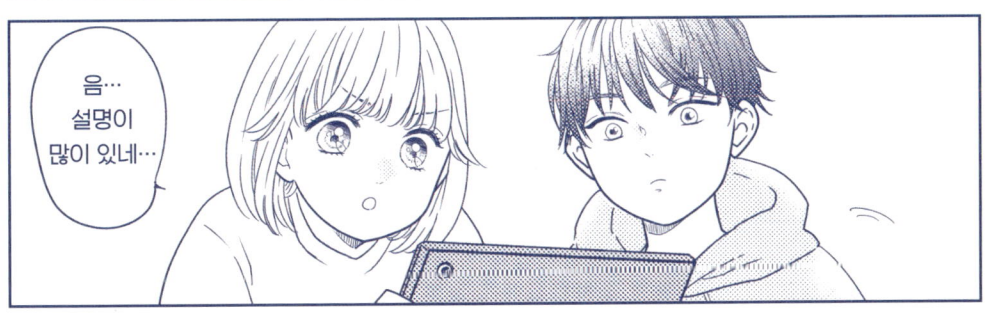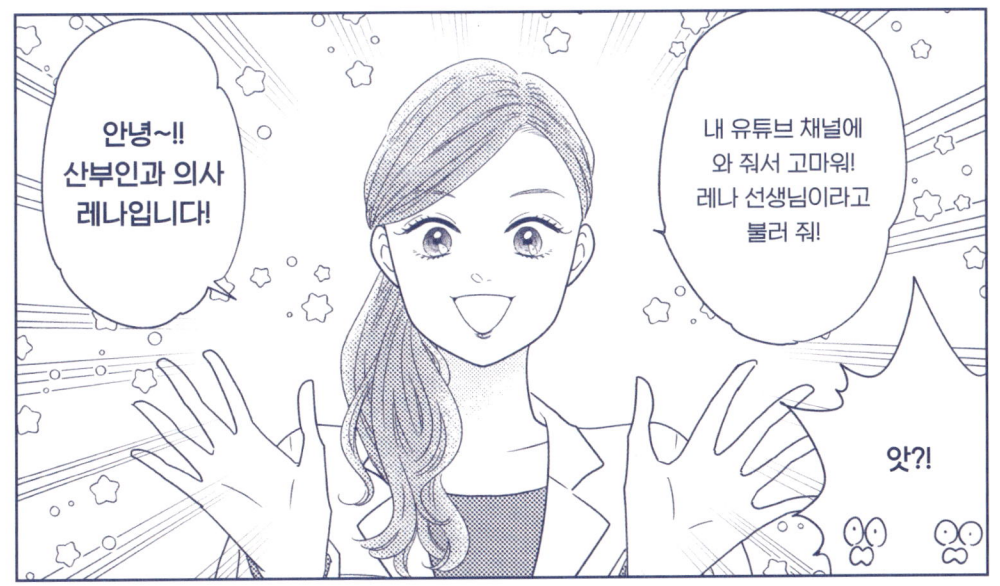

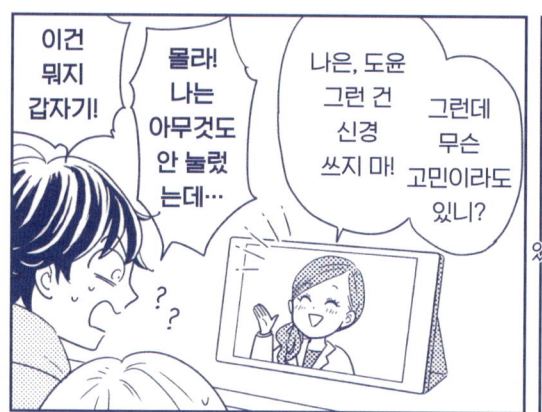
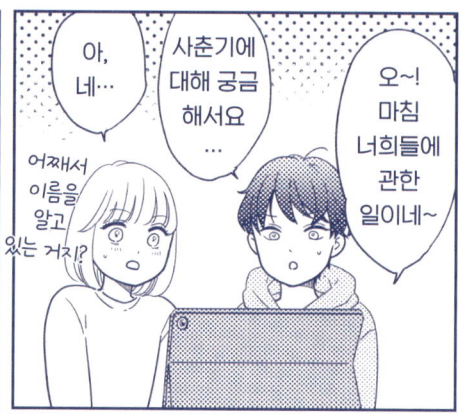
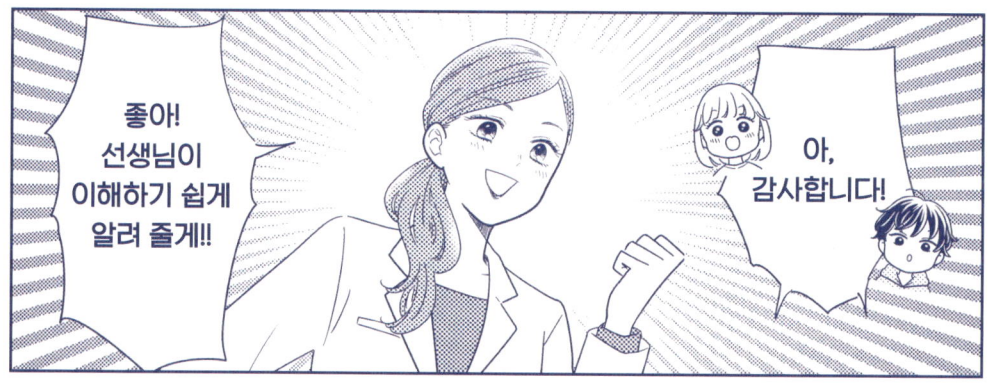
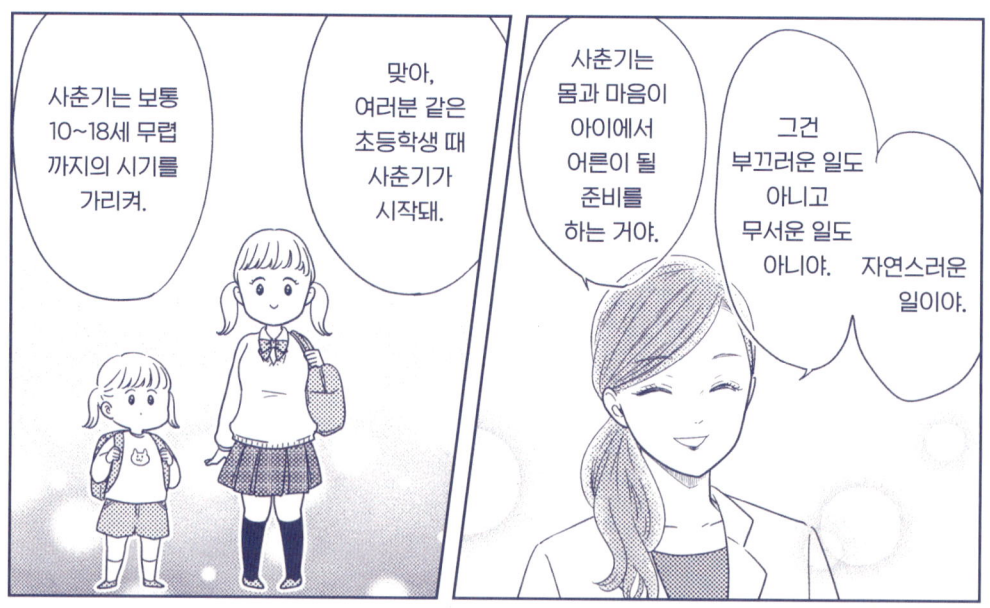

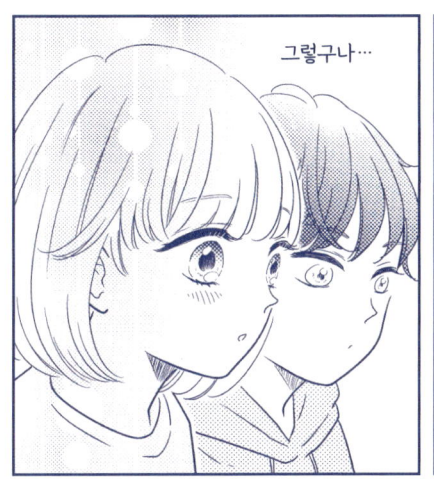
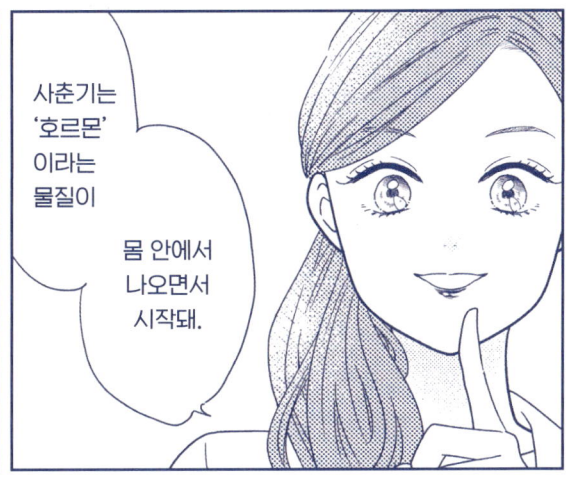
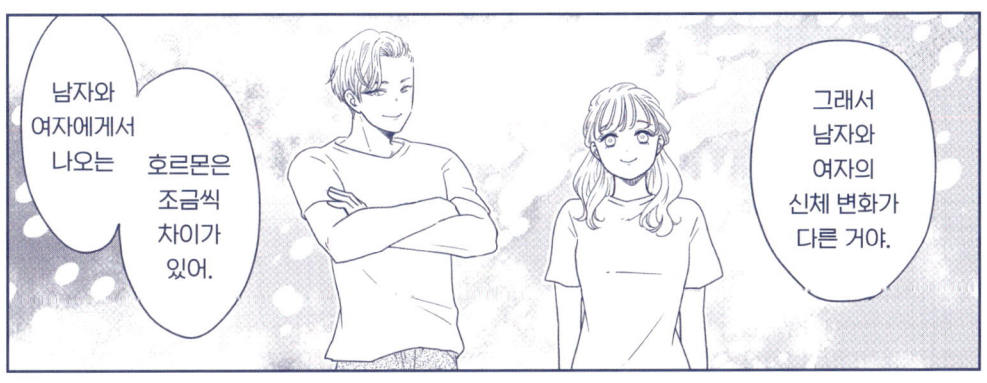
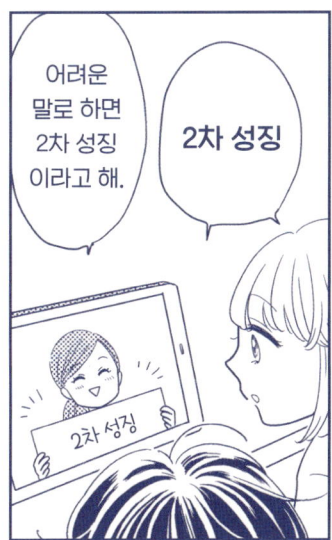
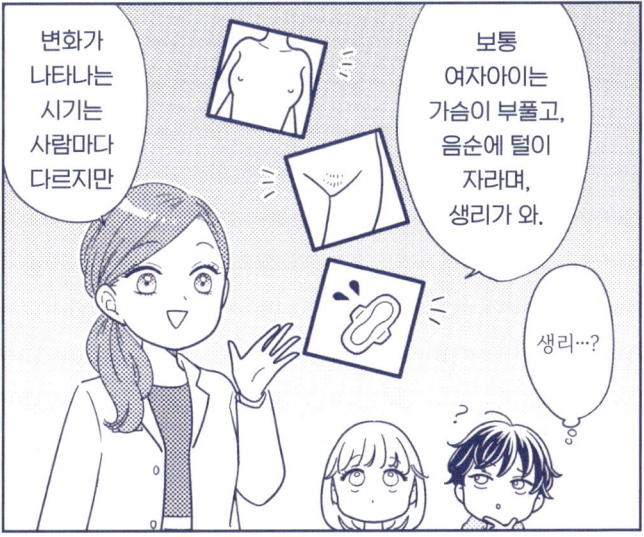

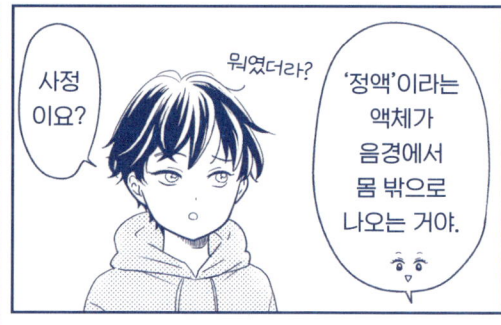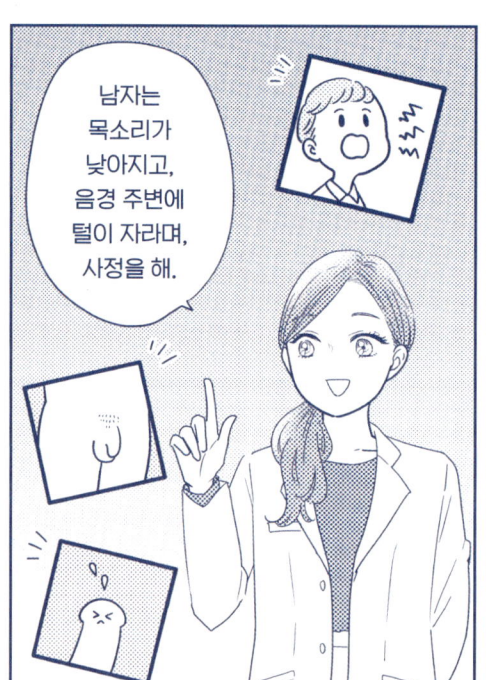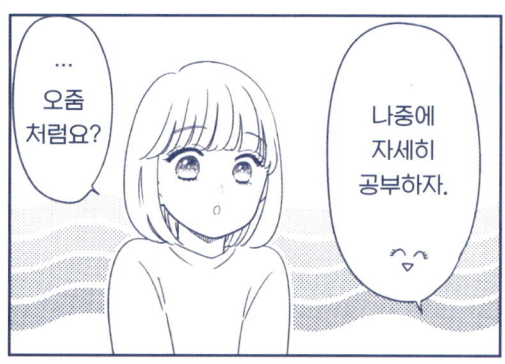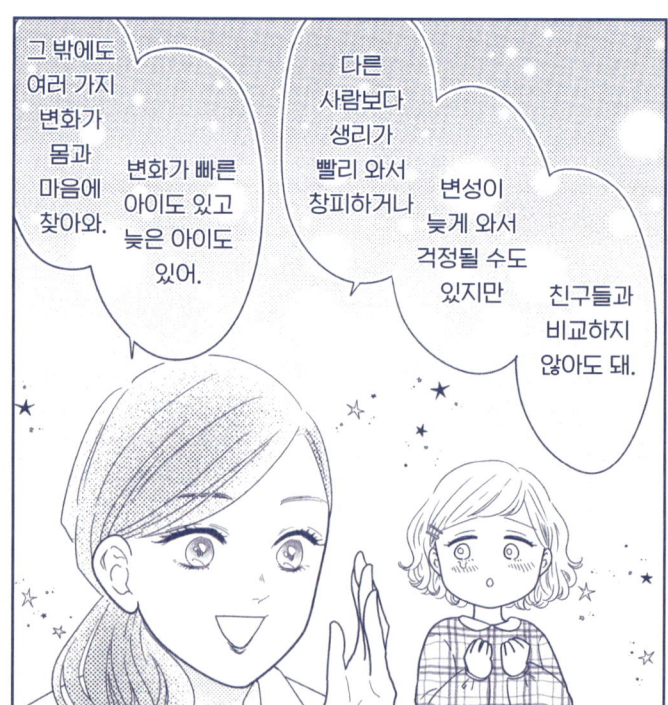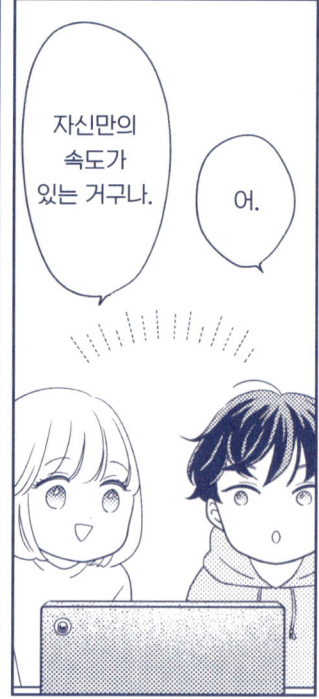

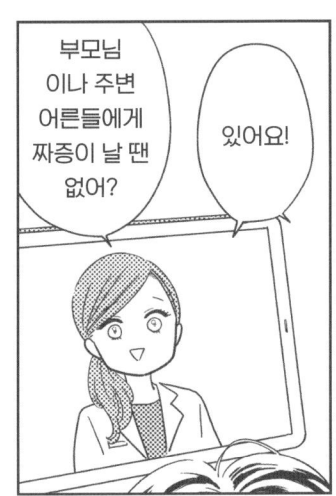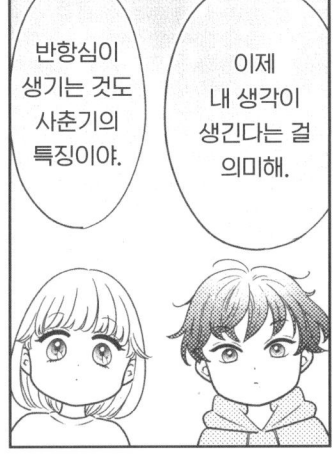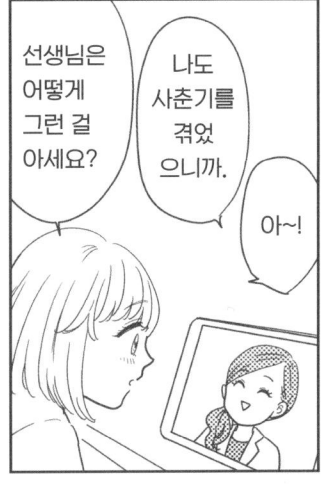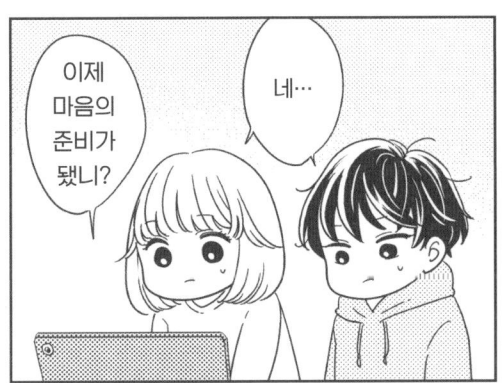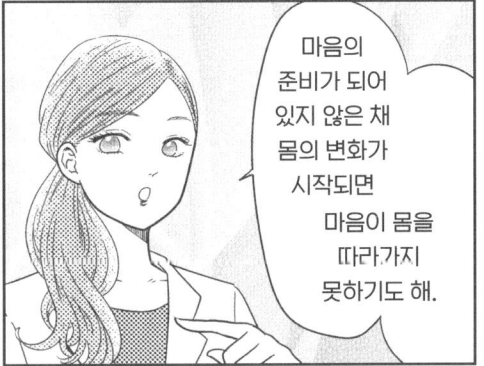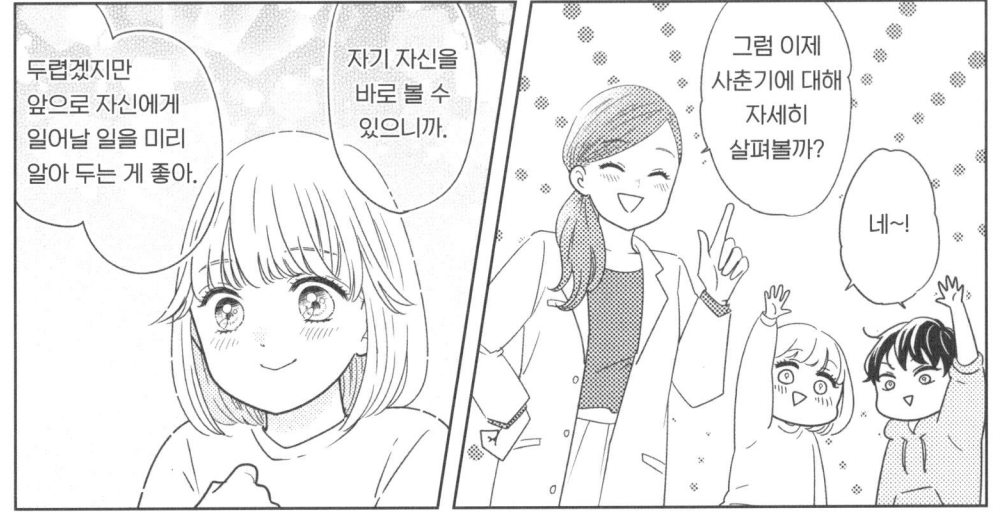

이것만은 꼭 기억해요

1. 사춘기는 몸과 마음이 어른이 되기 위해 준비하는 기간이에요. 시작하는 시기는 사람마다 제각각!

2. 자연스러운 사춘기 변화는 부끄러워할 일이 아니에요. 미리 마음의 준비를 해 두면 불안하지 않아요.

3. 여자는 엉덩이가 커지고 가슴이 부풀어요. 또 음모가 나고 생리가 시작돼요.

4. 남자는 어깨가 넓어지고 근육이 발달해요. 또 목소리가 굵게 변하고 음모가 나며 사정을 시작해요.

5. 이유 없이 짜증이 나는 것도 사춘기의 감정이에요. 말로 기분을 전하는 연습을 해요.

사춘기의 몸은 이렇게 변해요

여자의 생리 | 남자의 사정

시작되는 시기는 차이가 있지만 사춘기가 되면 남자아이도 여자아이도 지금까지 없던 신체의 변화가 나타나요. 대처법을 알아 놓으면 지나치게 불안하지 않아요.

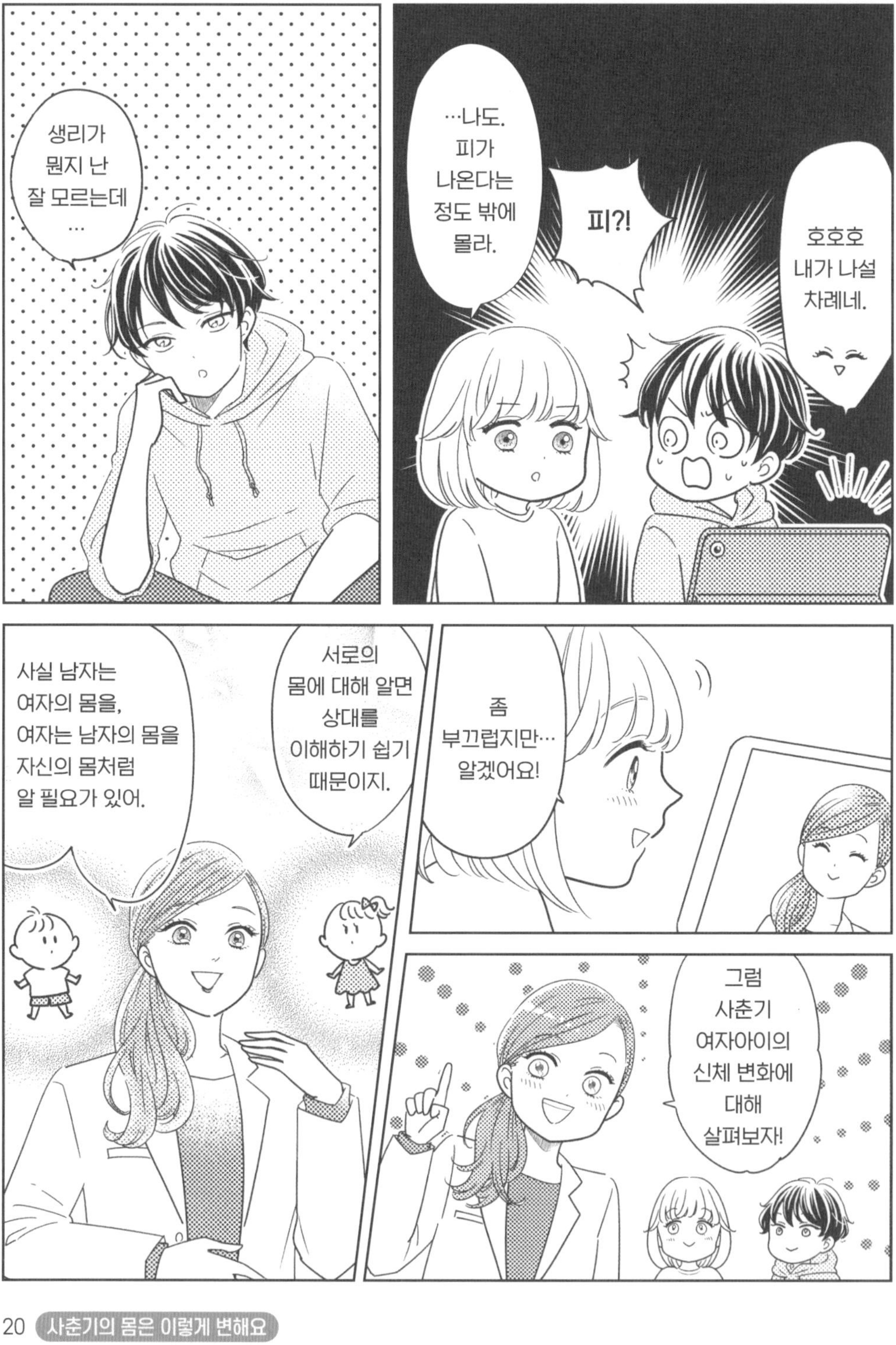

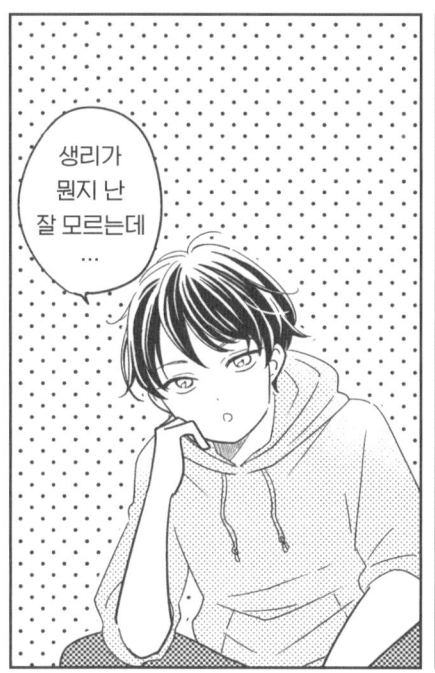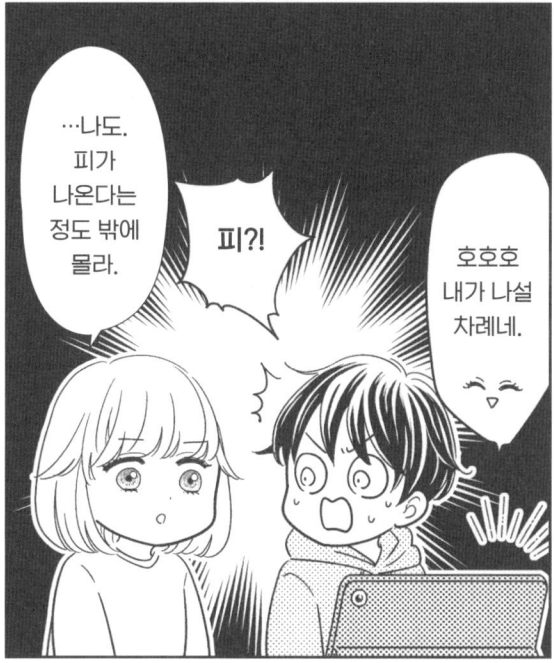

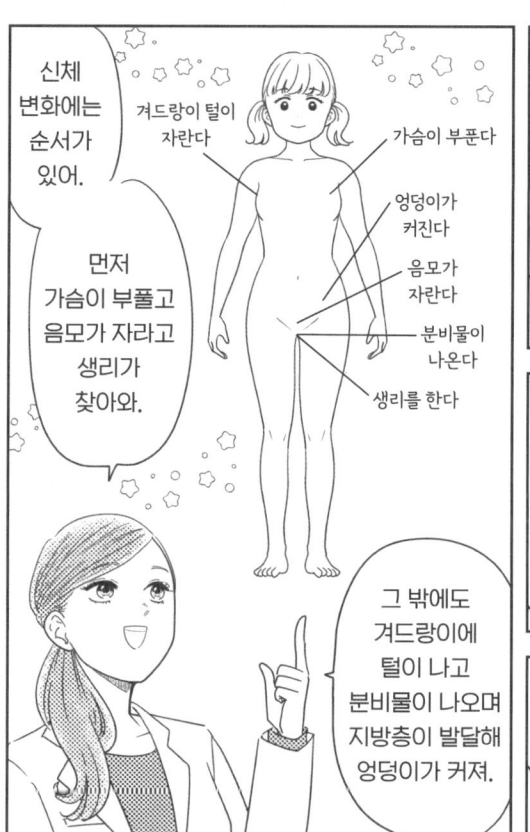
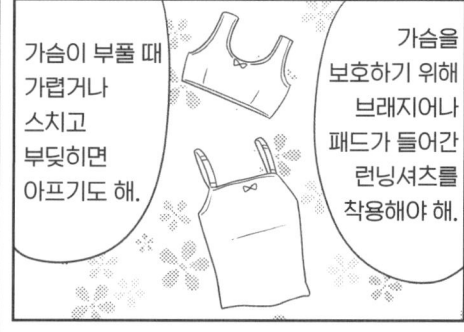
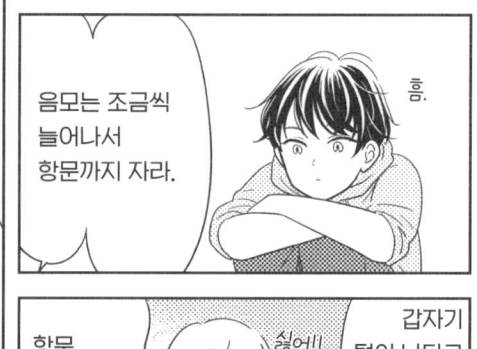
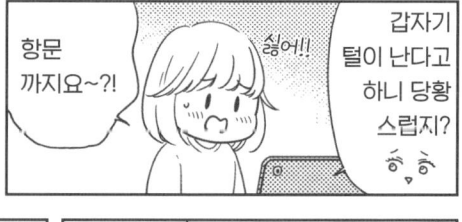
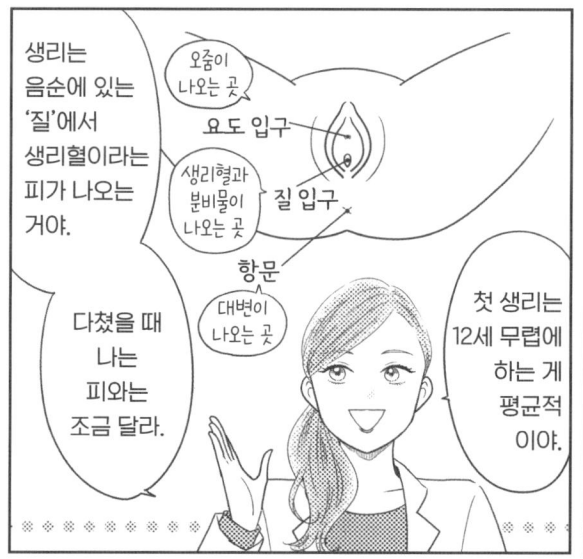
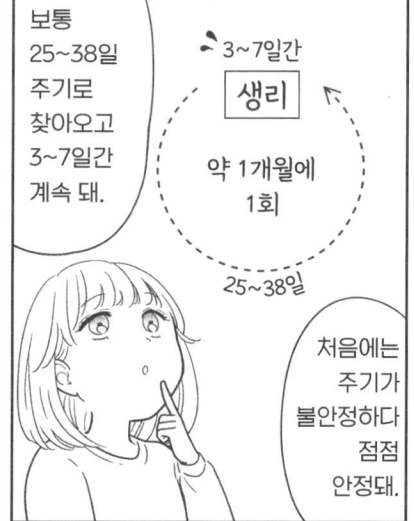

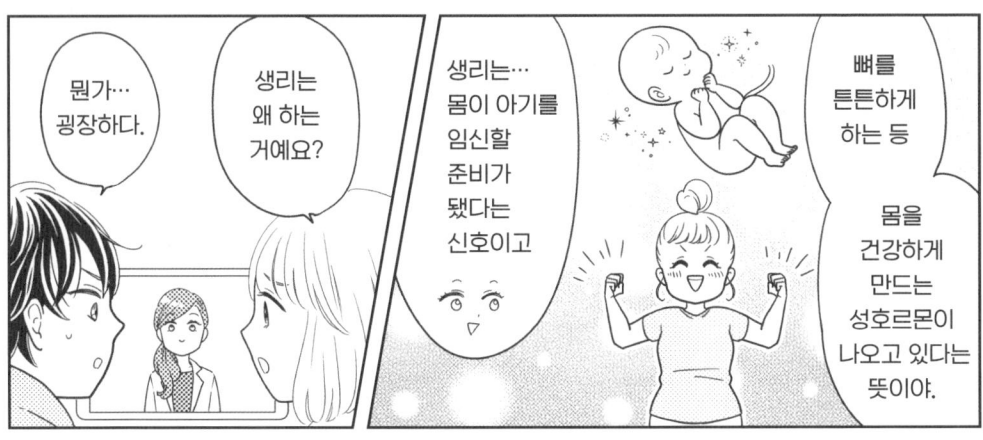

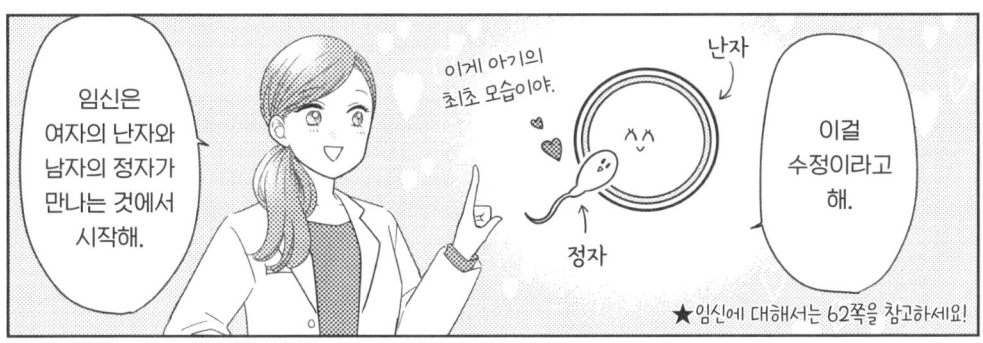

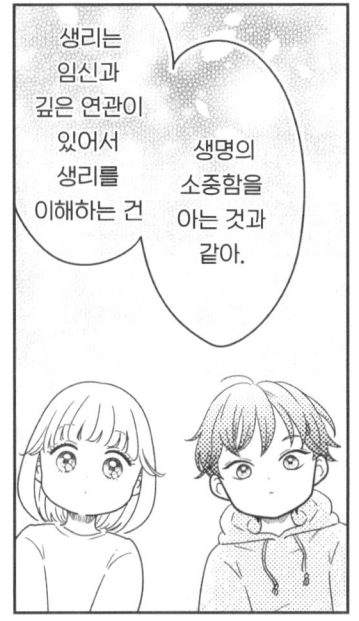

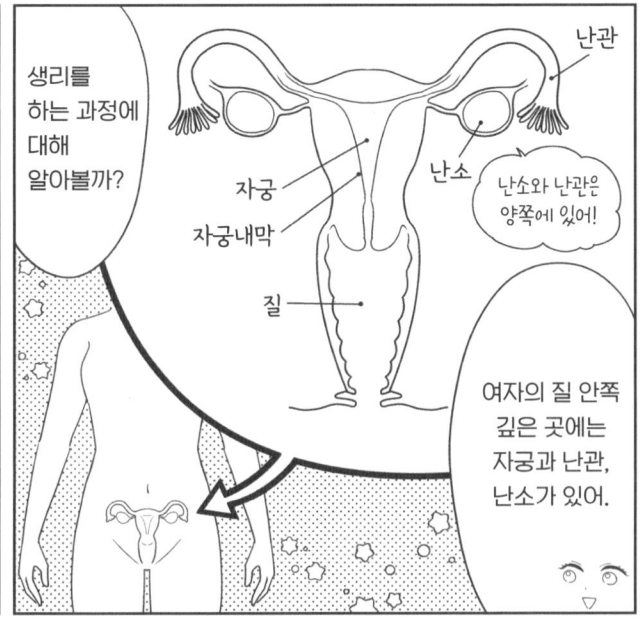

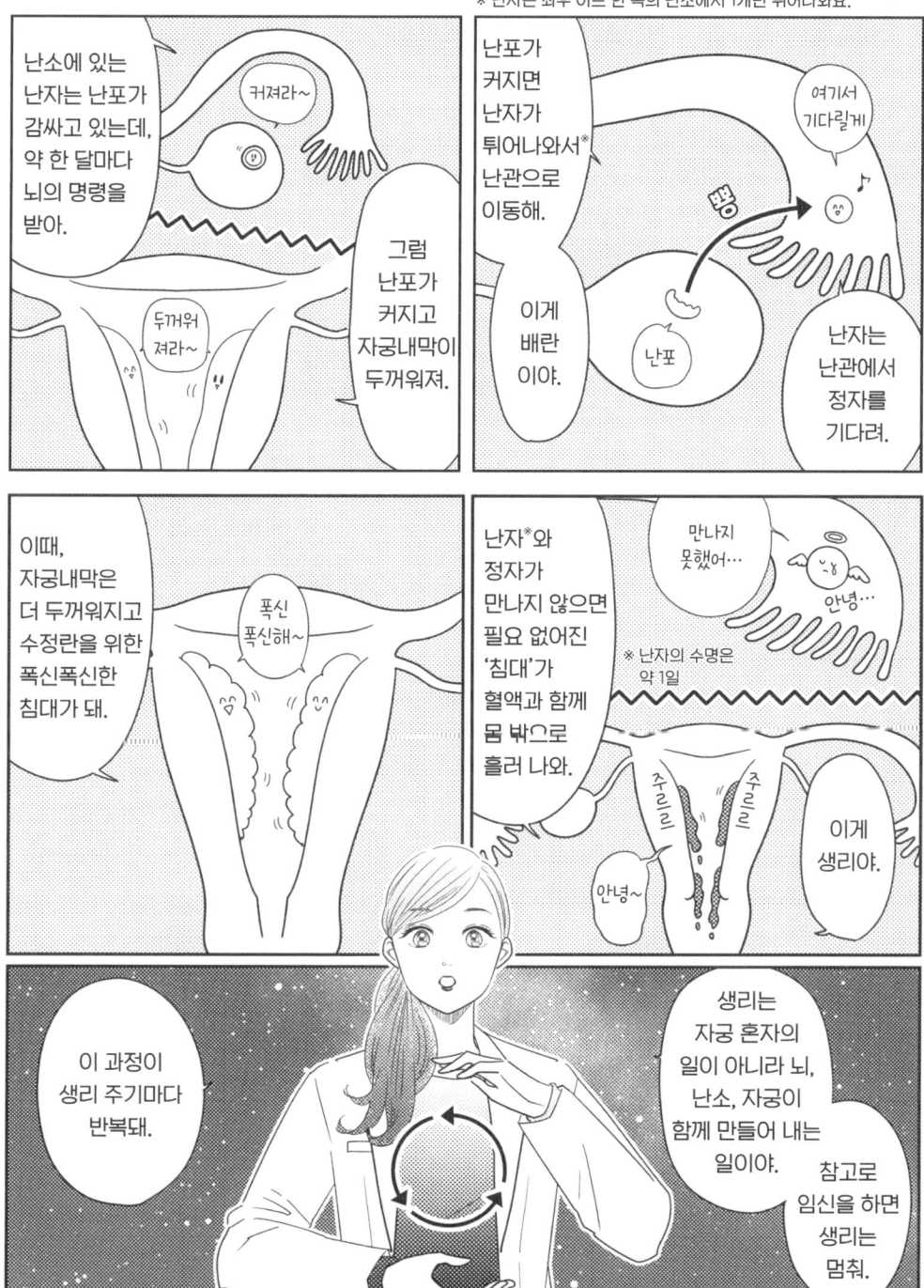

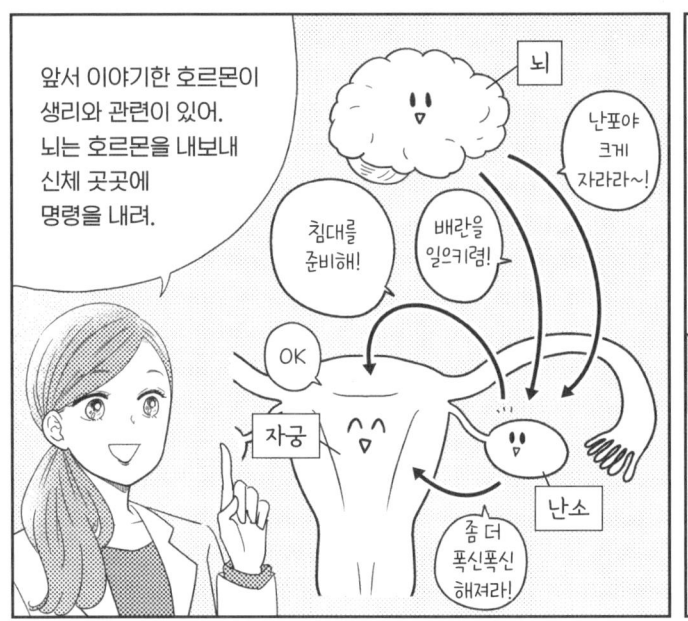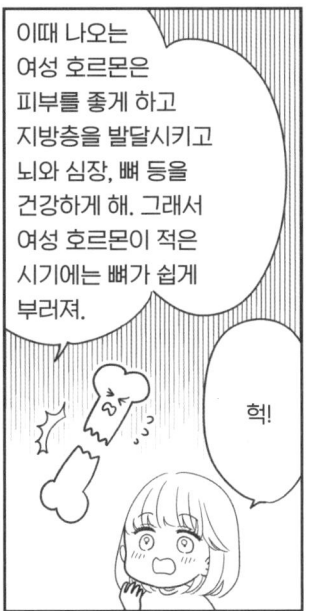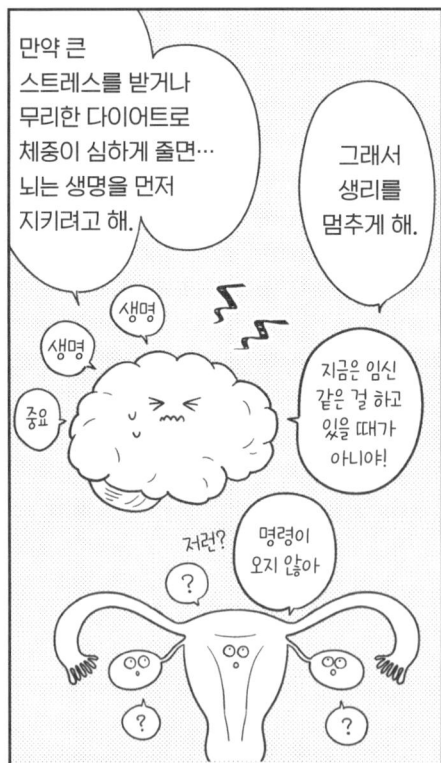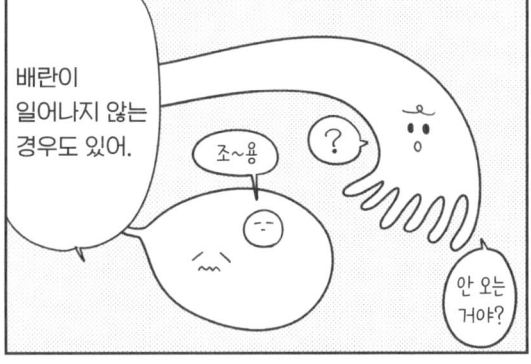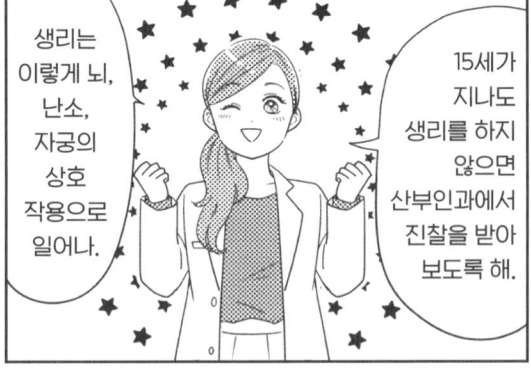

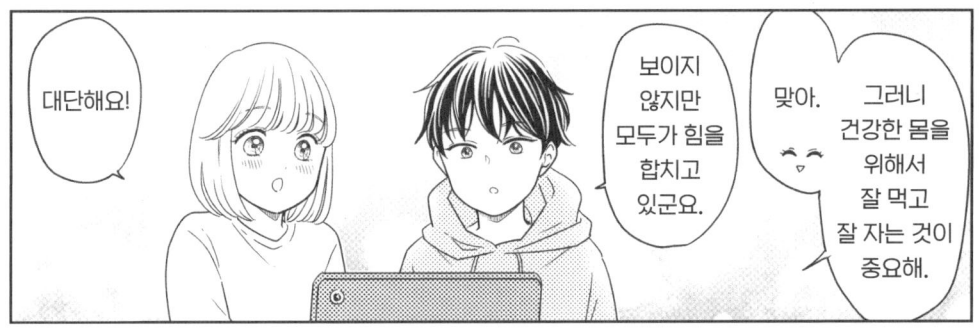

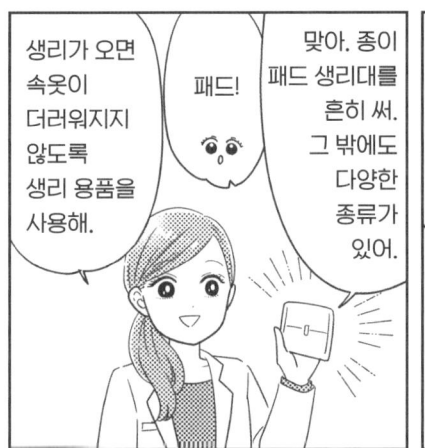

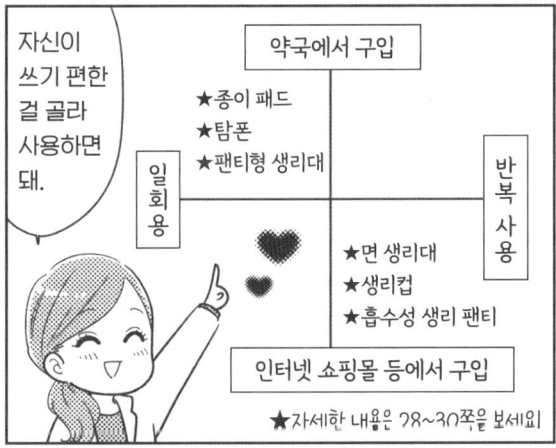

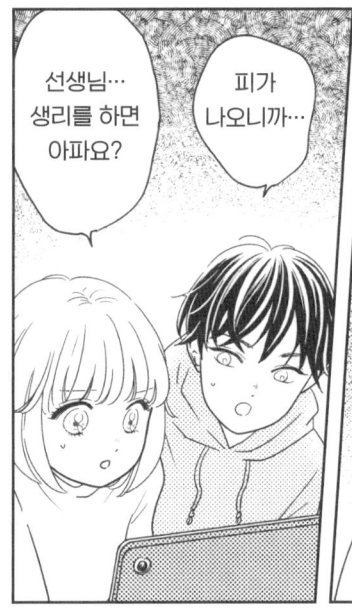

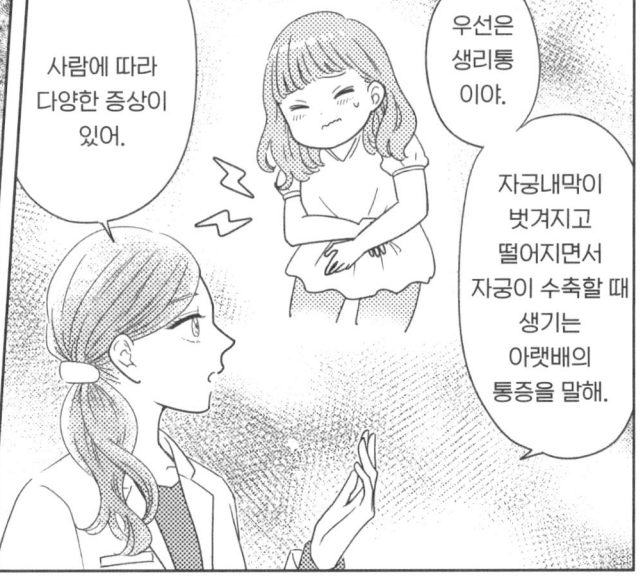

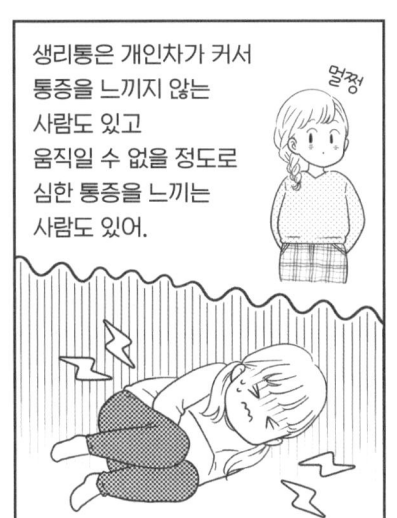
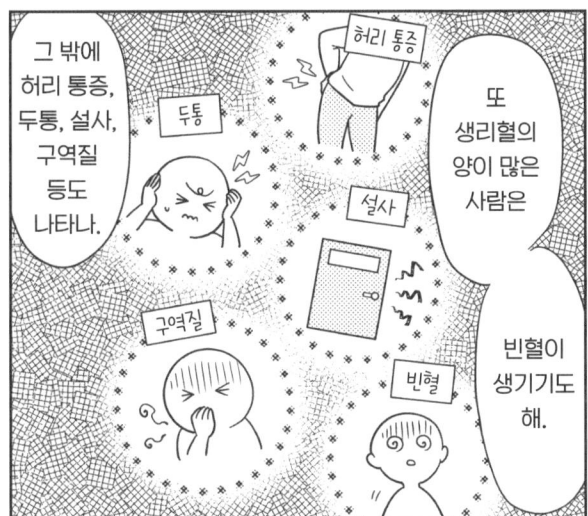
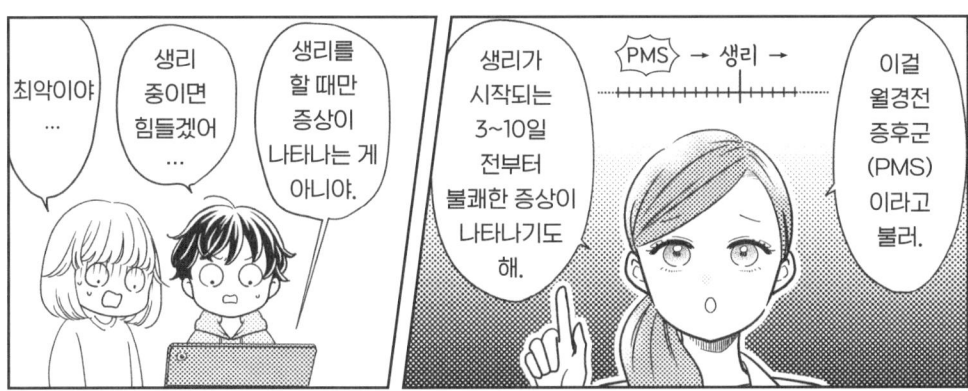
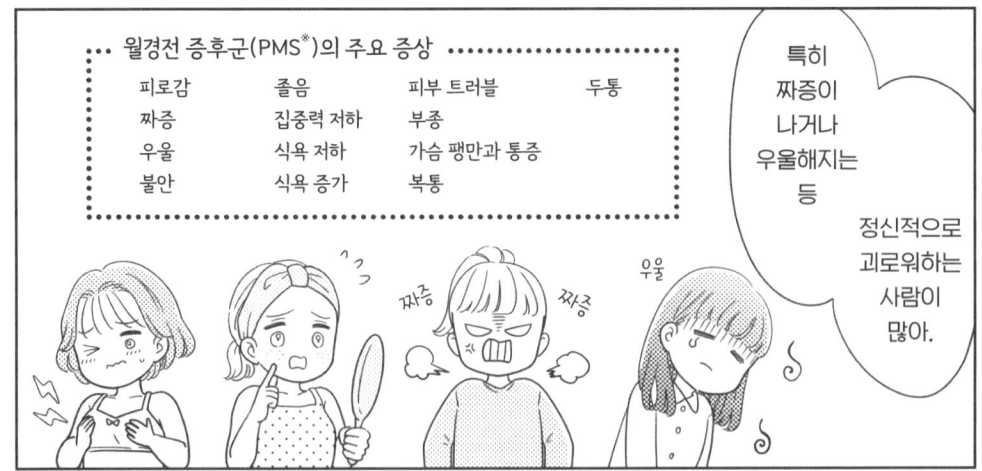

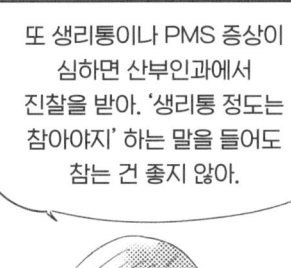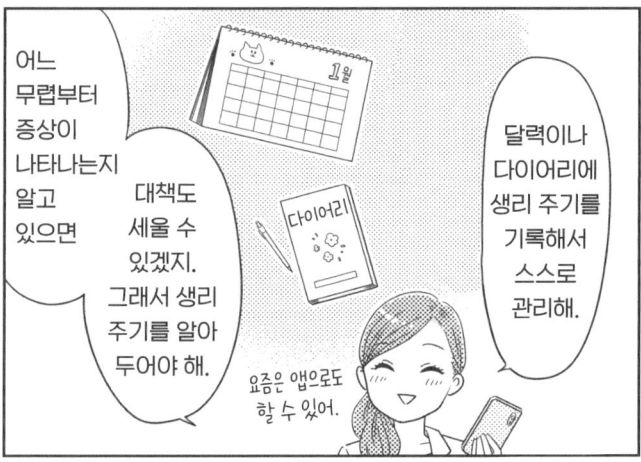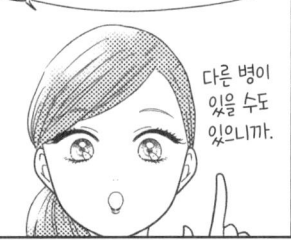

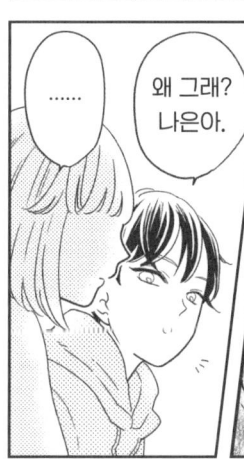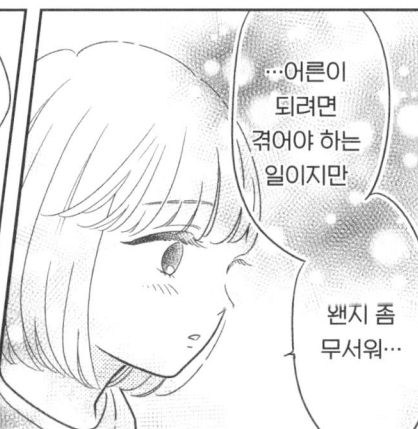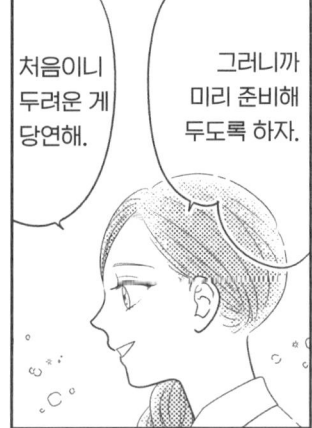

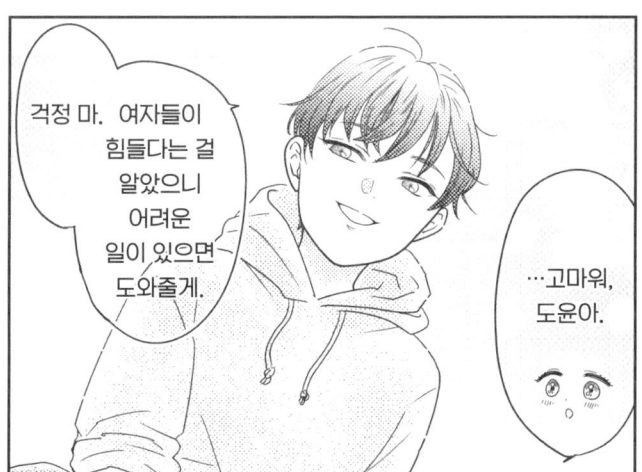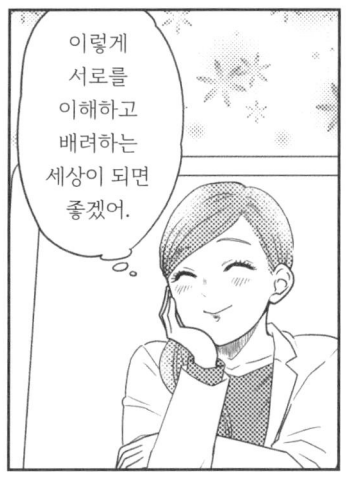

궁금해요!

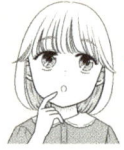

Q 생리 용품의 종류가 너무 많은데 어떤 것을 선택할까요?

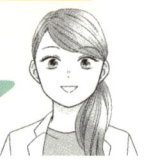

A 여러 가지를 써 보고 자신에게 맞는 것을 선택하세요.

생리 용품은 한 번 쓰고 버리는 형태와 반복해서 쓰는 형태가 있어요. 생리혈의 양과 생리 용품을 교환하는 횟수, 생활 스타일, 착용했을 때의 느낌 등을 고려해 골라 쓰도록 해요. 엄마나 언니와 같은 것을 사용해도 좋지만 여러 가지를 써 보고 자신에게 맞는 것을 고르세요.

일회용 패드형

종이 패드 생리대

팬티에 붙여서 사용해요. 편의점이나 약국, 인터넷 쇼핑몰에서 구입할 수 있어요. 크기와 개수에 따라 가격이 다양한데, 보통 15개 내외가 들어 있는 것이 4000~7000원 정도예요.

밤용은 엉덩이까지 푹 감쌀 수 있어요!

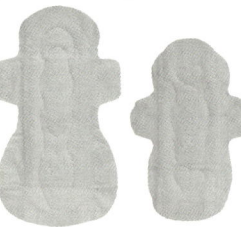

장점
- 일회용이기에 위생적이에요.
- 외출했을 때 사용하기 편리해요.
- 세탁할 필요가 없어요.

단점
- 팬티에 붙여도 잘 움직여요.
- 화학 흡수제를 사용하기에 피부에 좋지 않아요.

사용법

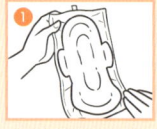

❶ 포장지에서 패드를 벗겨요.

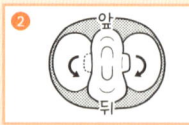

❷ 팬티의 가장 좁은 부분에 맞춰서 놓고 날개를 뒤로 접어 붙여요.

교환법

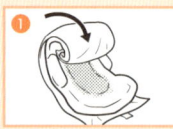

❶ 새 패드의 포장지 위에 올려서 안쪽을 향해 둥글게 말아요.

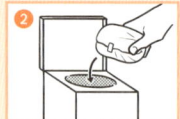

❷ 생리 용품 쓰레기통에 버려요. 절대 변기에 버려서는 안 돼요!!

반복 사용 패드형

면 생리대

면으로 만들었어요. 과탄산소다나 세제에 담궈 세탁하면 반복 사용할 수 있어요. 인터넷 쇼핑몰이나 약국에서 살 수 있어요. 보통 크기 기준으로 1개에 3000~5000원 정도예요.

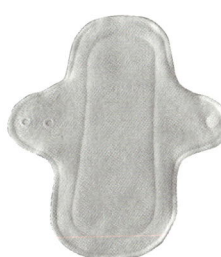

장점
- 천연 소재라 피부에 좋아요.
- 반복해서 사용할 수 있어서 경제적이고 친환경적이에요.

단점
- 세탁이 번거로워요.
- 가지고 다니기가 불편해요.

사용법

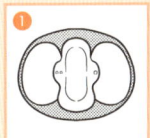
① 생리혈을 흡수하는 쪽이 위로 가게 팬티에 대요.

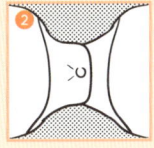
② 날개 부분은 아래로 내려 스냅 버튼을 채워요.

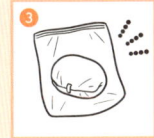
③ 사용하고 난 생리대는 비닐봉지에 넣어서 가지고 돌아와요.

일회용 팬티형

팬티형 생리대

팬티처럼 입는 일회용 생리대. 생리혈의 양이 많은 날이나 잠잘 때 쓰기 편리해요. 약국 등에서 살 수 있어요. 보통 1개에 700~1500원 정도예요.

장점
- 자는 동안 생리혈이 샐 걱정이 없어요.
- 패드가 움직이는 것이 느껴지지 않아 편해요.
- 움직임이 많은 활동을 해도 걱정되지 않아요.

단점
- 가지고 다니거나 버릴 때 부피가 커요.
- 입고 벗기가 번거로워요.

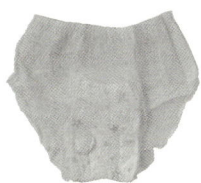

반복 사용 팬티형

흡수성 생리 팬티

팬티 자체에 액체를 흡수하는 소재가 붙어 있어요. 미지근한 물로 오염을 제거한 후 세탁기에 돌려 사용해요. 보통 한 장에 2~3만 원 정도예요.

장점
- 입기만 하면 되니 편해요.
- 평상시의 팬티와 같은 착용감이에요.

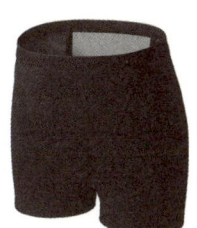

단점
- 외출 시에는 갈아 입기 어려워요.
- 애벌빨래를 하는 수고가 들어요.

궁금해요!

일회용 삽입형

탐폰

흡수체를 질에 넣어서 생리혈을 흡수하는 생리 용품이에요. 질 내에 세균이 들어가지 않도록 손이 청결해야 해요. 약국 등에서 살 수 있어요. 크기와 개수에 따라 가격이 다양한데 보통 1개에 300~900원 정도예요.

장점
- 장시간 사용해도 잘 새지 않아요.
- 운동할 때 편리해요.

단점
- 2~4시간마다 교체해야 해요.
- 사용에 익숙해지는 데 시간이 걸려요.
- 질에 상처가 있을 경우 세균에 감염되어 고열 등이 나타나는 '독성쇼크증후군'을 일으킬 가능성도 있어요.

사용법
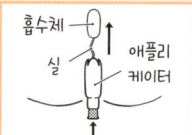
애플리케이터 통을 질에 천천히 넣어, 생리혈 흡수체를 밀어 넣고 애플리케이터는 빼서 버려요.

교환법
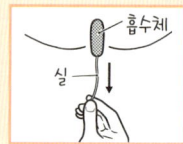
질 밖에 나와 있는 실을 천천히 잡아당겨 꺼내요. 화장지에 싸서 생리 용품 쓰레기통에 버려요.

반복 사용 삽입형

생리컵

부드러운 실리콘 컵을 질 내에 넣어 생리혈을 받아요. 사용 중에는 하루에 한 번 세척해요. 약국이나 인터넷 쇼핑몰에서 구입할 수 있어요. 1개에 약 1만 원부터 비싼 것은 5만 원 이상도 있어요.

장점
- 장시간 사용해도 잘 새지 않아요.
- 반복해서 사용할 수 있어 경제적이고 친환경적이에요.
- 냄새가 거의 없어요.

단점
- 가격이 다소 비싸요.
- 사용에 익숙해지는 데 시간이 걸려요.
- 정기적으로 열탕 소독을 하고 건조해야 해요.

사용법

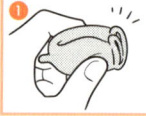
① 컵의 입구 부분을 접어요.

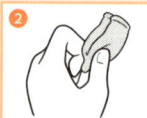
② 접은 컵의 아래 부분을 잡아요.

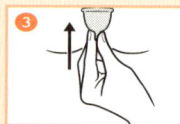
③ 질 입구에서부터 꼬리뼈를 향해 천천히 넣어요.

교환법
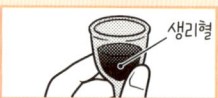
질에서 꺼내 생리혈을 변기에 버려요. 화장지로 충분히 닦고 다시 넣어요.

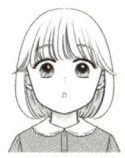

Q 생리통이 있을 때 약을 먹어도 되나요?

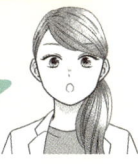

A 통증을 줄여 주니 괴로우면 먹는 것이 좋아요.

아플 때는 참지 말고 용법과 용량을 지켜 진통제를 먹도록 해요. '진통제를 자주 먹으면 내성이 생겨 듣지 않는다'는 말은 사실이 아니에요. 약을 먹어서 통증을 조절하는 것은 매우 중요해요. 약을 먹고 좋아진다면 복용법을 잘 지켜서 먹는 것이 좋아요. <u>진통제를 먹지 않으면 참을 수 없거나 먹어도 괴로운 경우는 질병이 숨어 있을 가능성도 있어요.</u> 반드시 병원에서 진찰을 받으세요.

생리통이 심하면 월경곤란증일지도?!

생리통으로 학교에 가지 못하는 경우가 잦고 생리를 할 때마다 진통제를 먹어야 한다면 월경곤란증일 가능성도 있어요. 병원에서 상담을 하면 피임약을 처방해 주거나 대처법을 알려 줘요. 피임약은 임신을 막는 약이기도 하지만, 생리를 조절하는 역할도 해요. 월경곤란증인 경우 피임약을 먹으면 생리 기간을 지나는 것이 수월해져요.

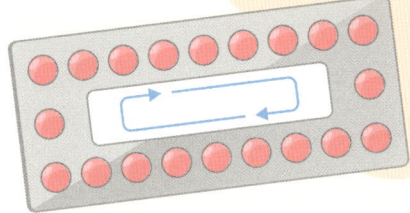

궁금해요!

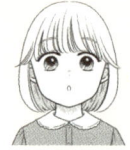

Q 생리 때는 왜 몸을 따뜻하게 해야 하나요?

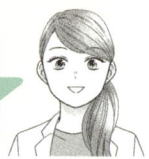

A 배나 허리를 따뜻하게 하면 혈액 순환이 잘되어 생리통이 줄어들기도 해요.

생리 전후에 나오는 프로스타글란딘이라고 하는 호르몬은 자궁을 수축시키고 통증을 일으켜요. 몸을 따뜻하게 하거나 가벼운 운동을 해서 혈액 순환을 좋게 하면 몸 안에 있는 프로스타글란딘을 줄일 수 있어요. 핫팩이나 복대로 배를 따뜻하게 하는 것도 도움이 돼요. 배 근육의 긴장이 약해져 통증이 가벼워져요.

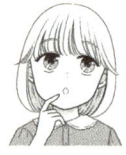

Q 생리혈의 양은 어느 정도가 보통인가요?

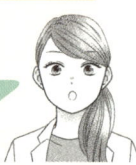

A 1회 생리 기간 동안 10~80mL 정도 나와요.

숫자로는 감을 잡기 어려우니 사용 전의 패드와 사용 후의 패드의 무게를 비교해도 좋아요. 보통 종이컵 반 컵(35mL) 분량이에요. '매번 생리혈이 샌다', '핏덩어리가 나온다', '낮에도 밤용 패드를 착용해야 한다'와 같은 경우라면 생리혈의 양이 평균보다 많을지도 몰라요. 빈혈이나 다른 질병의 가능성이 있으므로 병원에서 상담을 하도록 해요.

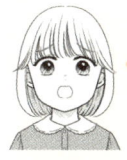

Q 생리도 아닌데 팬티에 묻은 누렇고 끈적끈적한 것은 뭐예요?

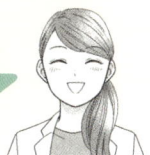

A 질에서 나오는 분비물이에요. 질에 세균이 들어오는 것을 막아 줘요.

자궁이나 질에서 나오는 분비물을 '냉'이라고 해요. 냉은 세균이 질 내로 들어오는 것을 막아 줘요. 대개 분비물은 배란일이 가까울수록 끈적해져요. 색은 투명한 것부터 흰색이나 누런색까지 있어요. 조금 시큼한 냄새가 나기도 해요. 분비물의 양은 많이 나오는 사람도 있고, 거의 없는 사람도 있는 등 개인차가 있어요. 양이 많다고 해서 걱정할 필요는 없지만 평소와 비교해 색이나 양이나 냄새가 다르면 병원 진찰이 필요해요.

팬티라이너를 쓰기도 해요!

분비물 때문에 팬티가 더러워지거나 후끈거리는 것이 신경 쓰인다면 팬티라이너를 써 보세요. 마트나 편의점, 약국 등에서 살 수 있어요.

궁금해요!

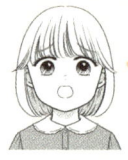

Q 산부인과는 어떤 곳인가요? 아프게 진료할 것 같아 겁이 나요.

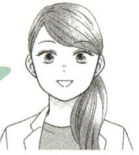

A 먼저 환자의 이야기를 듣는 것부터 시작해요.

산부인과라고 하면 질에 검사 기구를 넣는 것과 같은 진찰 장면을 떠올리는 사람이 많아요. 하지만 느닷없이 진찰을 하지 않아요. 먼저 이야기를 듣는 것부터 시작해요. 보호자와 함께 간 경우에도 일단 보호자를 밖에서 기다리게 하며 환자의 비밀을 지켜 주니 안심하세요. 여자 선생님이 더 편하게 느껴진다면 여자 선생님이 있는 병원을 찾아 가는 것도 좋아요.

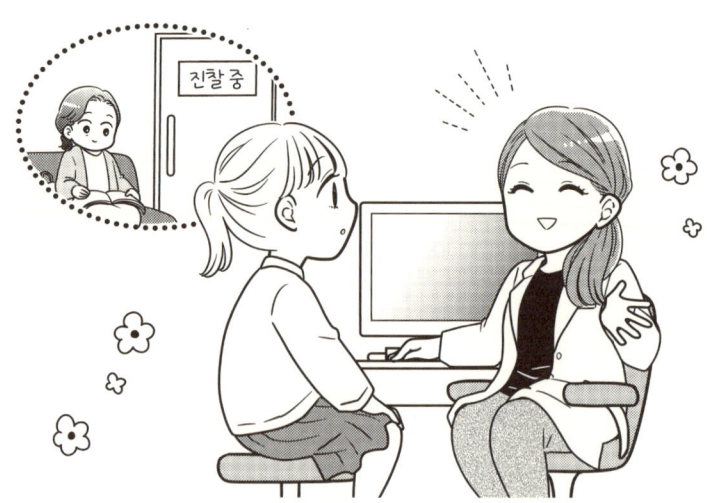

이것만은 꼭 기억해요

1 사람마다 차이는 있지만 첫 생리는 보통 10~15세에 시작돼요.

2 생리 용품은 다양한 종류가 있어요. 자신이 쓰기 편한 것을 선택해요.

3 생리통은 있는 경우도 있고 없는 경우도 있어요. 통증도 제각각이지만 아픈 것은 당연하지 않아요.

4 생리하기 전에 몸과 마음에 불쾌한 증상이 나타나는 PMS가 있어요.

5 생리통은 참지 말 것! 괴로우면 산부인과에서 상담을 받아요.

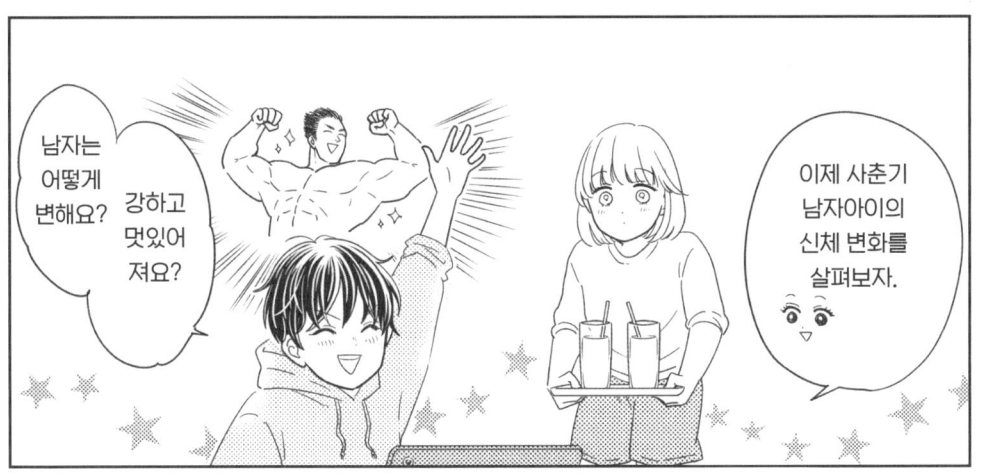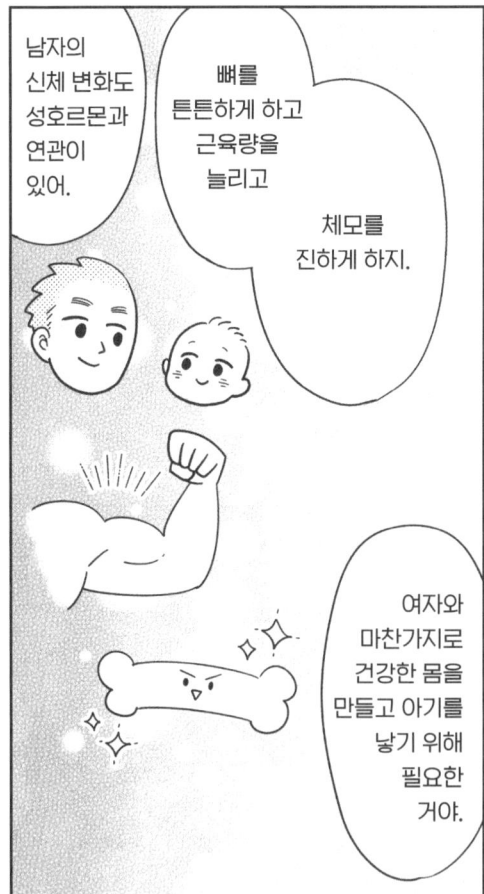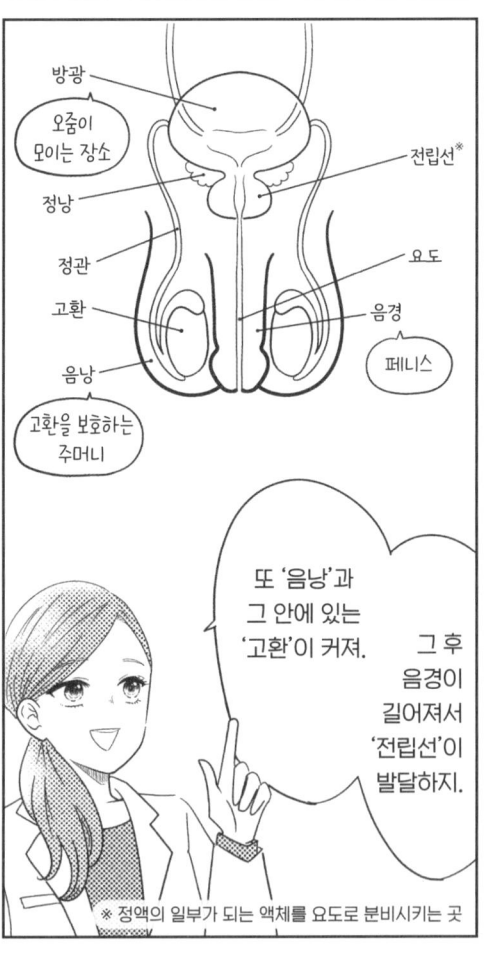

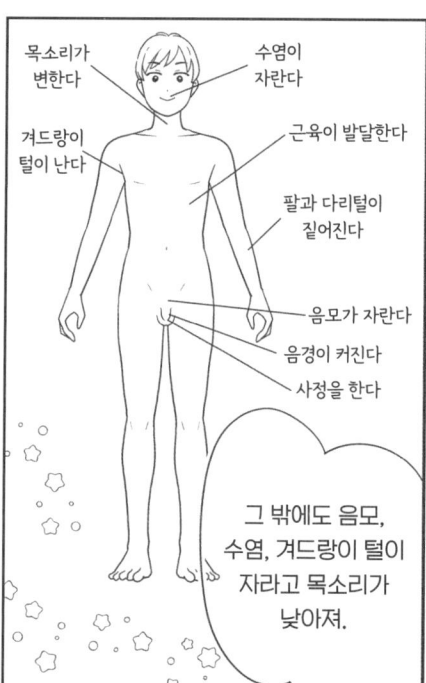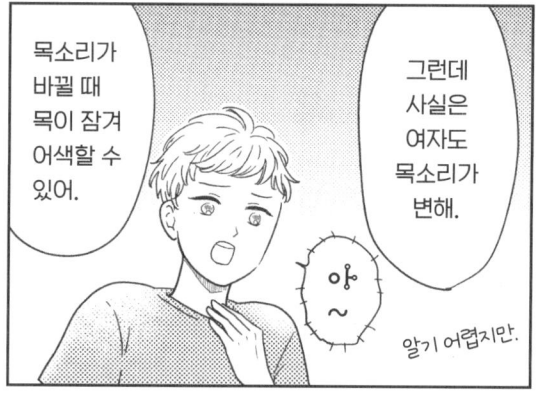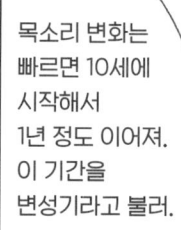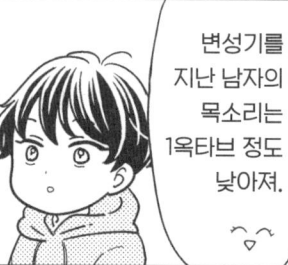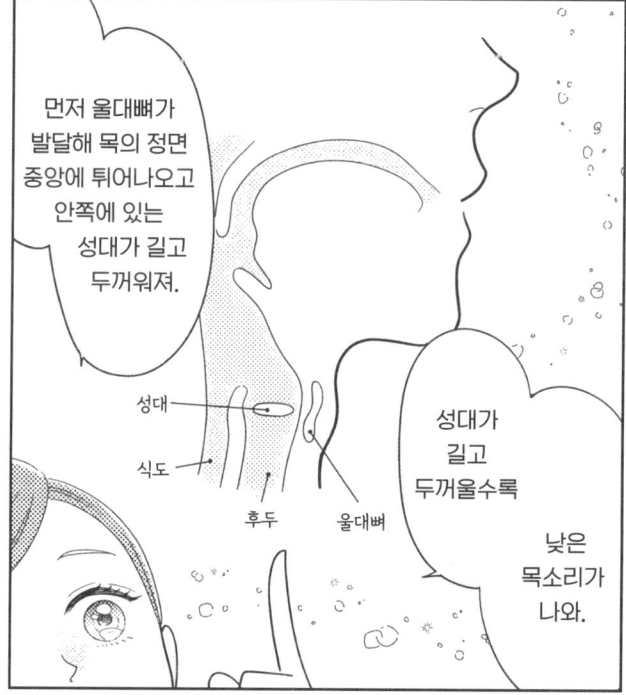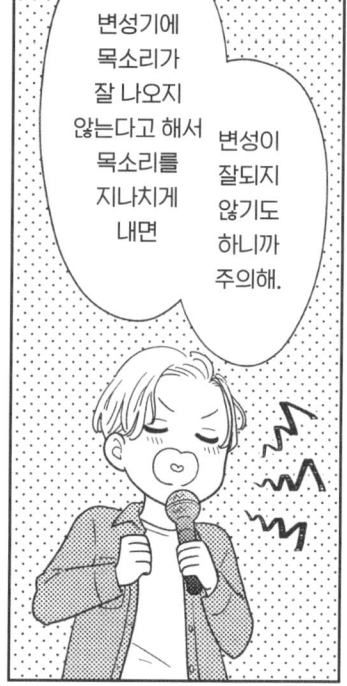

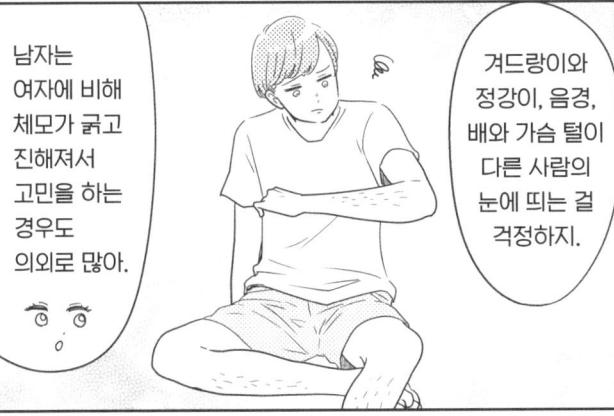
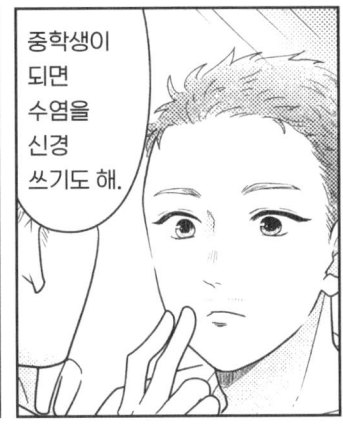
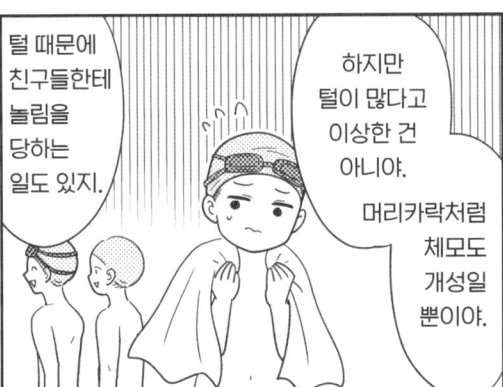
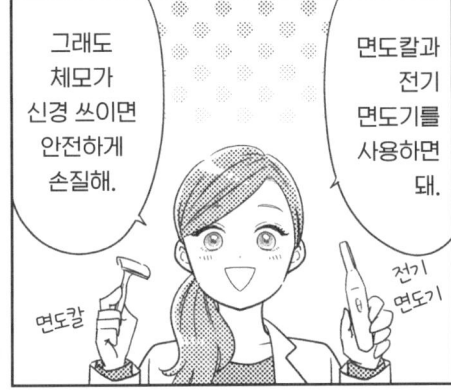
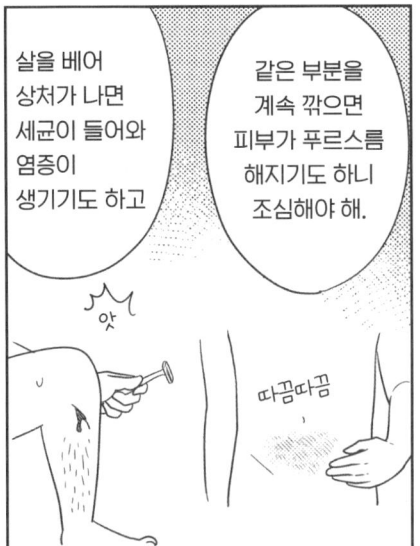
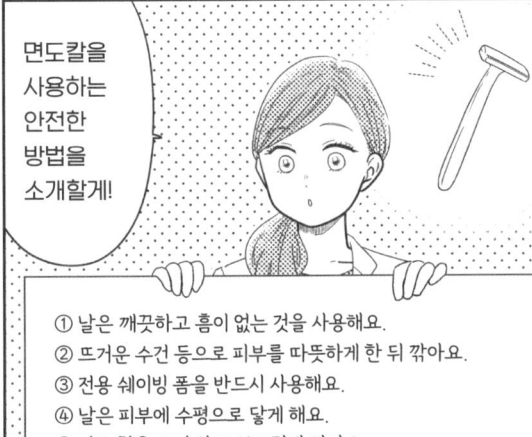

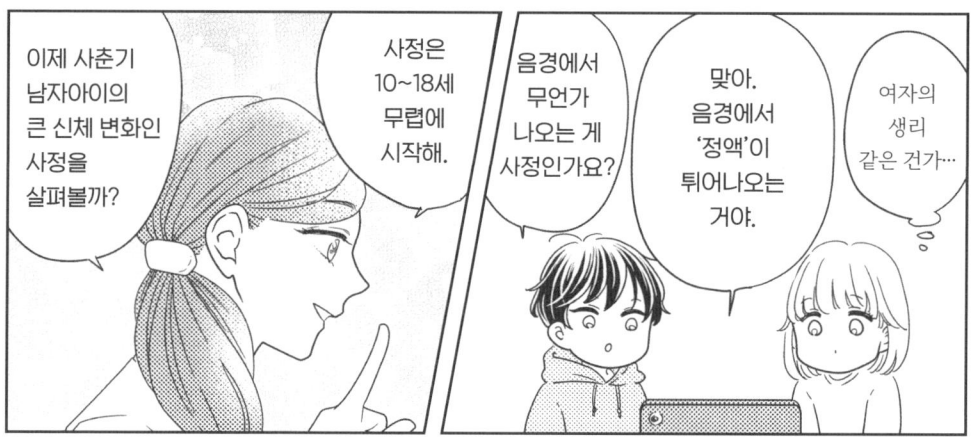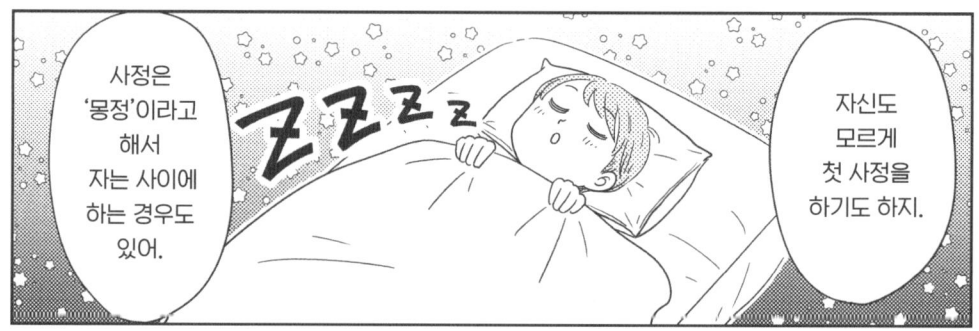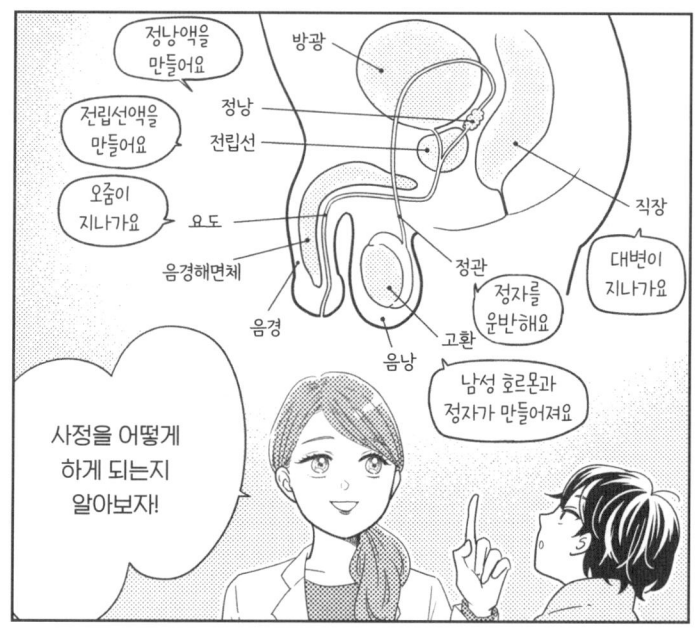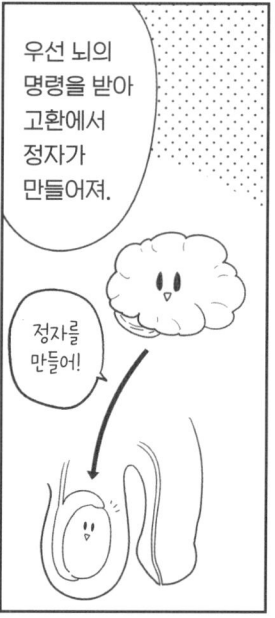

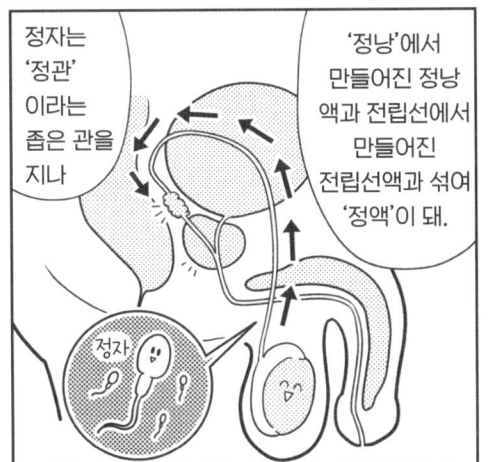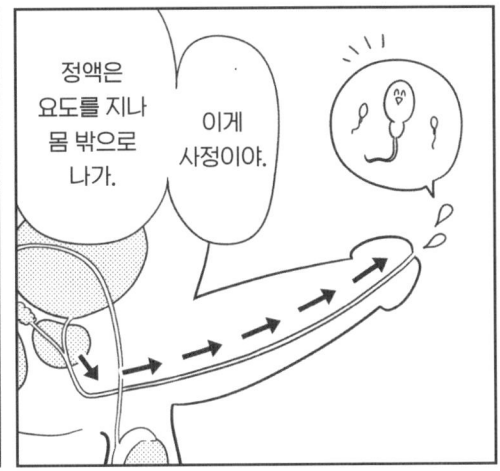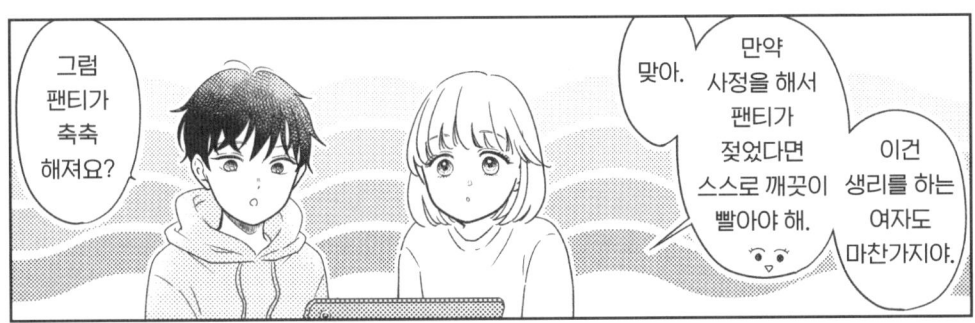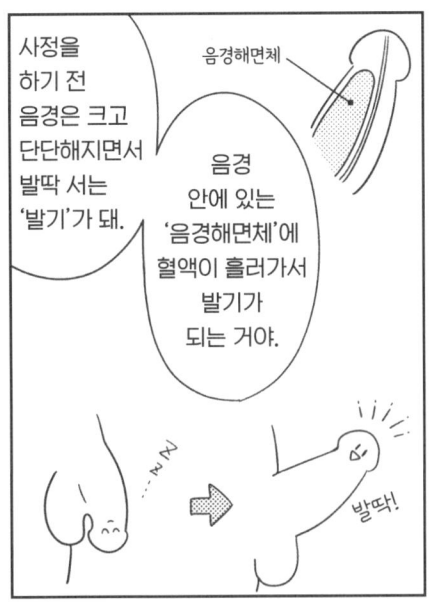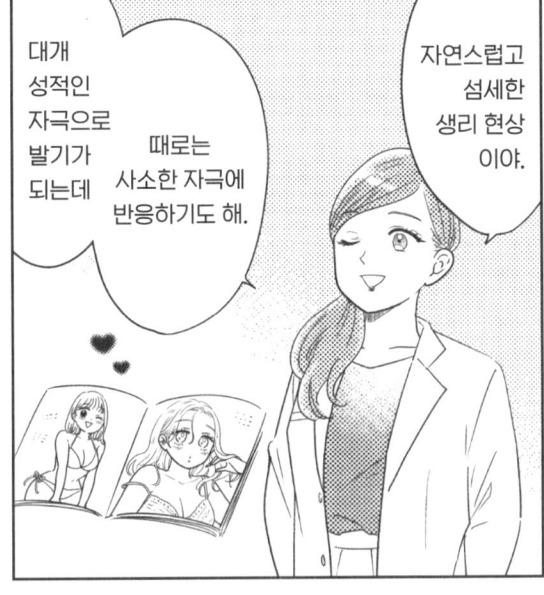

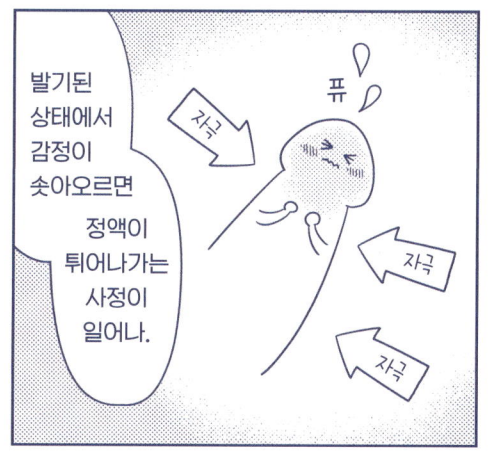
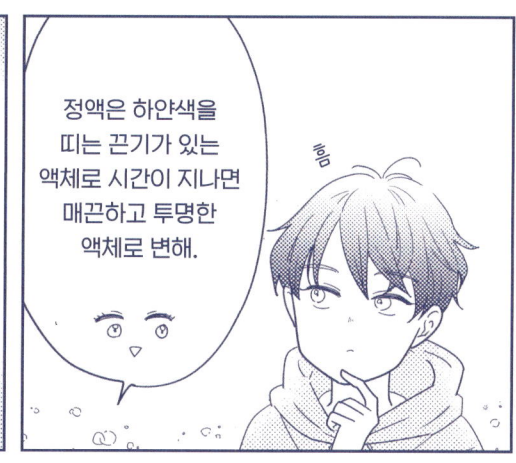
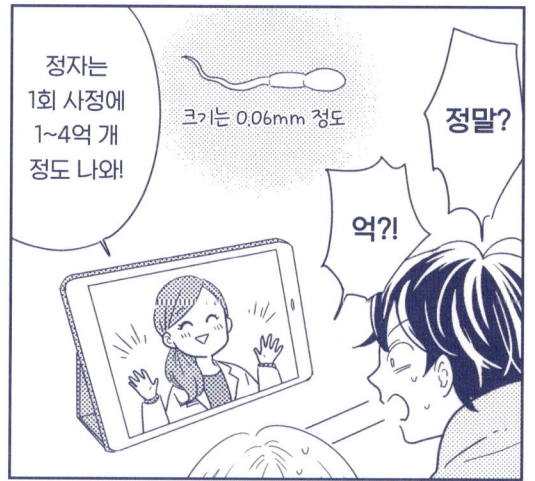
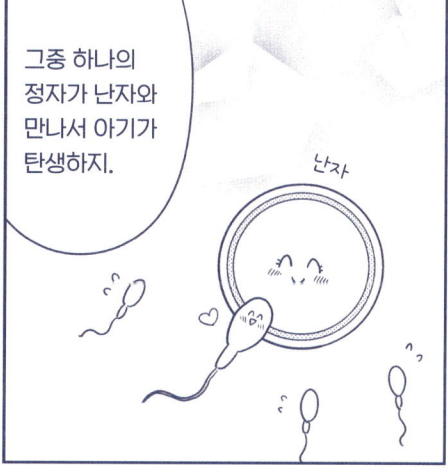
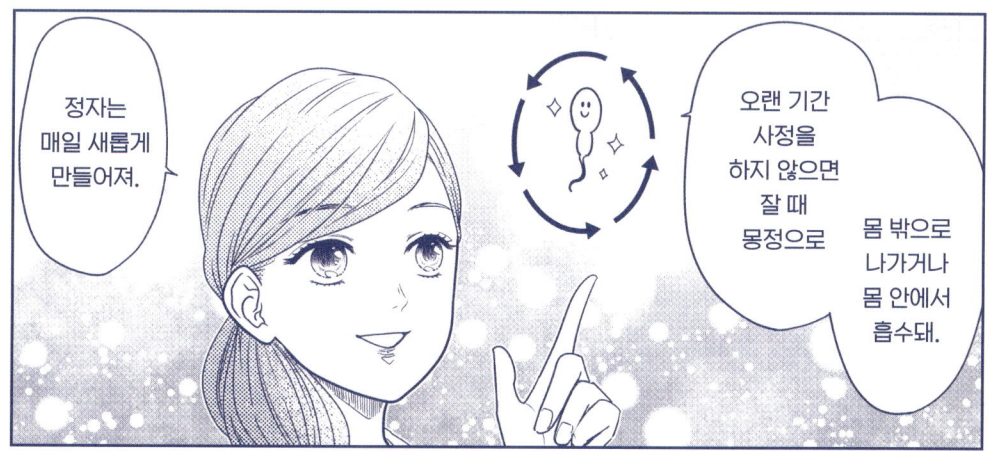

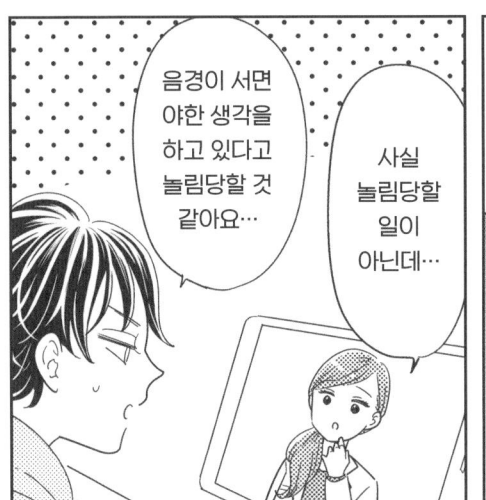
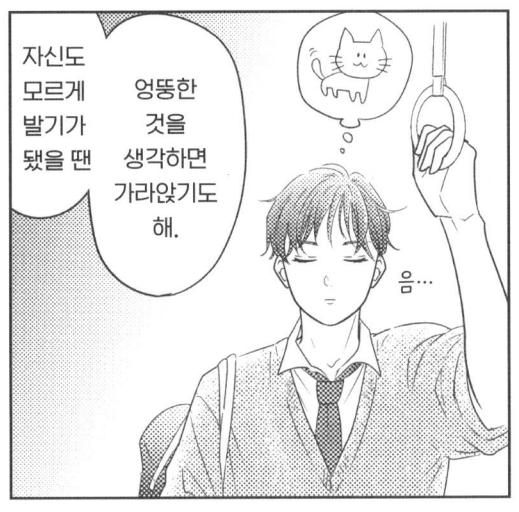
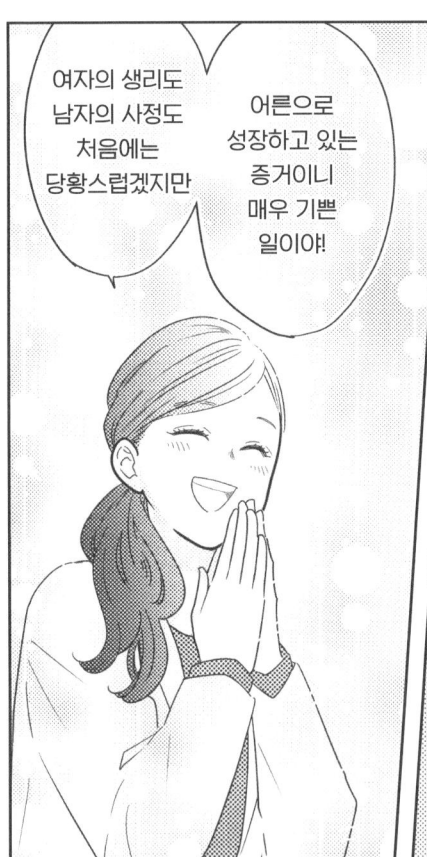
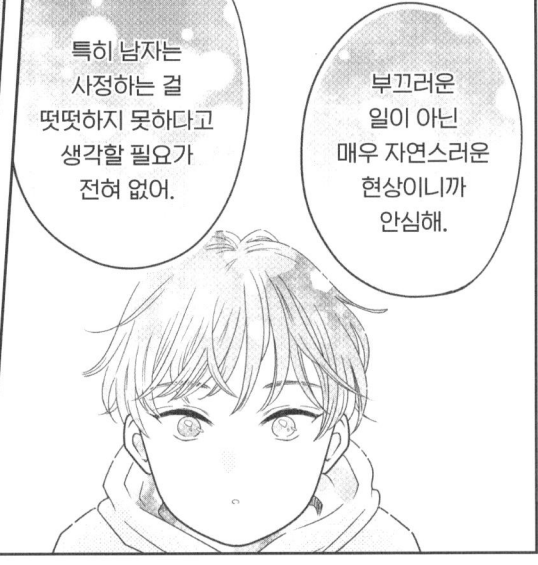
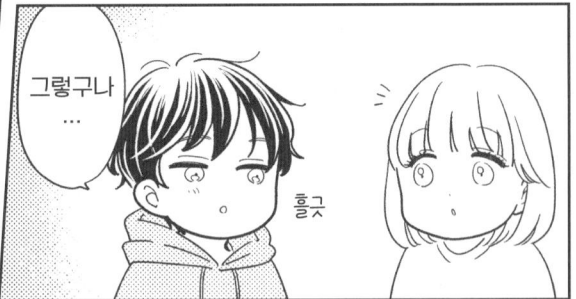

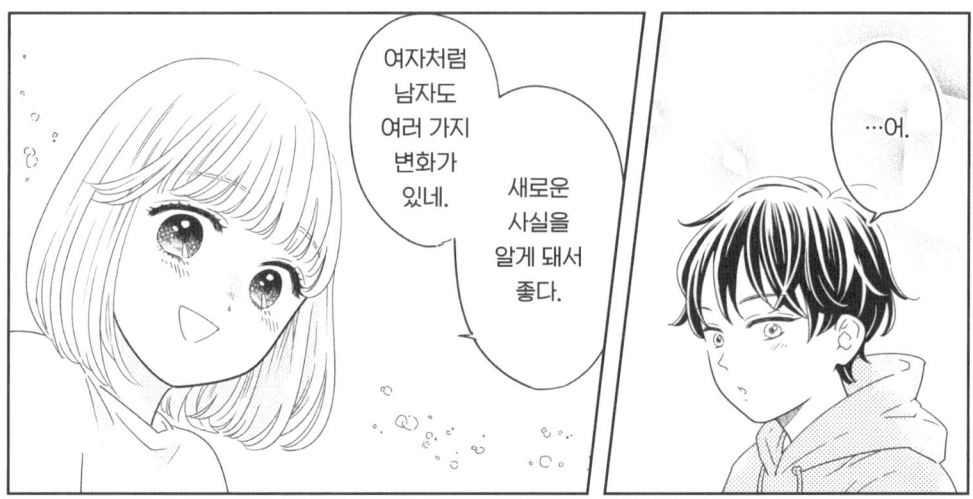
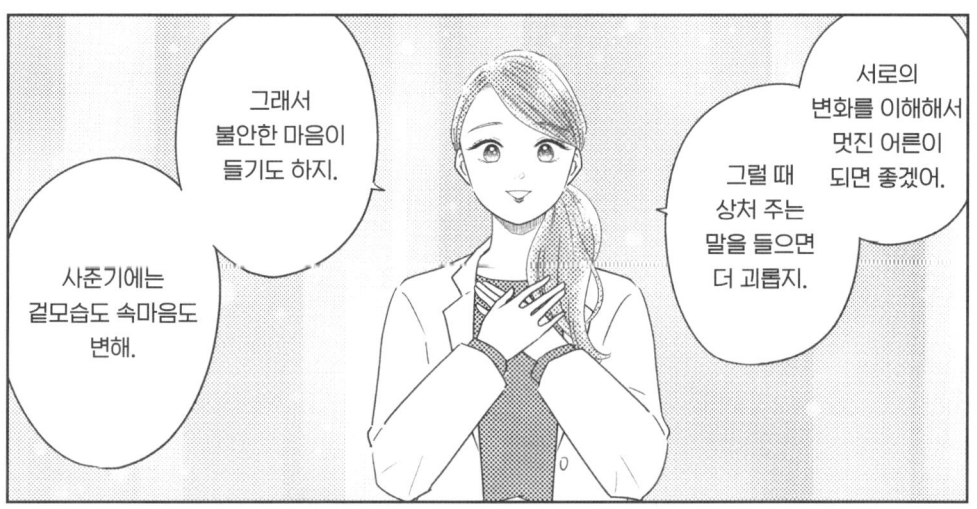
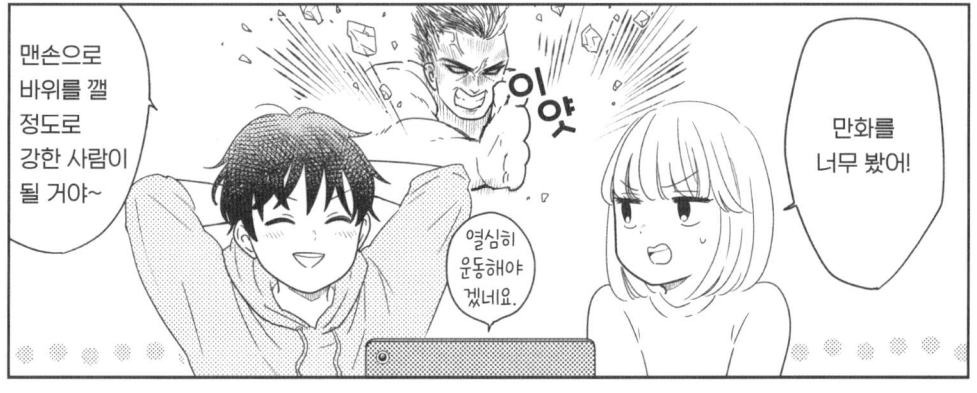

궁금해요!

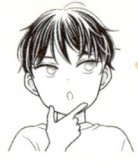

Q 친구가 '음경 끝이 드러났다'고 말하는데 무슨 말이에요?

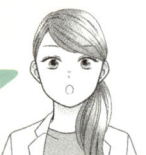

A 음경을 덮고 있는 피부(포피)에서 끝(귀두)이 나오는 것을 말해요.

어릴 때는 음경이 포피를 덮어쓰고 있는 것이 일반적인데 이것을 포경이라고 해요. 사춘기가 되어 음경이 성장하면, 대부분은 자연적으로 포피가 벗겨져 귀두(음경의 끝)가 나오게 되니 무리하게 벗길 필요는 없어요. 포경은 포피를 손으로 젖히면 귀두가 나오는 상태와 포피를 젖히지 못하는 상태가 있어요. 어른이 돼도 포피가 벗겨지지 않은 진성포경이면 비뇨기과에서 상담하세요.

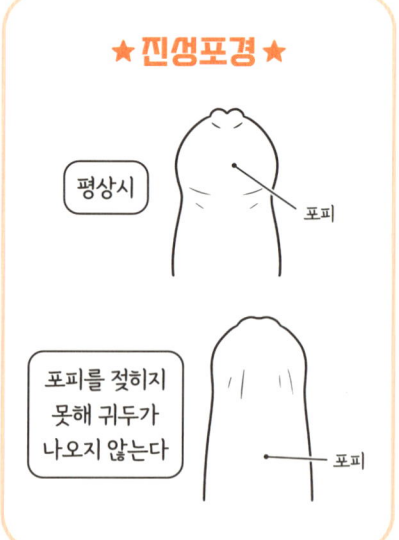

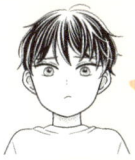

Q 정액에서 냄새가 나요?

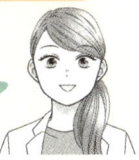

A 정액에는 특유의 냄새가 있는데 사람마다 달라요.

분명 정액에는 특유의 냄새가 있어요. 냄새의 정도는 개인차가 있지만 일상생활에서는 특별히 걱정할 필요 없어요. 다만 사정을 했을 때 냄새가 걱정된다면 사정 후 바로 닦아 내도록 해요. 또 가능한 속옷 안이 시원하도록 옷차림을 하는 것이 좋아요.

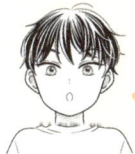

Q 음경은 큰 게 좋은가요?

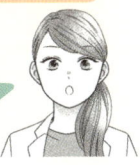

A 크기를 걱정할 필요는 없어요.

친구와 화장실에 갔을 때 혹은 목욕탕에 갔을 때 친구의 음경을 슬쩍 보고 내 음경과 비교해 보곤 하죠. 하지만 음경의 크기를 비교하며 걱정할 필요 없어요. 성장하며 바뀌고 개인차도 있기 때문에 '커야 좋다', '작으니까 창피하다'와 같은 생각은 잘못됐어요. 그래도 걱정이 된다면 비뇨기과에서 상담을 받아 보세요.

궁금해요!

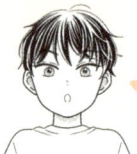

Q 아침에 일어났더니 음경이 서 있었어요.

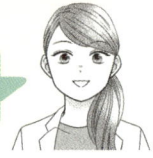

A 아침에는 혈관이 느슨해져 음경이 발기하기 쉬워요.

이 현상을 '아침 발기'라고 해요. 아침은 부교감신경이 작용하는 시간대예요. 부교감신경은 혈관을 느슨하게 해 음경의 '음경해면체'로 피가 흘러들어가기 쉬워요. 그래서 야한 생각을 하지 않아도 발기가 잘 되는 거예요. 내가 건강하다는 신호이지 부끄러운 일이 아니에요.

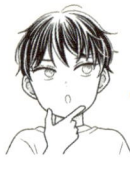

Q 사정을 하다 오줌이 나오면 어떻게 해요?

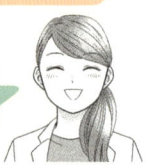

A 오줌과 정액이 동시에 나오는 일은 없어요.

사정을 할 때 정액은 오줌이 지나가는 요도로 나가요. 그런데 사정을 할 때는 요도 쪽 출구 역할을 하는 근육이 닫히고 오줌이 나올 때는 이 근육이 느슨해져요. 때문에 오줌과 정액이 동시에 나오는 일은 없어요. 인간의 몸은 잘 만들어져 있으니 걱정하지 않아도 돼요.

• 이것만은 꼭 기억해요 •

1. 남자는 사춘기가 되면 호르몬의 영향으로 근육량이 늘고 체격이 튼튼해져요.

2. 수염이 나고 체모가 짙어지고 목소리가 변하기도 하니 당황하지 말아요.

3. 음경에서 정액이 나오는 첫 사정은 자는 사이에 해서 알아차리지 못하는 경우도 있어요.

4. 정액은 잘 때 나오거나 몸으로 흡수되기 때문에 무리하게 사정을 하지 않아도 돼요.

5. 음경이 크고 단단해지는 '발기'는 성적인 자극뿐 아니라 사소한 자극에도 일어나요.

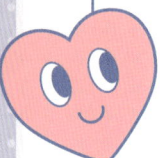

더 알아보기

겉모습을 놀리는 건 절대 안 돼요!

사춘기에는 자신의 겉모습을 걱정하기 쉽죠. 다른 사람과 자신을 비교하는 행동은 성장할 때 자연스러운 현상이지만, 필요 이상으로 걱정하거나 친구의 사소한 한마디에도 상처를 입는 건 좋지 않아요. '뚱뚱하다, 말랐다', '키가 크다, 작다' 등 상대의 겉모습을 입 밖으로 내는 것은 차별로 이어지는 매우 실례하는 행동일 뿐 아니라 폭력적인 행동이에요. 만약 그런 말을 들어도 여러분은 조금도 잘못이 없어요. 말한 쪽이 반성해야 할 일이죠. 타고난 겉모습에 자신감을 가지세요!

키에 대해

체형에 대해

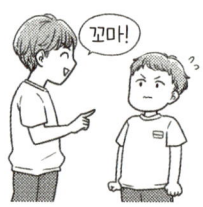

얼굴 모양에 대해

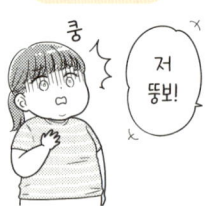

가슴 크기에 대해

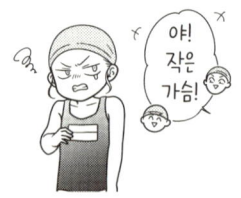

음경 크기에 대해

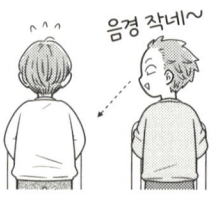

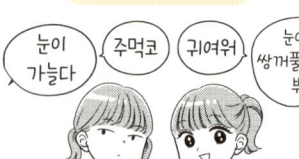

무심코 말하지 않나요?

이거 진짜예요?!

음경이 큰 게 멋진 거예요?

성격이 좋은 게 멋져요.
'음경이 커야 멋지다'고 굳게 믿는 쪽은 남자일 거예요. 음경의 크기를 중요하게 생각하는 여자는 대체로 없어요. '친절하다', '재미있다' 등 내면이 멋진 것을 훨씬 중요하게 생각하죠.

가슴이 커야 인기가 있어요?

사람은 모두 취향이 달라요.
가슴 크기는 어디까지나 개인의 취향일 뿐이에요. 눈이나 발의 모양에 신경 쓰는 사람이 있는 것처럼 가슴 크기도 작은 쪽을 좋아하거나 크기에 관심 없는 사람도 있어요. 걱정하지 않아도 돼요.

뚱뚱한 건 창피한 일이에요?

개성이니까 자신감을 가져요.
'뚱뚱하다'고 스스로 생각하기도 하고, 누군가에게 듣기도 하죠. 건강에 문제가 없다면 말랐든 뚱뚱하든 상관 없어요. 뚱뚱한 것도 마른 것도 각자가 가진 개성의 한 가지일 뿐 부끄러워할 일이 아니에요.

키가 커야 멋져요?

남의 생각을 마음에 두지 마세요.
가치관은 사람마다 달라요. 어느 쪽이 뛰어나다고 믿고 강요하는 것은 옳지 않아요. 스포츠 선수들만 봐도 키가 큰 사람, 작은 사람이 제각각의 체격을 살려서 자신에게 맞는 종목에서 활약하고 있어요.

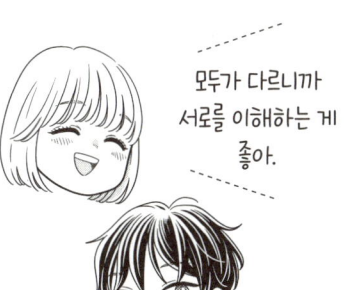

모두가 다르니까 서로를 이해하는 게 좋아.

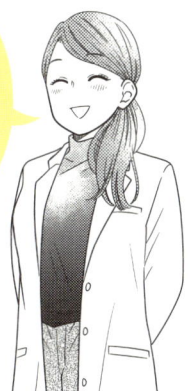

친구에게 불쾌감을 주거나 해를 끼치는 모든 말과 행동은 성폭력이에요.

인종 차별이 되기도 하는 외모 이야기

겉모습으로 상대를 판단하는 것은 인종 차별로 이어져 전 세계적으로 문제가 되고 있어요. 흑인 차별에 대해 들어 본 적이 있나요? 피부와 눈, 머리 색, 태어난 나라와 민족 등을 이유로 흑인을 얕보거나 자신이 잘났다고 말하고 행동하는 거예요. 절대로 해서는 안 되는 행동이죠. 반대로 '살결이 하얘서 예쁘다', '눈이 파랗고 아름답다' 등 언뜻 칭찬을 하고 있는 것 같은 말도 뒤집어 생각하면 '피부가 검은 것은 지저분하다', '눈이 검은 것은 보기 싫다'라는 의미로 받아들일 수 있어요. 외모가 아닌 상대의 내면에 주목해 대화해 보세요.

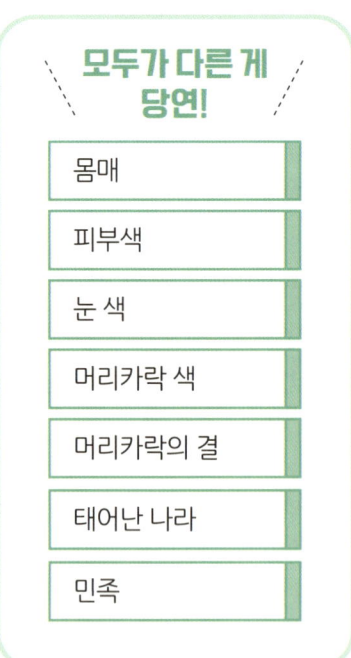

모두가 다른 게 당연!

- 몸매
- 피부색
- 눈 색
- 머리카락 색
- 머리카락의 결
- 태어난 나라
- 민족

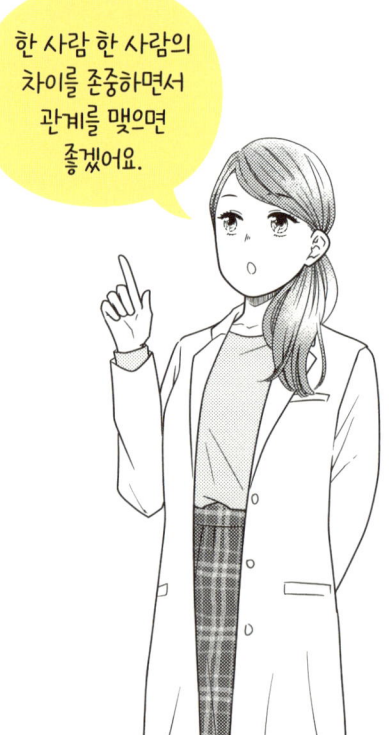

한 사람 한 사람의 차이를 존중하면서 관계를 맺으면 좋겠어요.

사춘기의 마음은 이렇게 변해요

반항심과 성적 호기심 | 섹스와 임신

나다움에 대해 고민하면서 주변 어른들의 생각이 불편해지기도 해요. 누군가를 좋아하고 성적인 행동이 하고 싶은 '성욕'이 생기기도 해요.

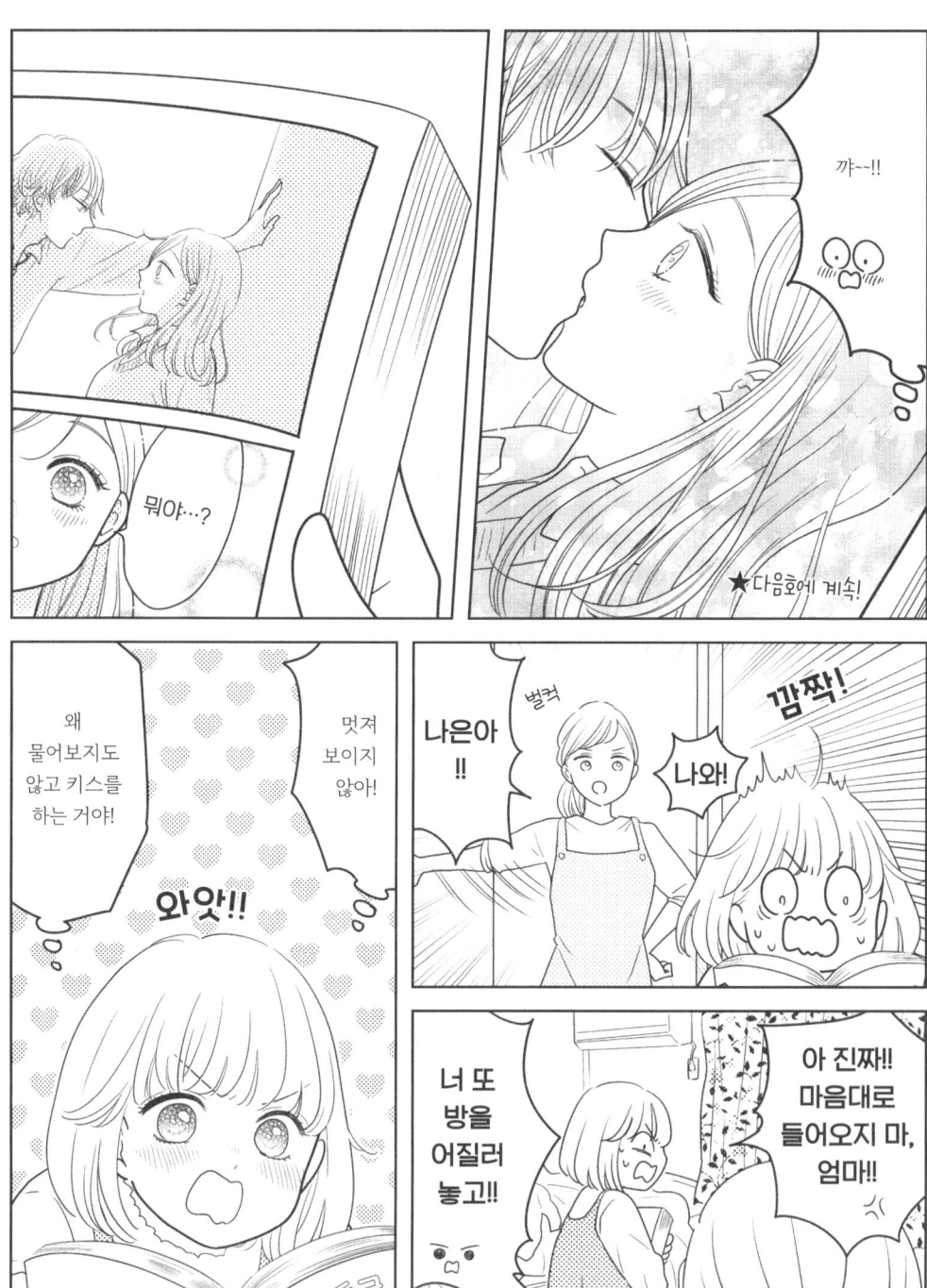

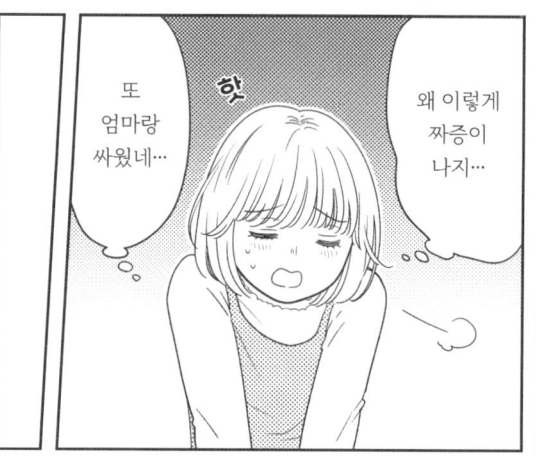
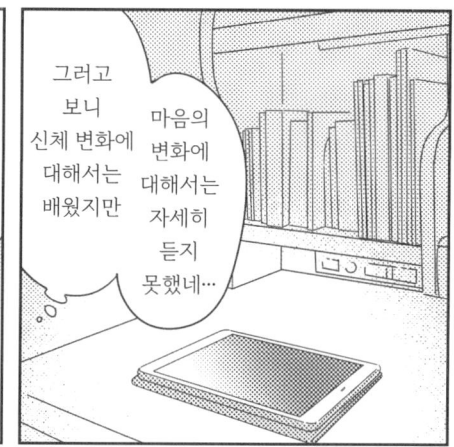
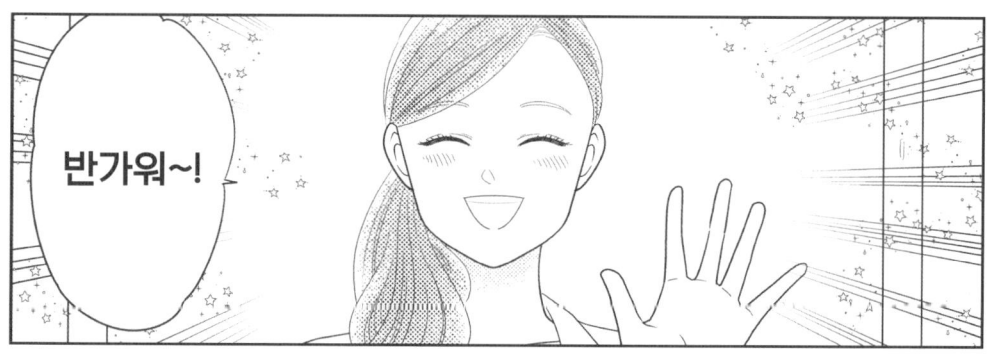
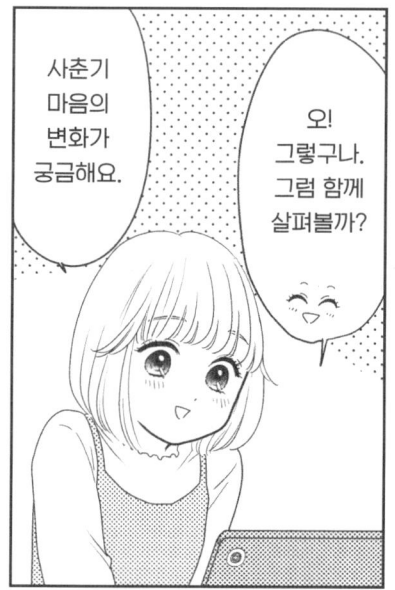
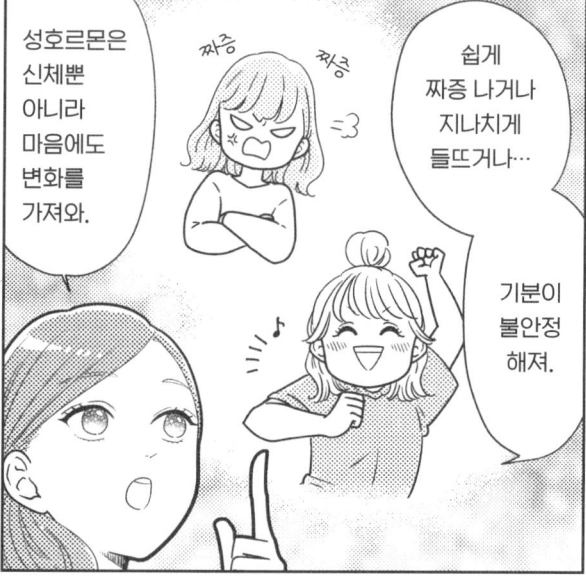

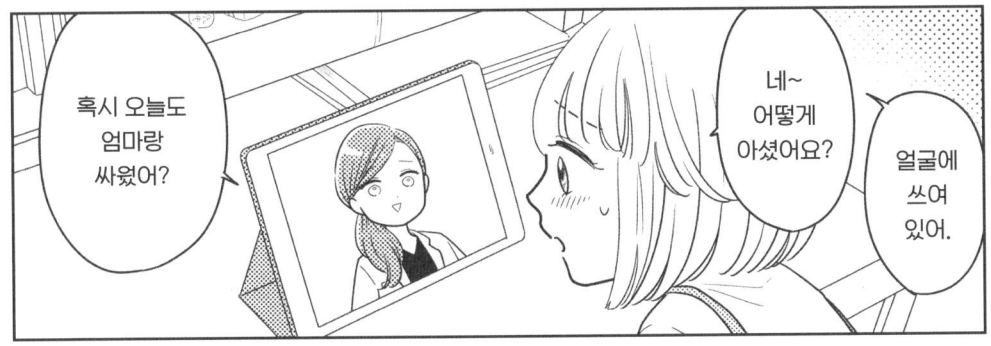

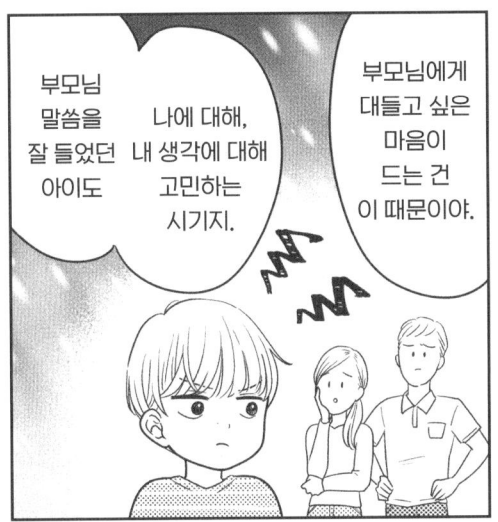
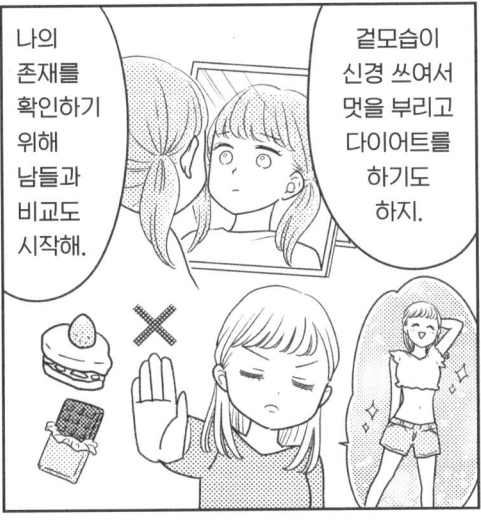

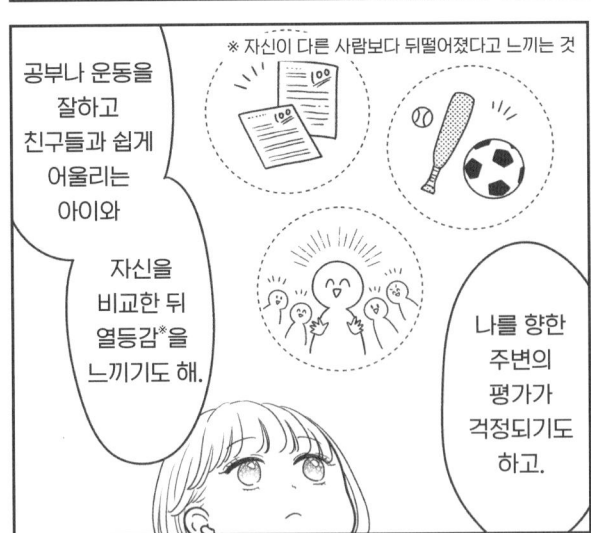
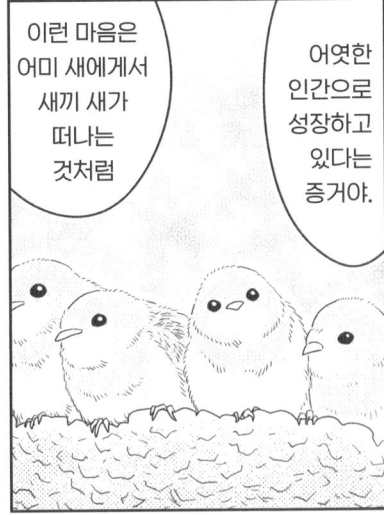

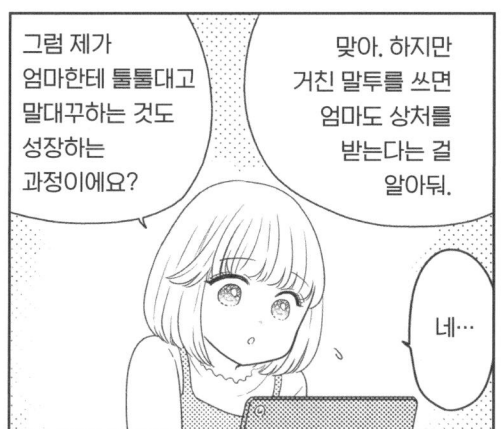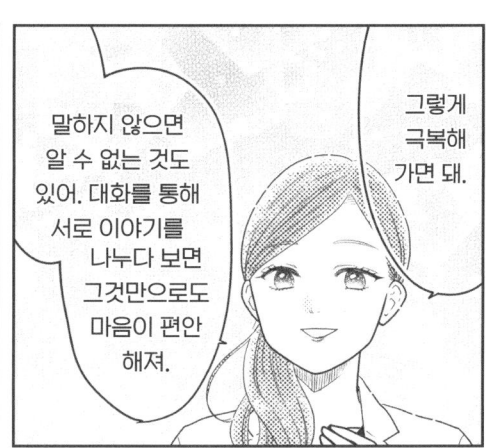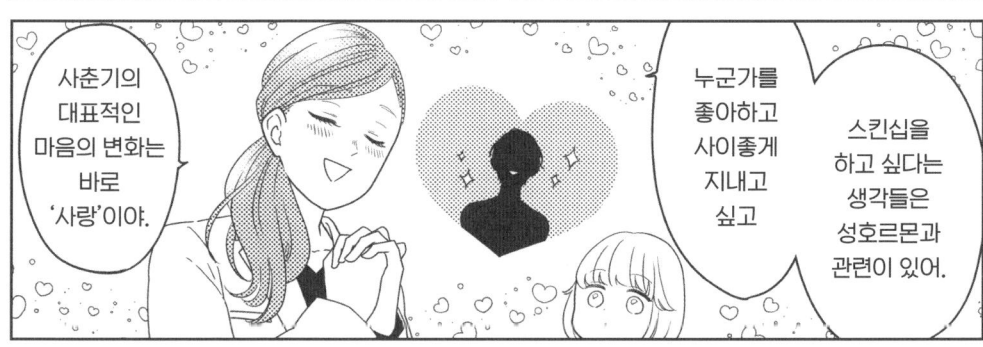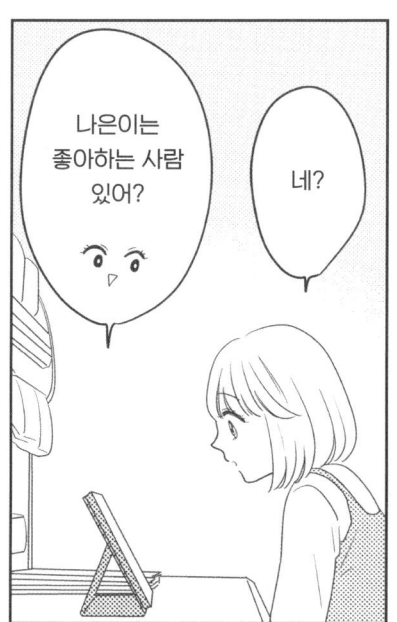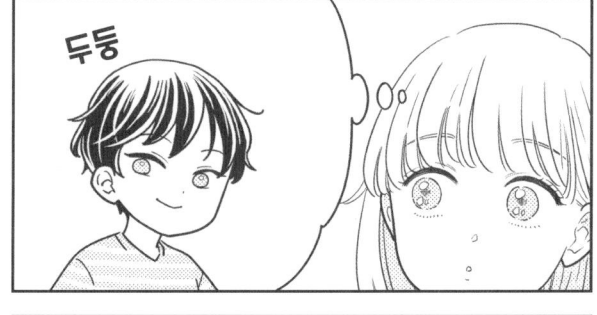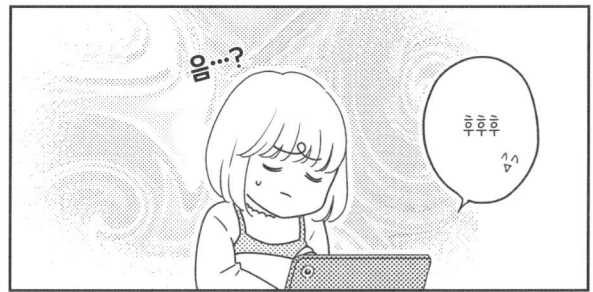

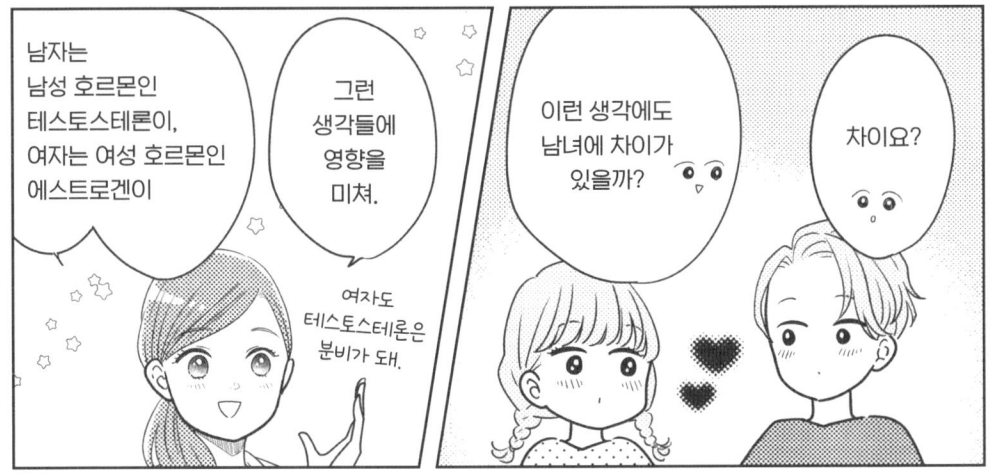
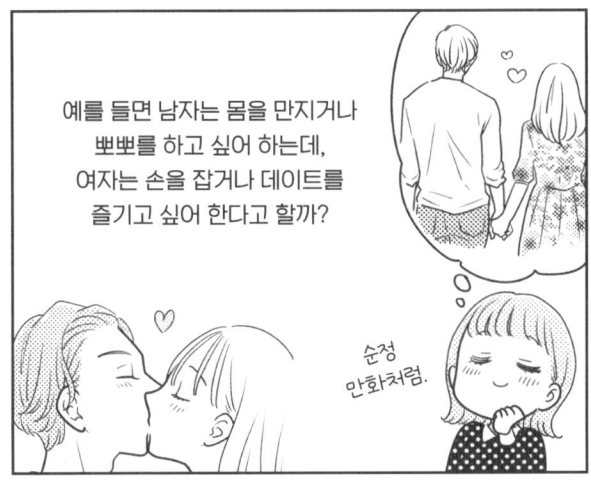
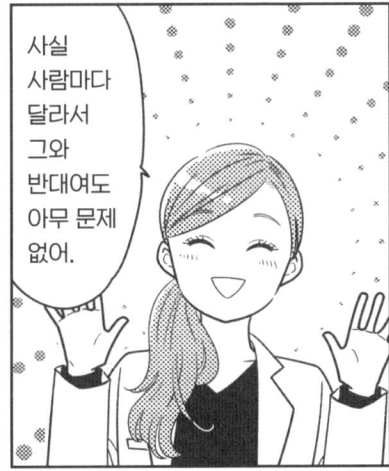
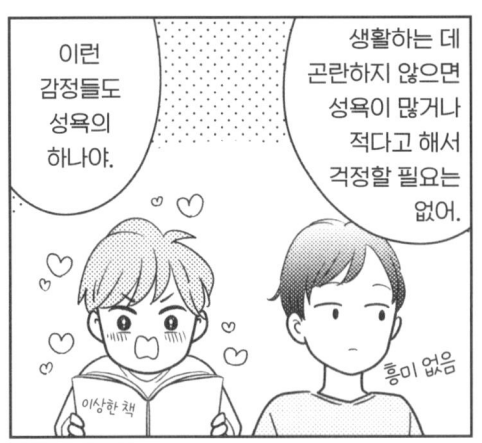
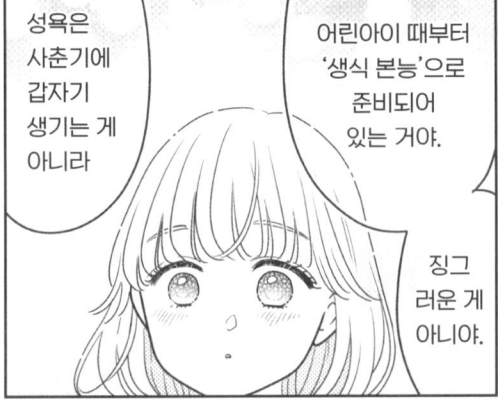

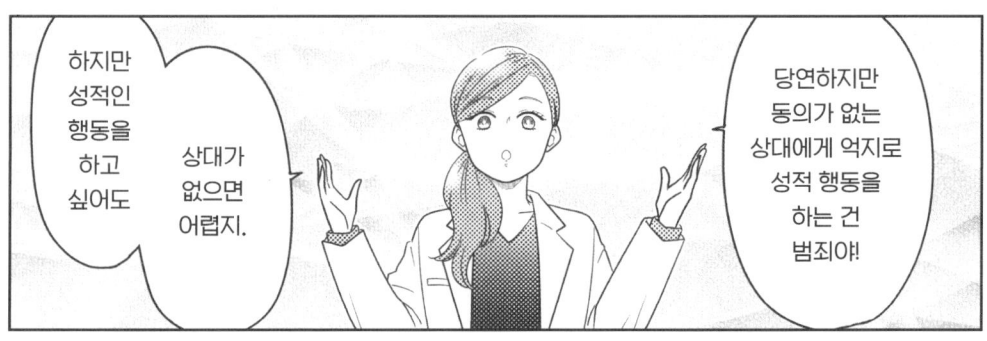
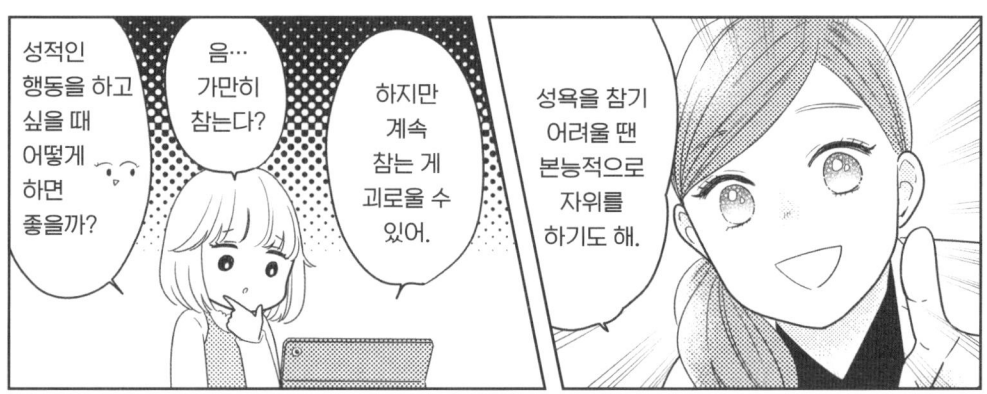
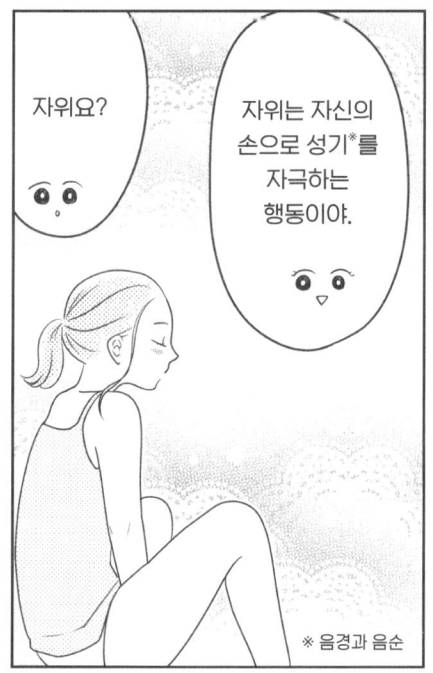
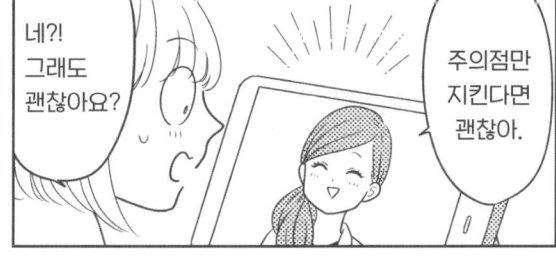
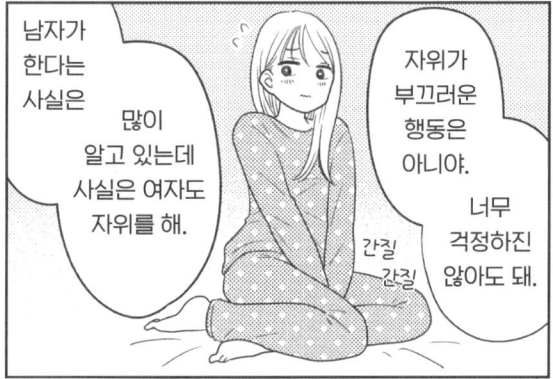

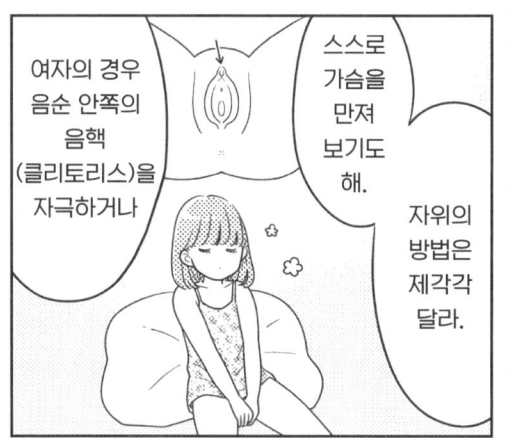
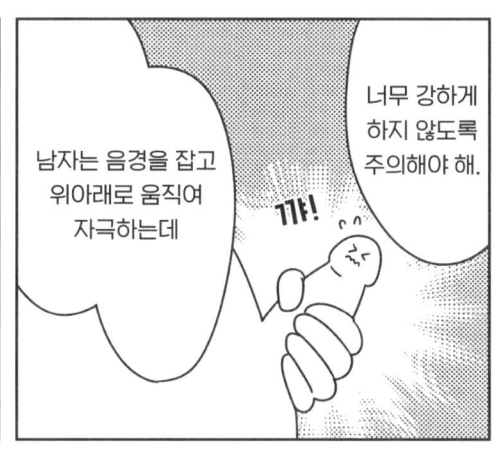
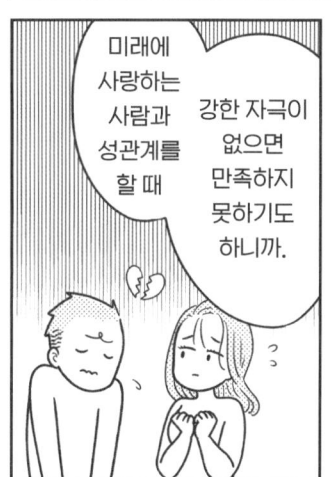
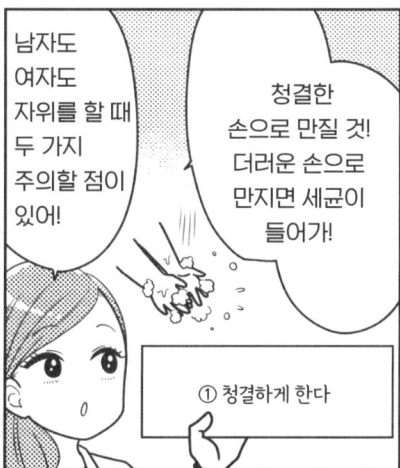
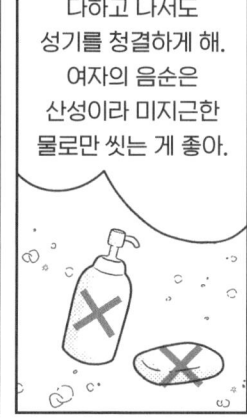
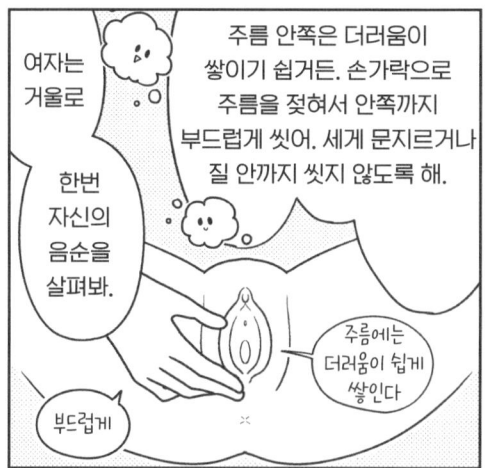
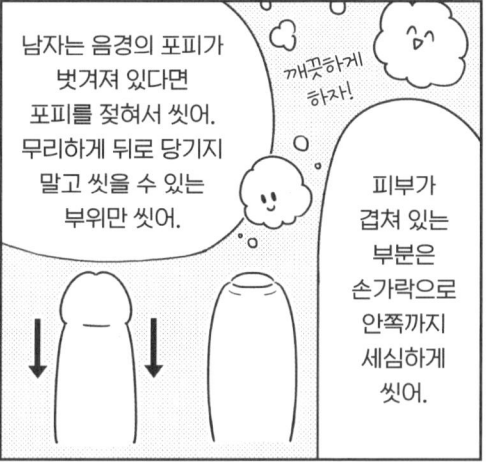

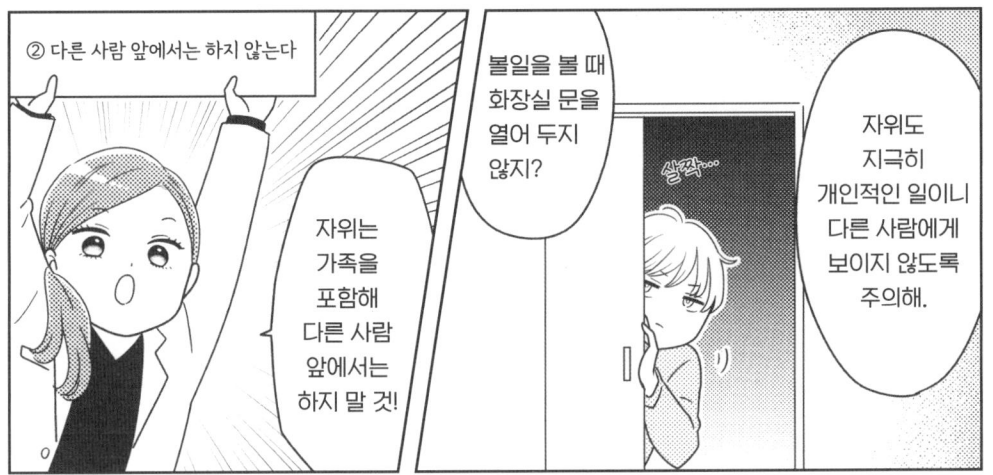
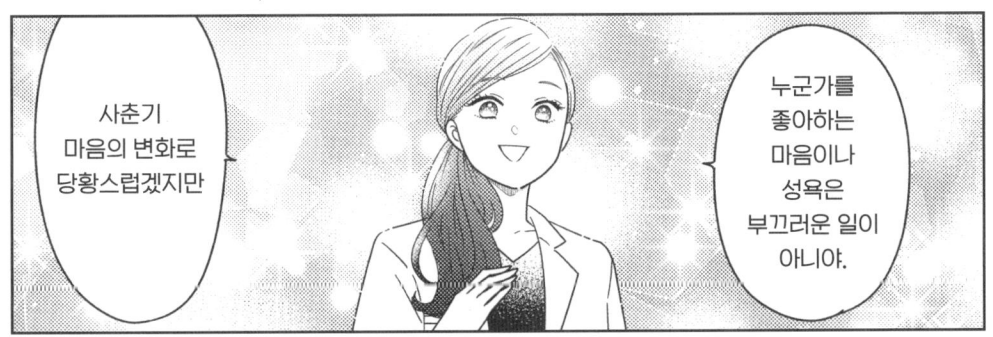
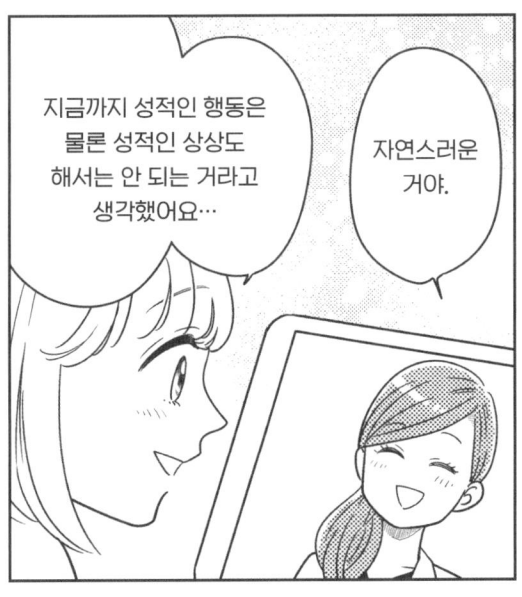
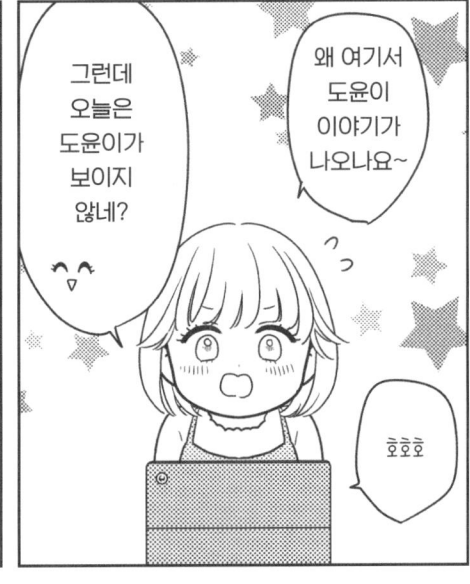

궁금해요!

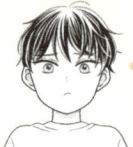

Q 자위를 너무 많이 하면 머리가 나빠진다는 게 진짜 예요?

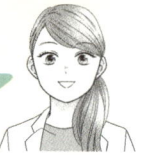

A 자위는 횟수보다 하는 법에 주의해야 해요.

자위를 지나치게 하면 머리가 나빠진다, 젊은 나이에 죽는다와 같은 말이 있지만 전부 잘못된 말이에요. 자위는 징그러운 일이 아니며 너무 참으면 오히려 스트레스가 돼요. 일상생활에 지장이 없는 정도로 주의할 점을 지키면서 한다면(58쪽 참고) 건강에 문제되지 않아요.

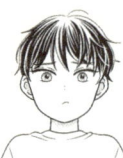

Q 자위를 한 후에 무기력해진다는 말을 들었어요.

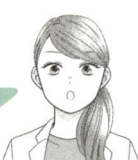

A 긴장을 느슨하게 하는 엔도르핀이라는 호르몬 때문이에요.

사정을 하면 뇌에서 엔도르핀이라는 호르몬이 나와 졸리거나 나른해지기도 해요. 이런 현상은 주로 남성에게 일어나지만 드물게 여성에게 일어나기도 해요. 자위는 자연스러운 행동이지만 건강과 일상생활에 지장을 줄 정도라면 자위에 사용할 시간과 체력을 다른 취미로 바꾸는 것이 좋아요. 특히 운동을 추천해요.

이것만은 꼭 기억해요

1. 부모님이나 선생님에게 반항적으로 변했다는 것은 성장하고 있다는 증거예요. 기분을 말로 표현해 보세요.

2. 누군가를 좋아하고 성적인 행동이 하고 싶은 '성욕'은 자연스러운 현상이에요.

3. 성욕의 강도는 사람마다 제각각이니 다른 사람과 비교하지 않아요. 성욕이 없어도 문제없어요!

4. 자위를 할 때는 음란물의 자극 없이, 생식기에 상처가 나지 않게, 때와 장소를 가려 해요.

5. 큰 자극의 자위가 습관이 되면 미래의 정상적인 성행위에 자극을 받지 못할 수 있으니 주의해요.

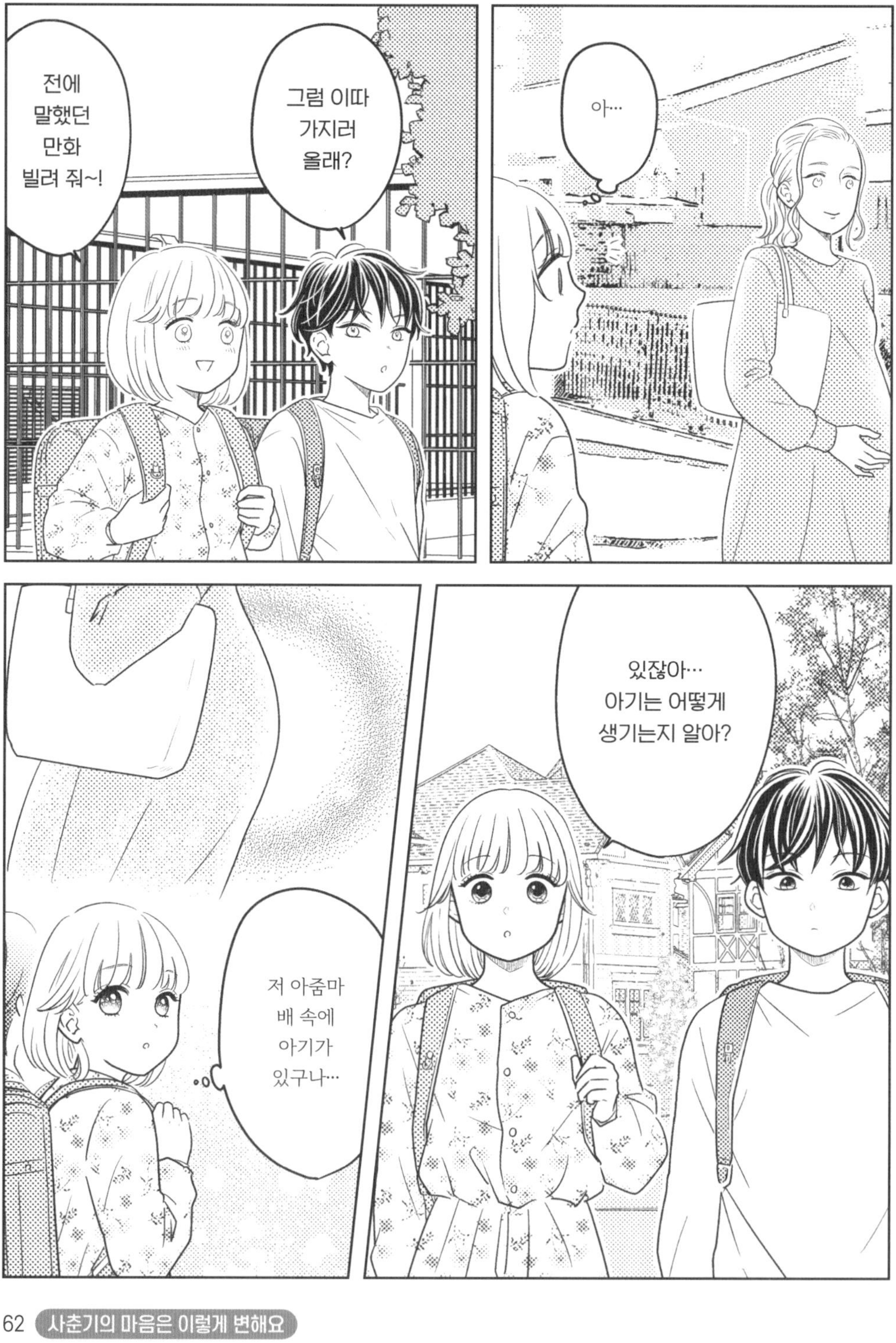

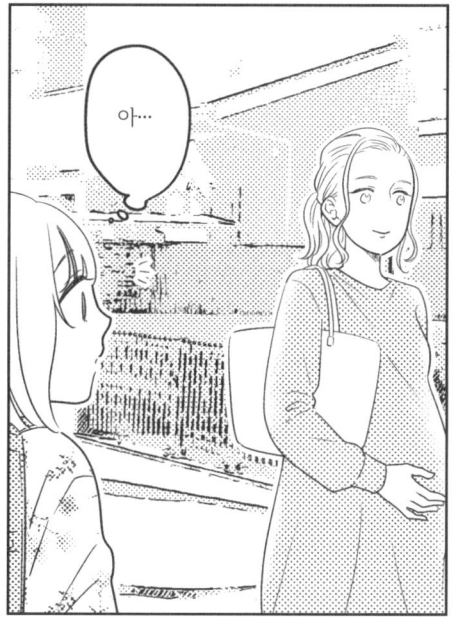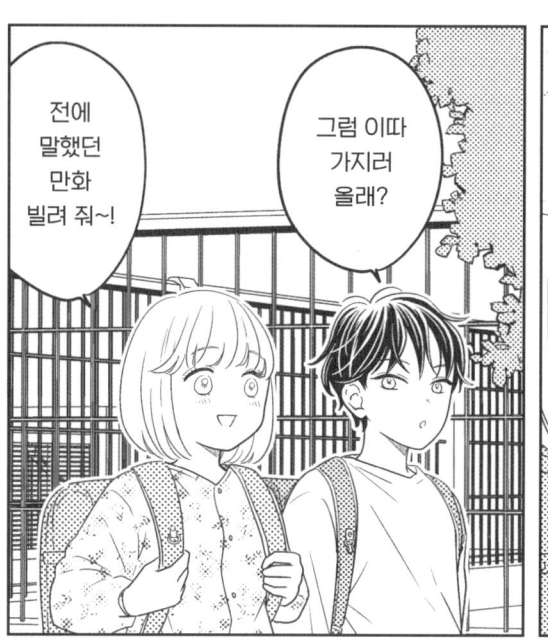

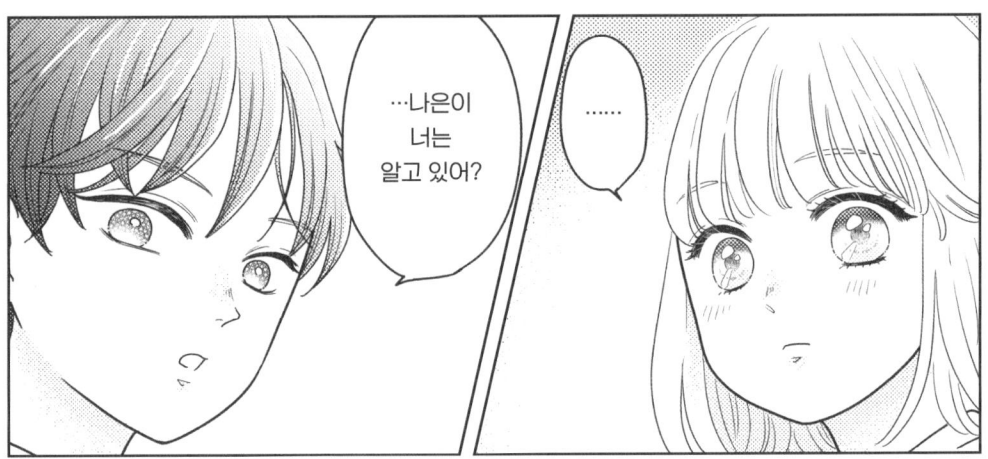
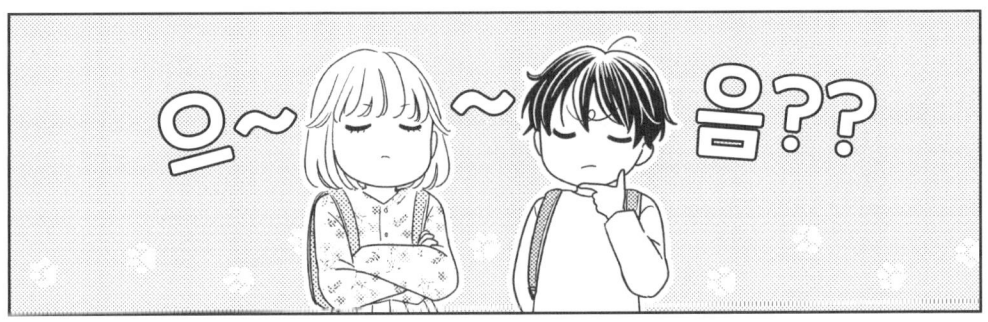
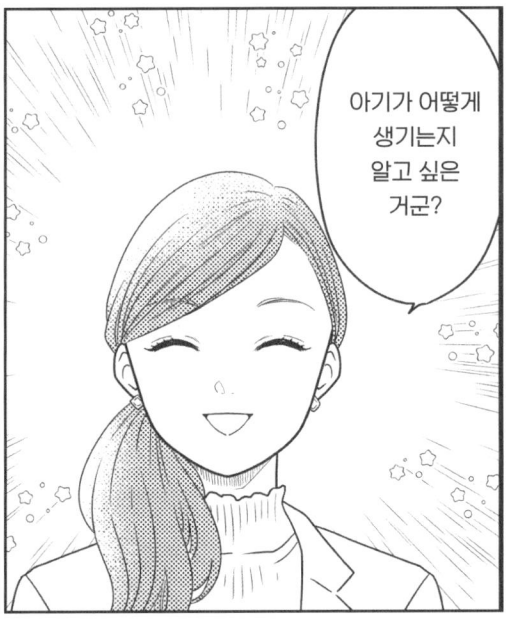
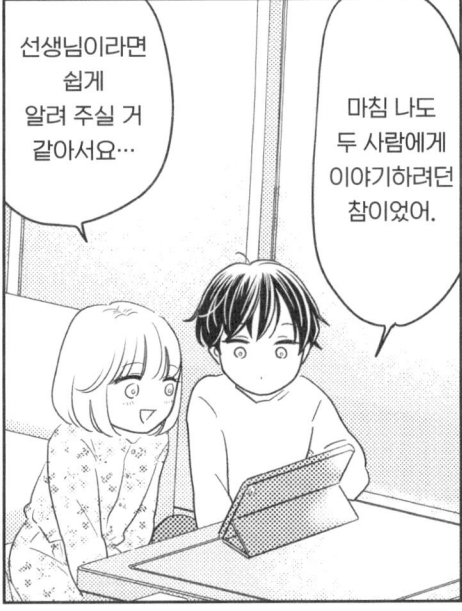

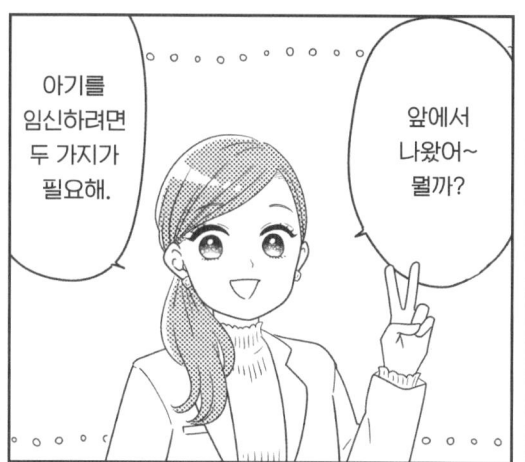
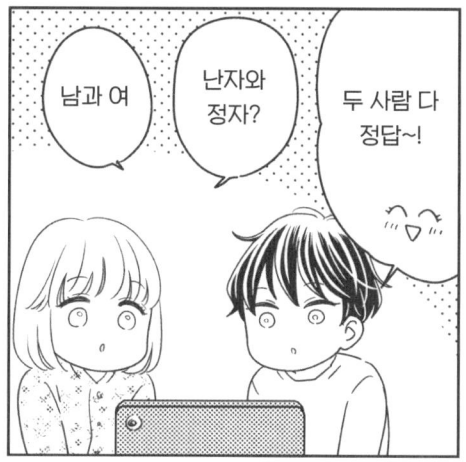
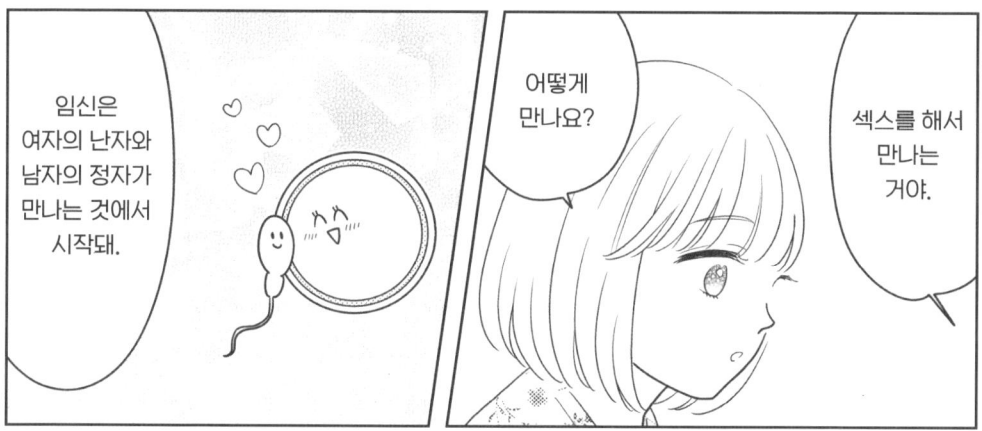
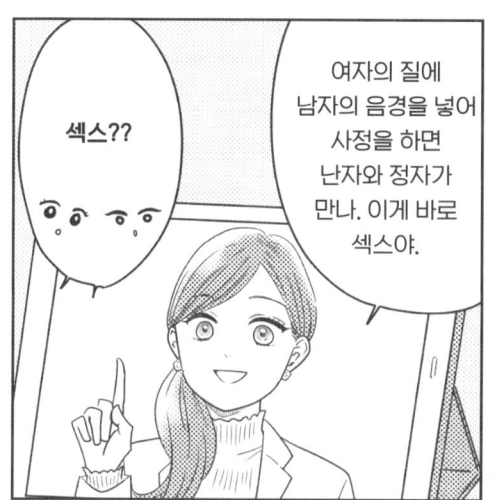
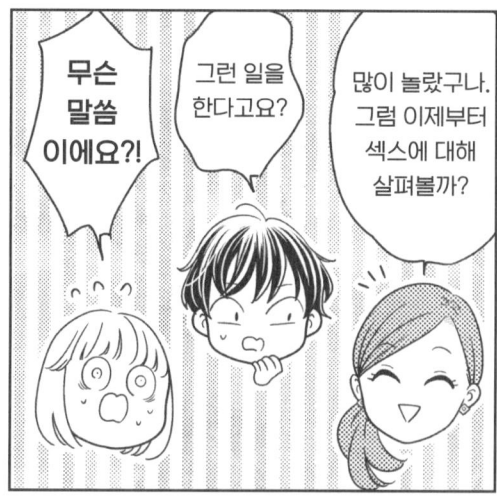

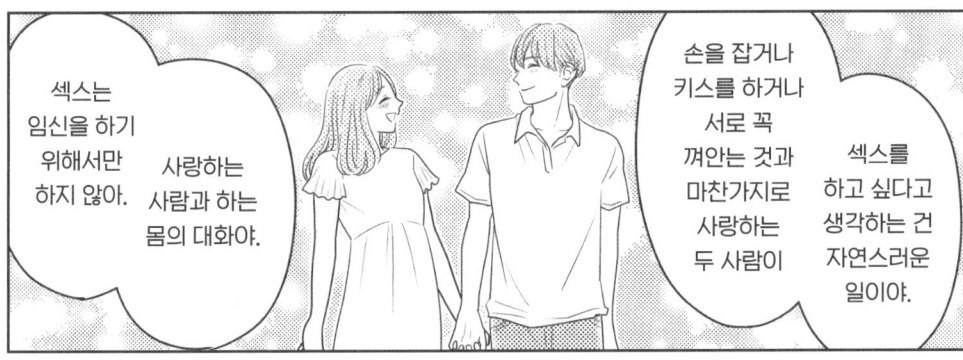

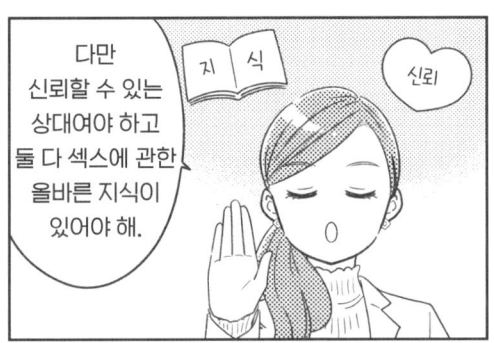
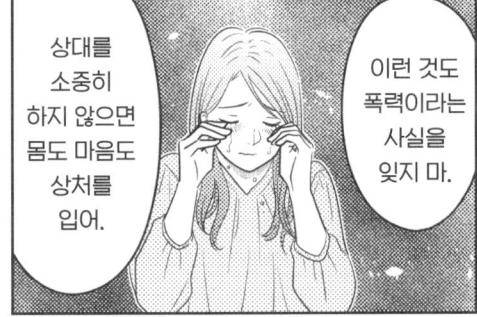

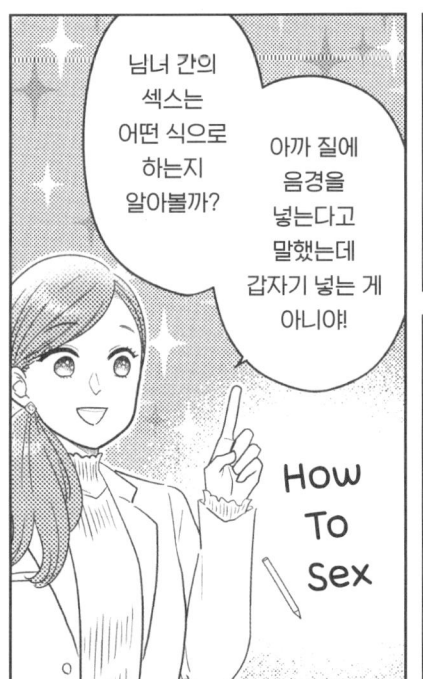
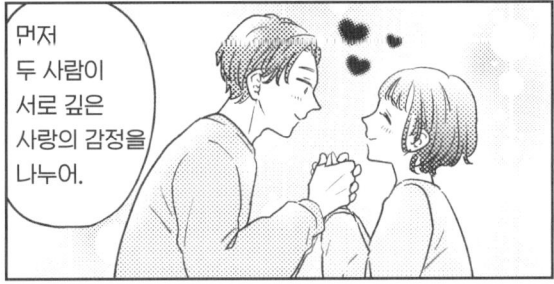
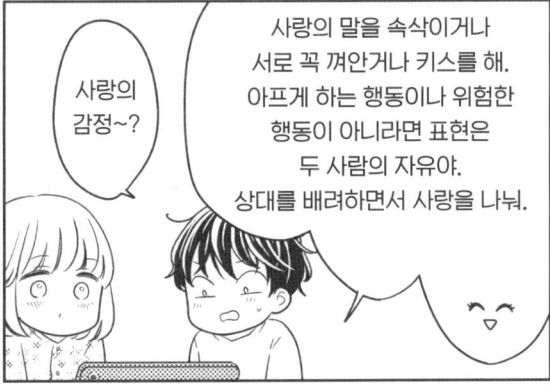

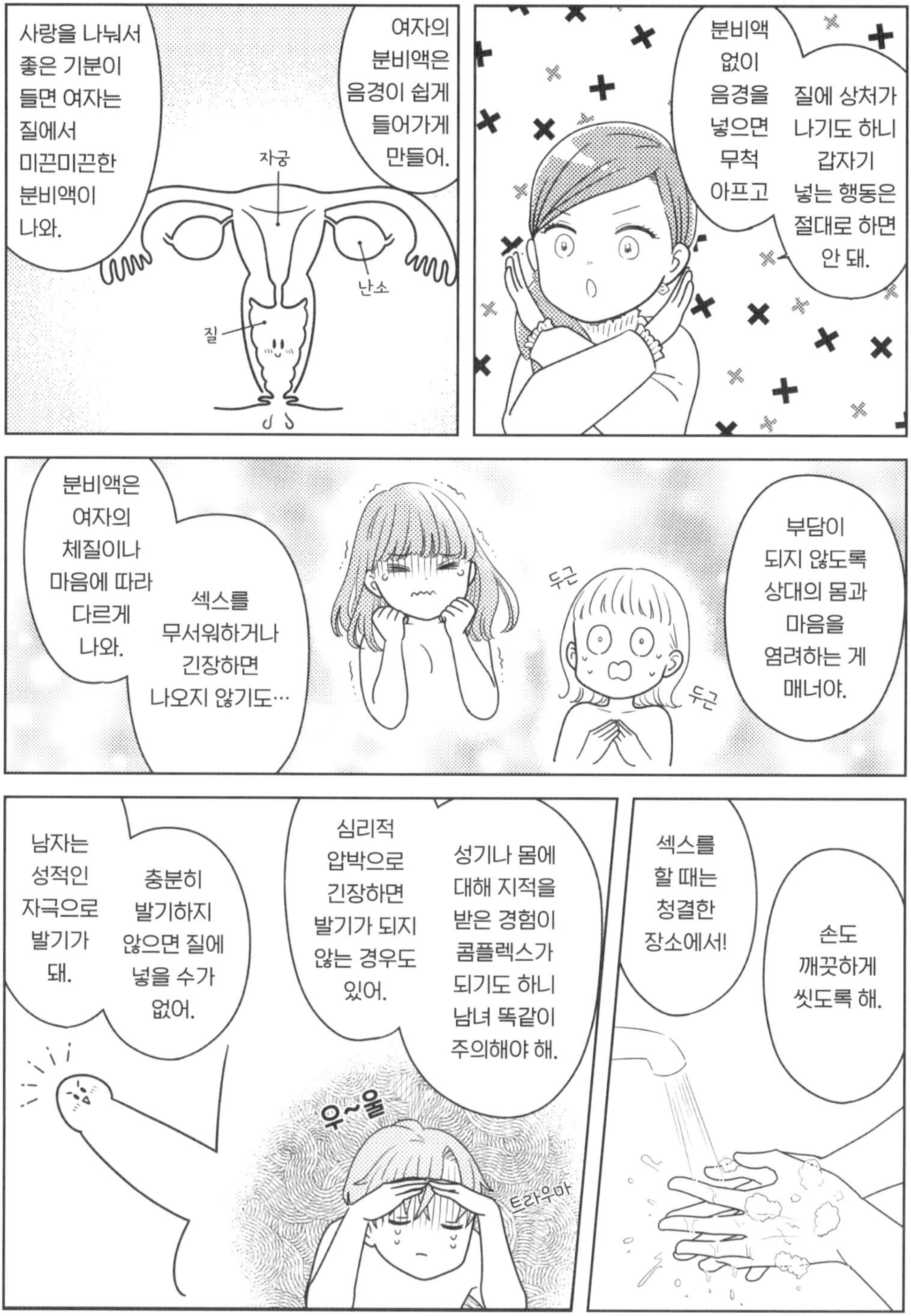

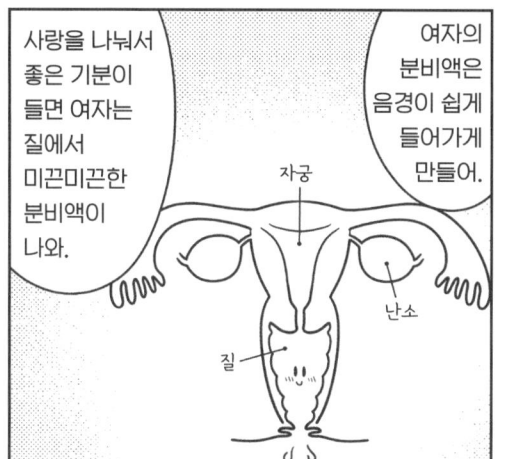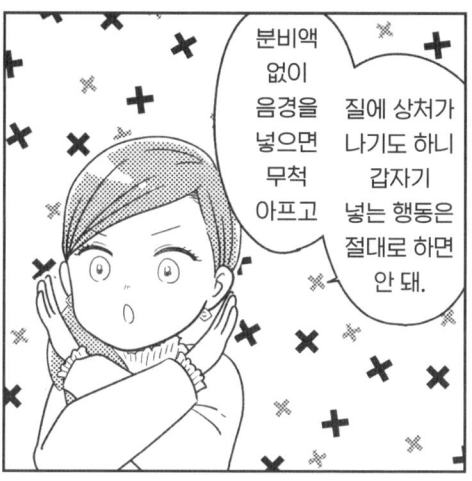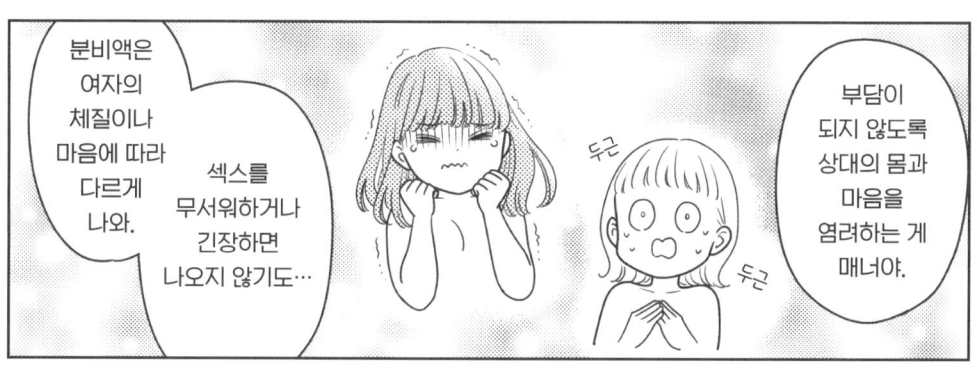

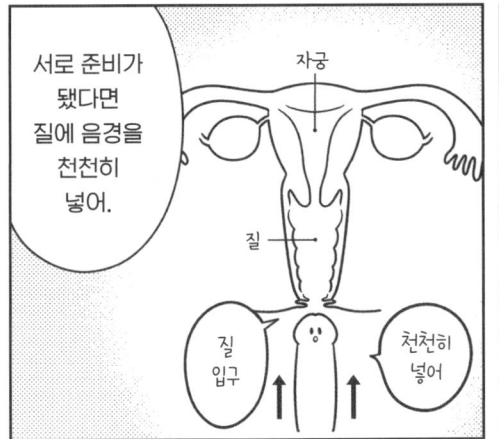
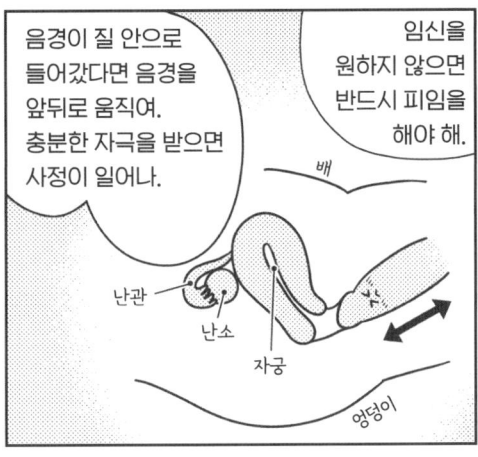
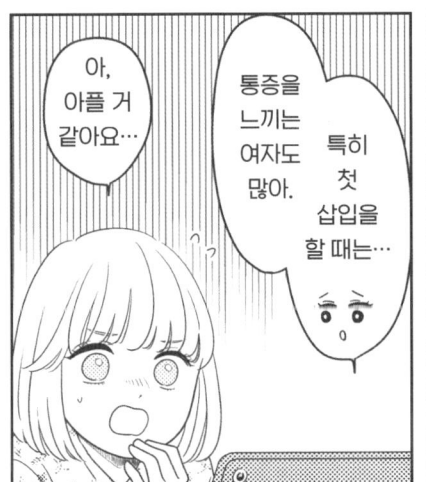
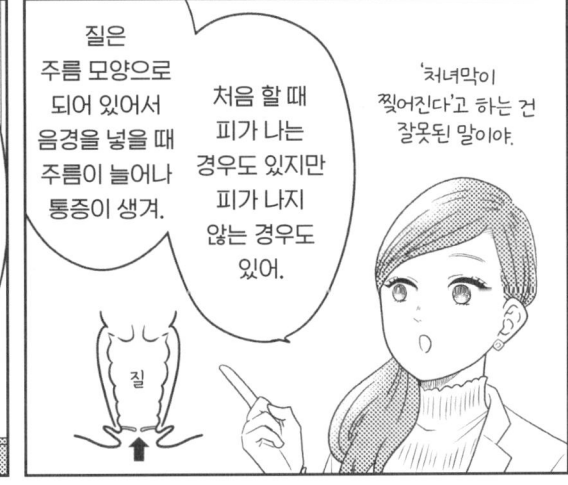
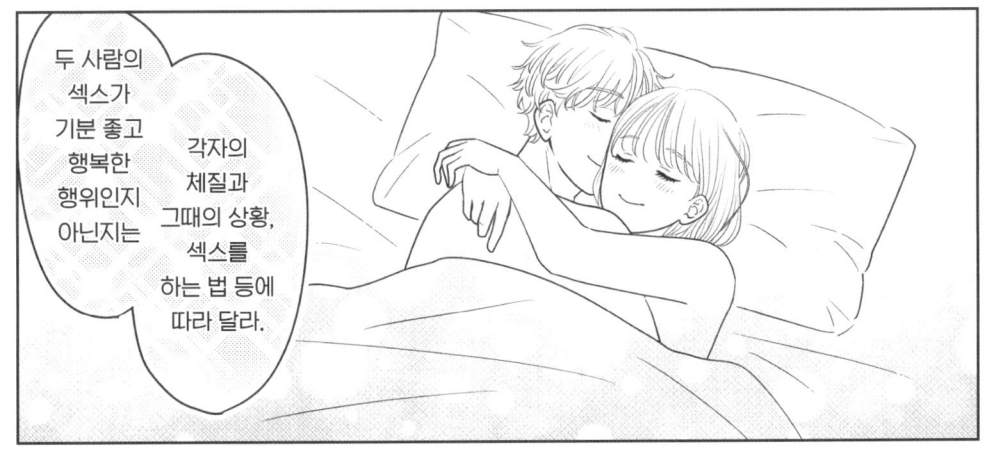

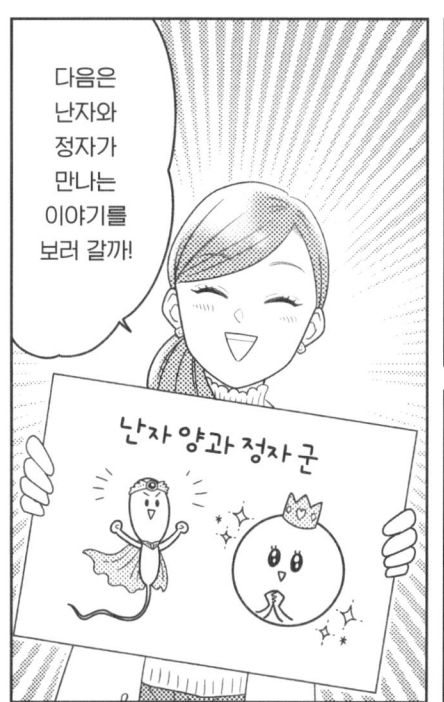
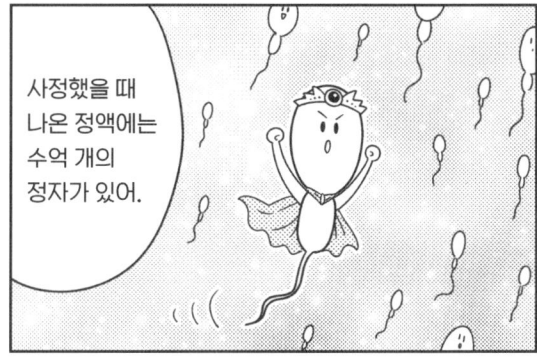
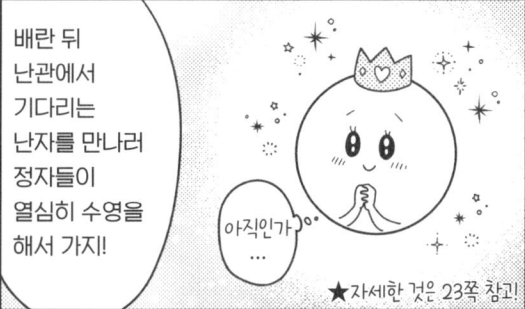
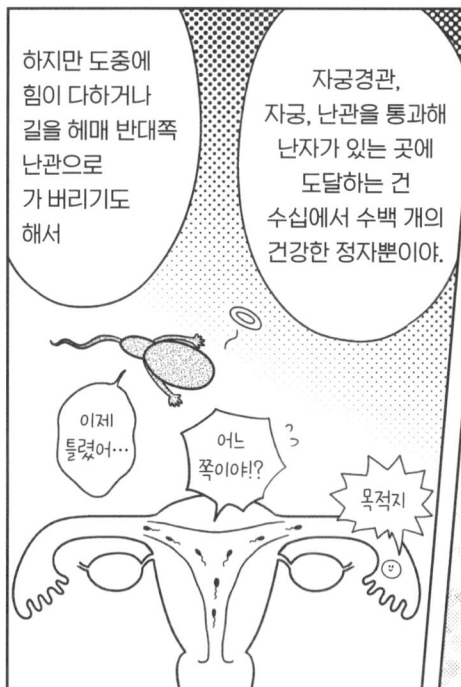
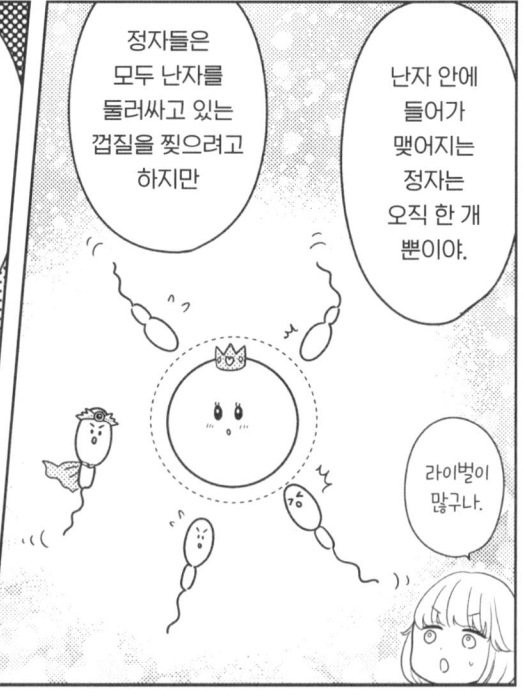

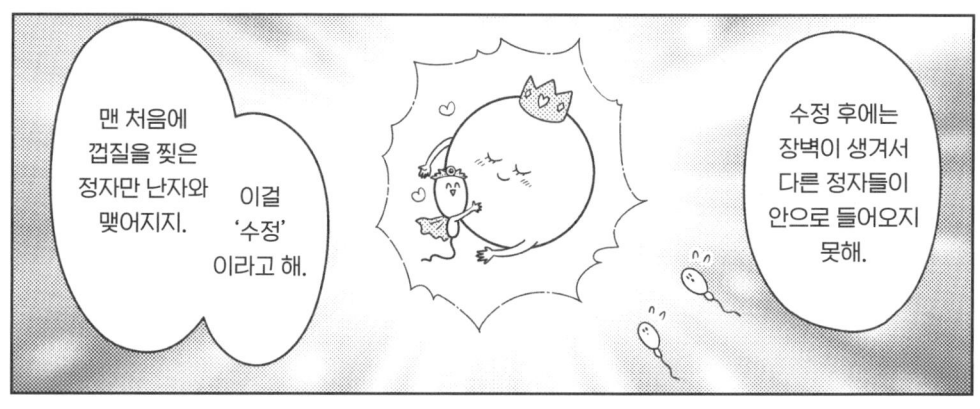
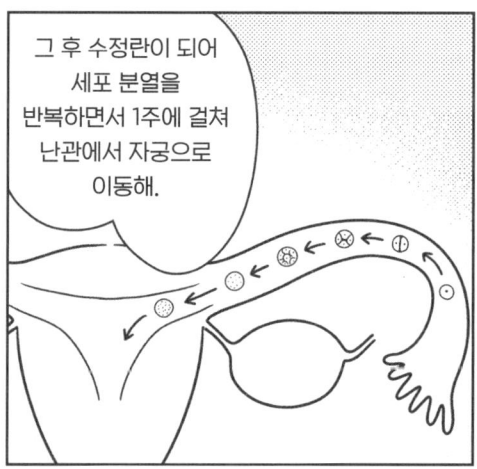
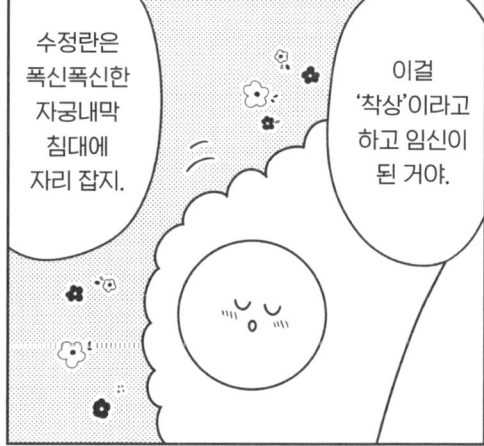
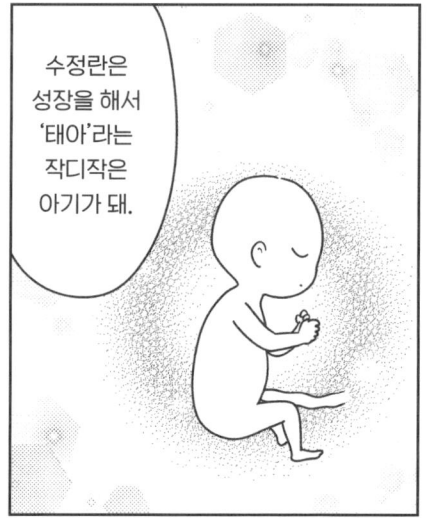
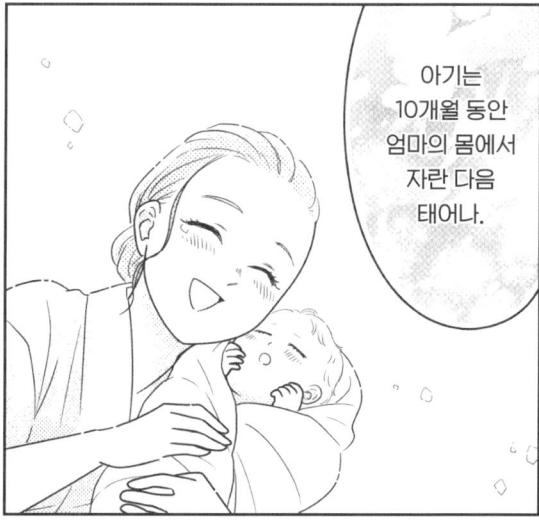

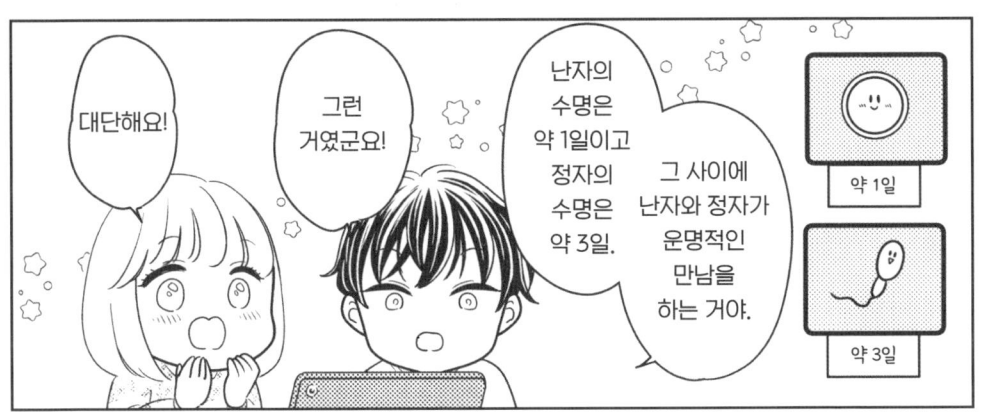

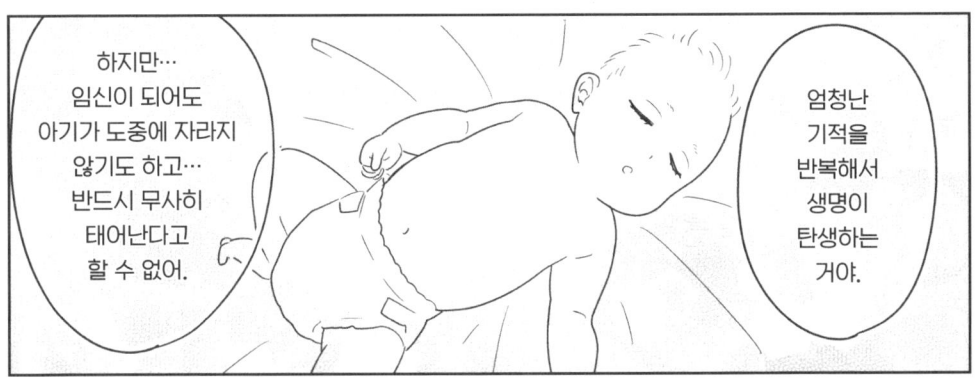

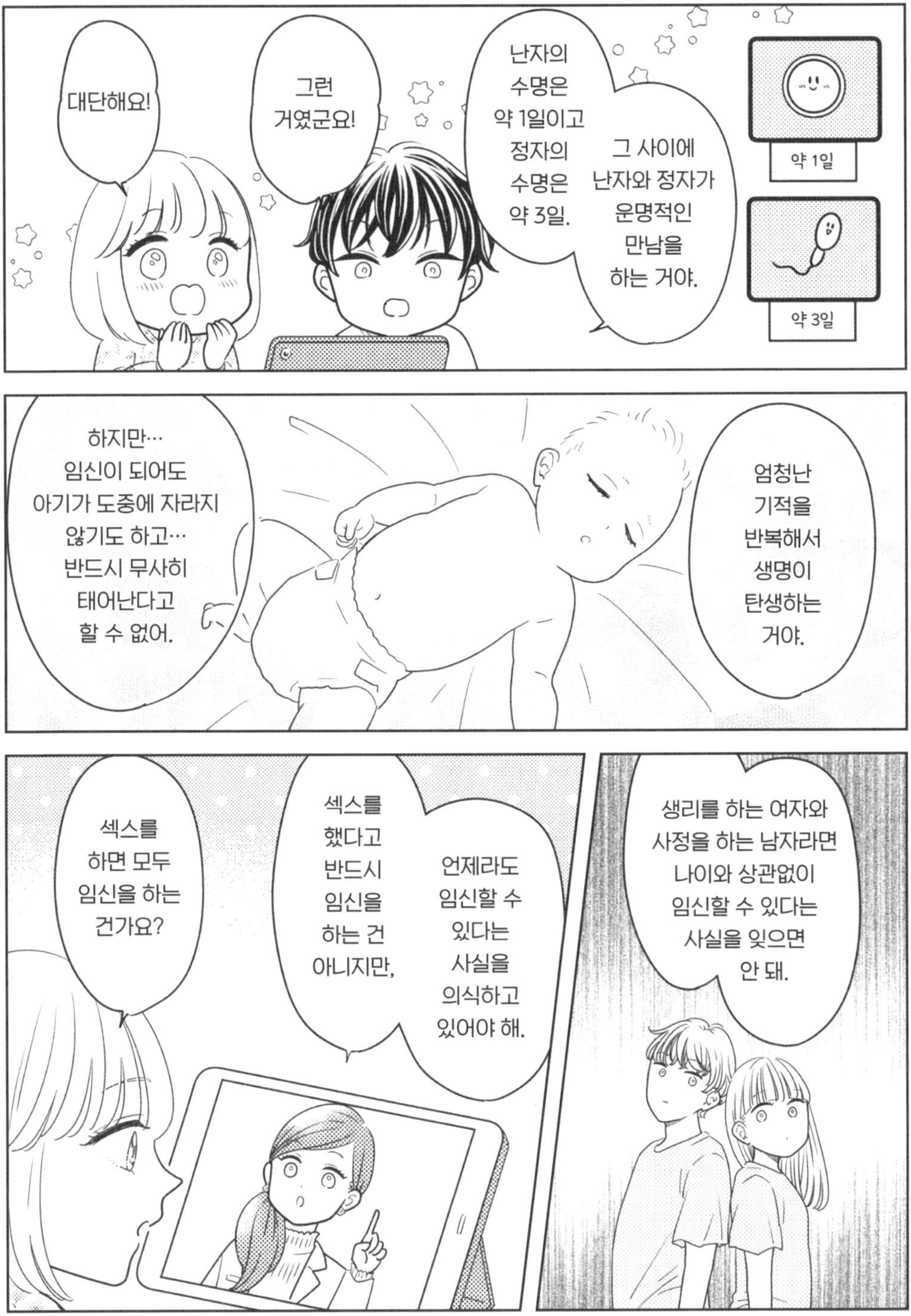

※ 스스로 판단해 성관계에 동의할 수 있다고 여겨지는 우리나라 '성적 동의 연령'은 2020년 만 13세에서 만 16세로 상향됐다.

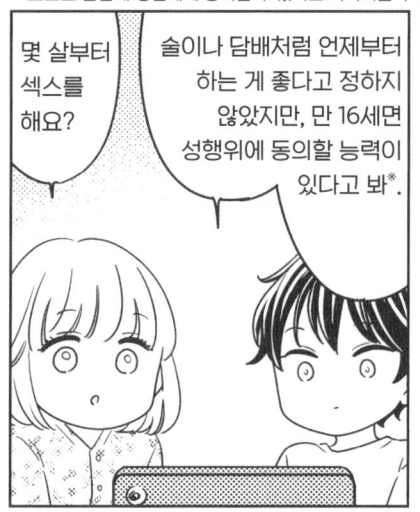

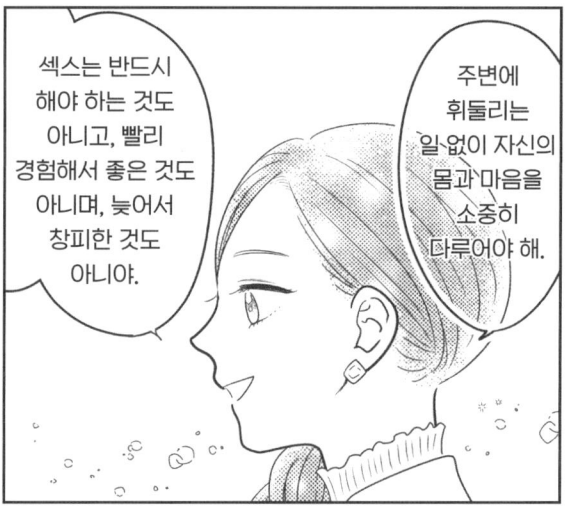

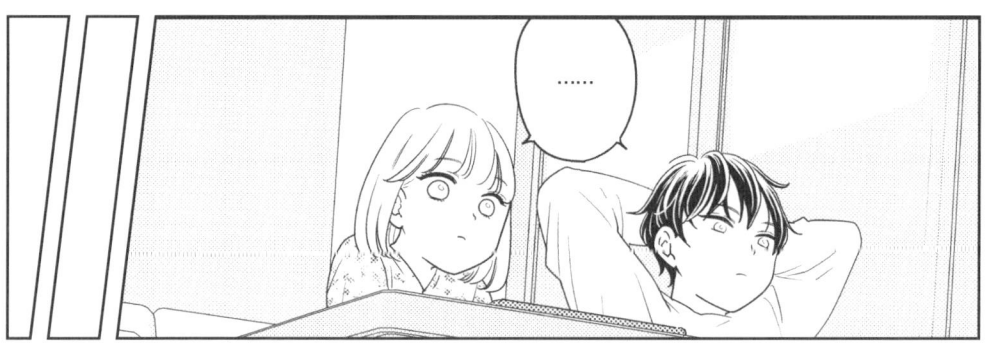

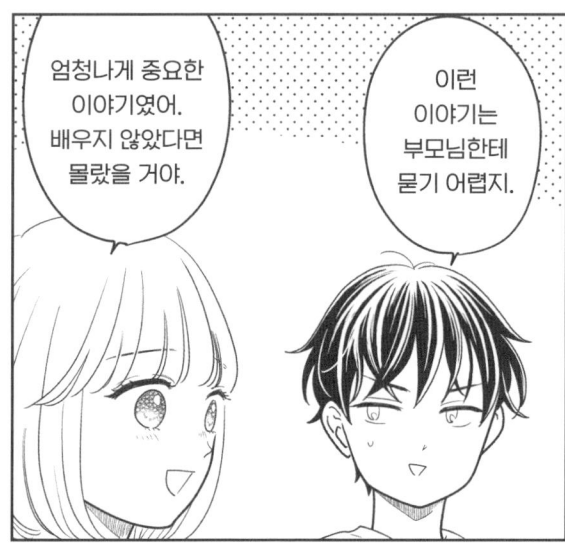

궁금해요!

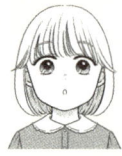

Q 임신을 하면 아기는 어떻게 태어나요?

A 생리가 멈추고 입덧이 시작돼요. 출산예정일 즈음에 진통이 오면 아기가 태어나요.

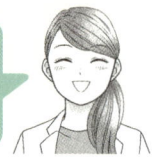

임신을 하면 생리가 멈춰요. 사람에 따라서 임신 5주째 무렵부터 구역질을 하거나 냄새에 민감해지는 입덧 증상이 나타나요. 아기가 성장하며 배가 점점 커져요. 출산예정일(임신 초기에 산부인과에서 알려 줘요.)에 가까워지면 '진통'이라고 하는 자궁이 수축하는 통증이 생기고 엄마의 질에서 아기가 나와요.

임신 주기 세는 법

마지막 생리가 시작된 날을 임신 0주 0일로 세며, 임신 40주 0일이 표준적인 임신 기간이에요.

	임신 초기				임신 중기
임신 월수	1개월	2개월	3개월	4개월	5개월
임신 주수	0 1 2 3	4 5 6 7	8 9 10 11	12 13 14 15	16 17 18 19

0: 최종 생리 / 2: 배란 수정 / 3: 착상

임신 중기		임신 후기			
6개월	7개월	8개월	9개월	10개월	
20 21 22 23	24 25 26 27	28 29 30 31	32 33 34 35	36 37 38 39	40

← 언제 태어나도 OK →

다양한 출산법

대표적인 출산법은 3가지예요. 출산은 엄마와 아기가 힘을 합치는 공동작업으로 더 좋고 나쁜 출산법은 없어요. 엄마와 아기의 상황에 맞는 선택을 하면 돼요.

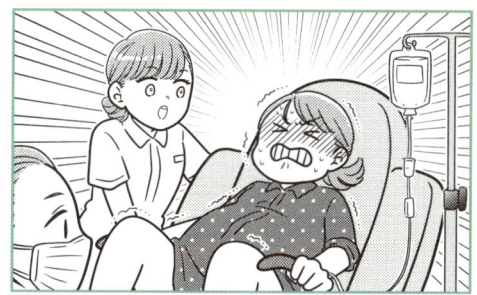

진통과 함께 아기를 낳는 방법
자연분만

자궁의 수축에 맞춰 아기가 자궁, 자궁구, 질을 순서대로 통과해 태어나요. 통증이 있는 경우가 대부분이에요. 출산용 의자(분만대)에서 낳는 것이 일반적이나 물속이나 선 자세로 출산하기도 해요.

약을 사용해 진통을 줄이는 방법
무통분만

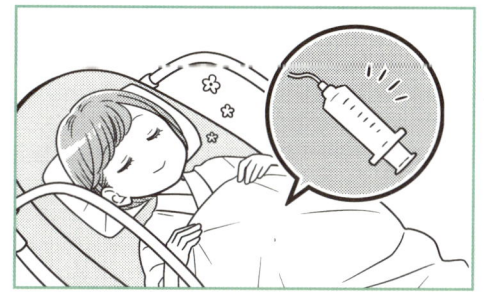

아기가 나오는 과정은 자연분만과 같지만 약으로 진통을 줄이는 방법이에요. 완전히 통증이 사라지진 않지만, 통증이 줄어든 만큼 몸과 마음에 여유가 생겨 출산 후의 피로가 줄어요.

수술로 아기를 꺼내는 방법
제왕절개

여러 이유로 자연분만을 하지 못하는 경우 수술로 자궁에서 아기를 꺼내요. 미리 수술을 하기로 정해 놓기도 하는데 엄마와 아기의 상태에 따라 급하게 제왕절개를 하기도 해요.

궁금해요!

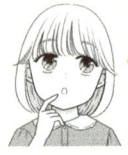

Q 섹스를 하지 않고도 임신하는 방법이 있다는데 정말이에요?

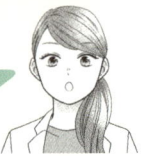

A 불임 치료를 받으며 임신을 시도해 보는 방법이 있어요.

아기를 원해도 쉽게 임신이 되지 않는 불임 부부가 늘고 있어요. 아기를 바라는 부부가 피임을 하지 않고 성관계를 해도 일정 기간 동안 임신이 되지 않는 것을 불임이라고 해요. 남녀 모두 각각 불임의 원인이 있을 수 있고 특별한 원인이 없는 경우도 있어요. 불임 부부가 임신을 원하는 경우 난임 전문 병원에서 불임 치료를 받아 임신을 시도할 수 있어요.

다만 난자의 수는 태어날 때부터 정해져 있고 나이가 들수록 줄어들기 때문에 임신을 시도해 볼 수 있는 기한은 있어요. 또 생리가 있어도 나이가 들수록 임신할 확률은 내려가요. 신체뿐 아니라 난자와 정자도 노화하기 때문이에요.

불임 치료에는 많은 시간과 돈이 들어요. 병원에 자주 가야 해서 일을 그만두기도 해요. 인공 수정은 1회에 약 30만 원 정도, 체외 수정은 1회에 약 300만 원 정도예요. 높은 비용으로 결국 치료를 포기하는 사람도 많아요. 이에 우리나라는 법으로 연간 3일의 난임 치료 휴가를 쓸 수 있도록 정해 놓았고, 소득 기준과 치료 횟수에 따라 정부에서 지원금을 주고 있어요.

불임 치료의 방법

치료는 ①, ②, ③, ④의 순서로 단계적으로 시행하곤 해요.

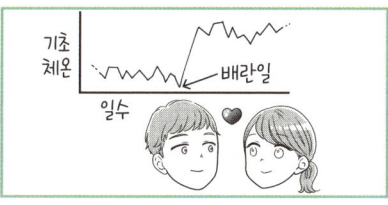

배란일에 맞춰 성관계를 하는 방법
① 타이밍 임신법

여성의 기초체온(매일 아침 일어나서 바로 재는 체온)과 난소의 상태를 보고 배란일을 예측해, 임신을 목표로 성관계를 하는 방법이에요. 불임 치료의 맨 처음 단계에서 실시해요.

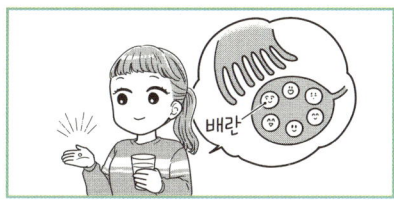

약으로 난소를 자극해 배란시키는 방법
② 배란유도법

먹는 약과 주사약으로 난소를 자극해 배란을 일으켜요. 배란이 없거나 배란이 잘 일어나지 않는 경우 쓰는 방법이에요. 타이밍 임신법이나 인공수정과 체외수정의 임신 확률을 높이기 위해서 실시하기도 해요.

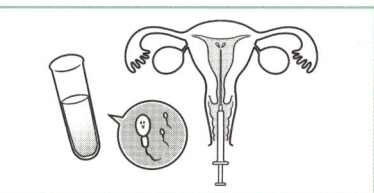

정액을 자궁에 넣어 수정을 촉진시키는 방법
③ 인공수정

정액에서 미리 건강한 정자를 꺼내 놓은 뒤, 배란일에 맞춰 의사가 자궁 내에 정자를 주입해 수정이 되도록 하는 방법이에요. '인공'이라는 말이 붙어 있지만 수정에 이르는 과정은 자연임신과 같아요.

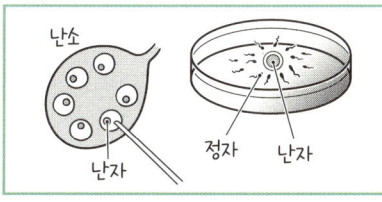

몸 밖에서 정자와 난자를 수정시키는 방법
④ 체외수정

몸 밖으로 꺼낸 정자와 난자를 수정시키고 수정란을 자궁으로 넣는 방법이에요. 시험관이나 배양 접시에서 수정을 시키기에 흔히 '시험관 아기 시술'이라고 해요.

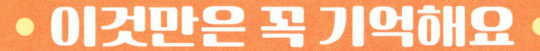
· 이것만은 꼭 기억해요 ·

1. 서로 사랑하는 두 사람이 섹스를 하고 싶다고 생각하는 것은 자연스러운 일이에요.

2. 섹스를 해서 난자와 정자가 만난 뒤 세포 분열을 하면 태아로 성장하게 돼요.

3. 생리를 하는 여자와 사정을 하는 남자는 언제든 아이를 만들 수 있는 몸이라는 사실을 기억하세요.

4. 섹스라는 성행동으로 임신이 될 수 있다는 점을 꼭 기억하세요. 임신은 책임이 따르는 것이에요.

5. 섹스는 가벼운 마음이 아닌 서로를 배려하는 마음으로 해야 해요.

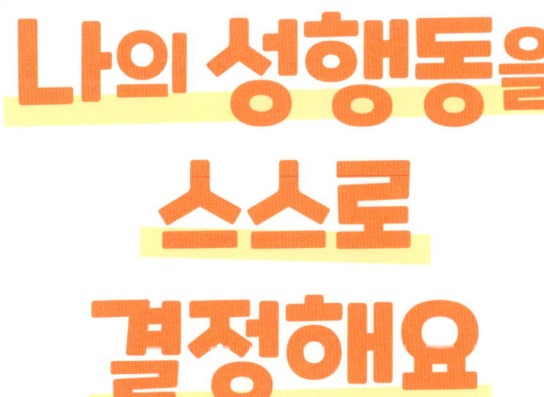

나의 성행동을 스스로 결정해요

임신과 성병을 예방하는 정확한 피임법
| 피임에 실패했을 때

아무리 좋아하는 상대와 하는 성관계라도 임신을 원하지 않으면 피임은 무슨 일이 있어도 꼭 해야 해요. 나의 성행동을 스스로 결정하기 위한 정확한 피임 방법을 배워 보세요.

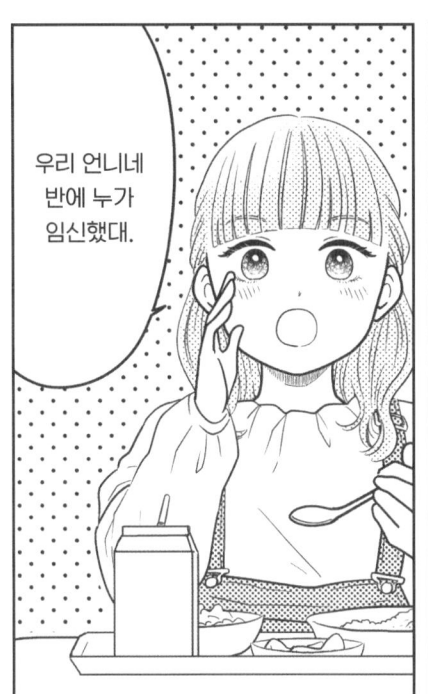
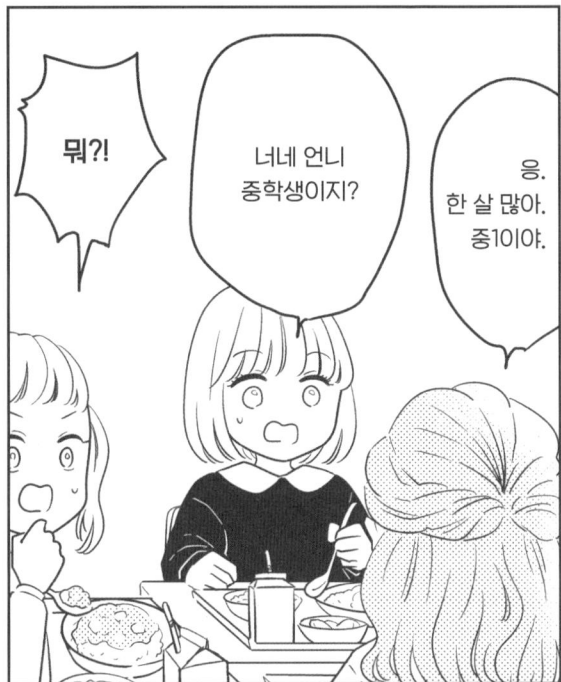
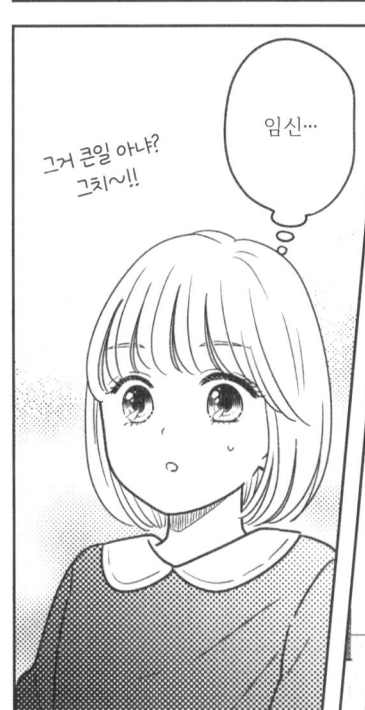
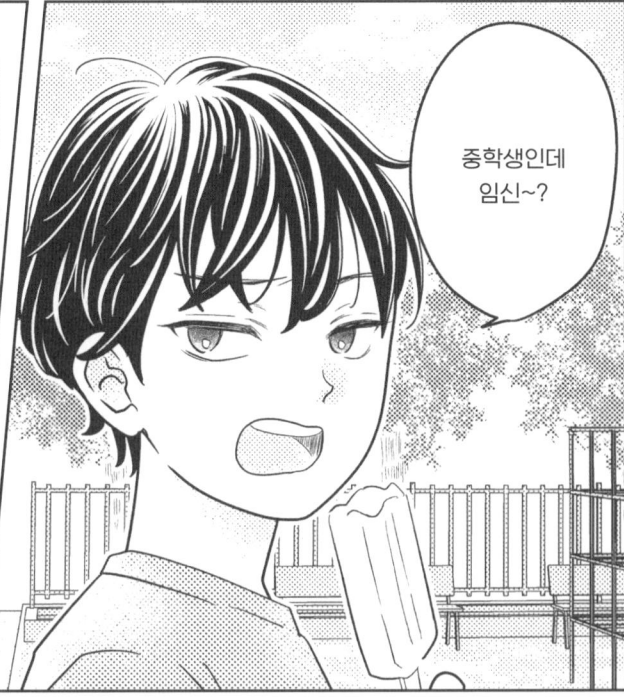

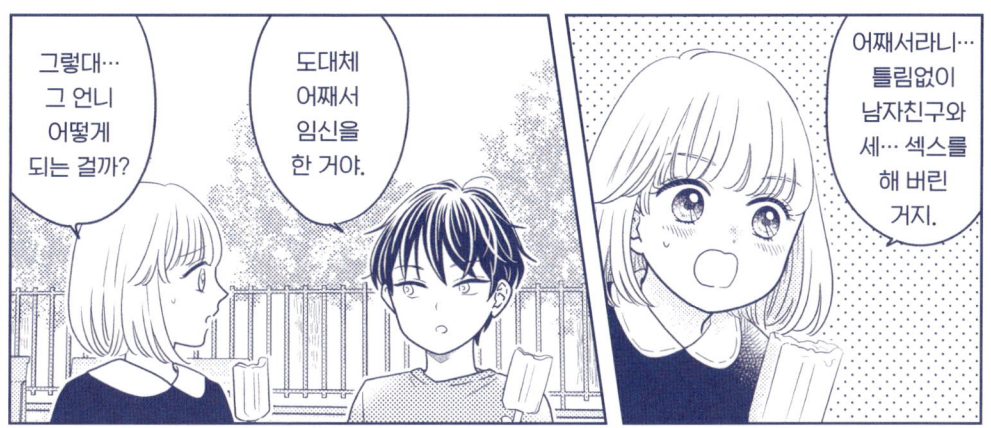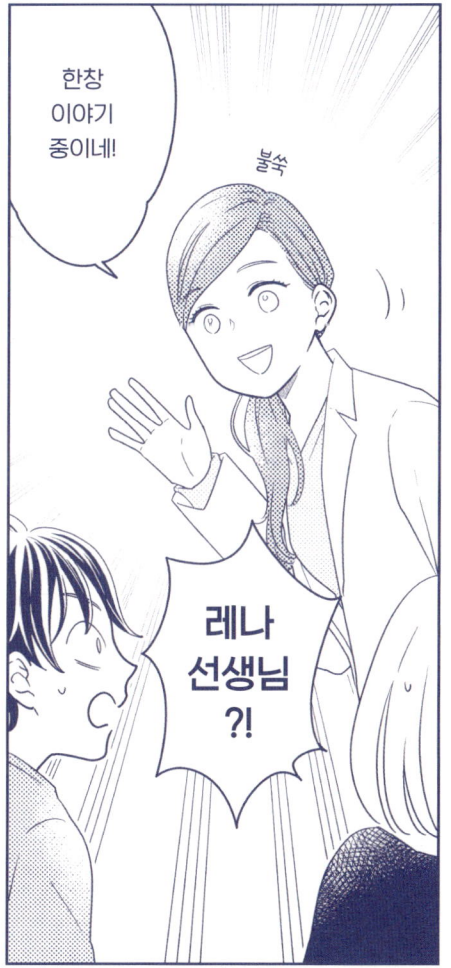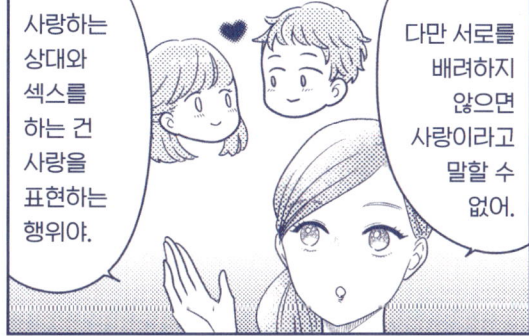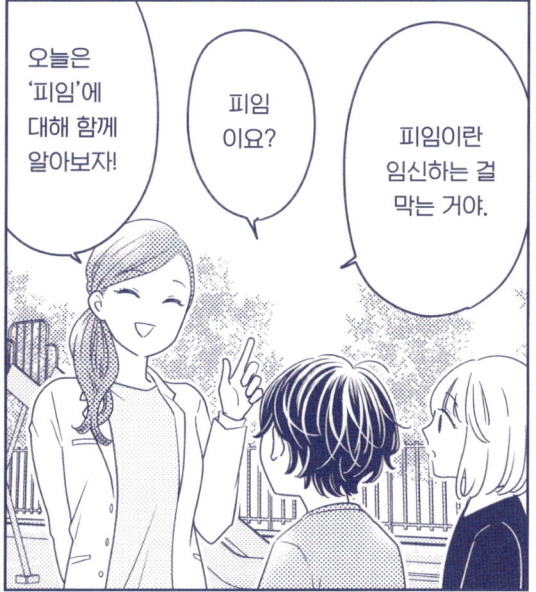

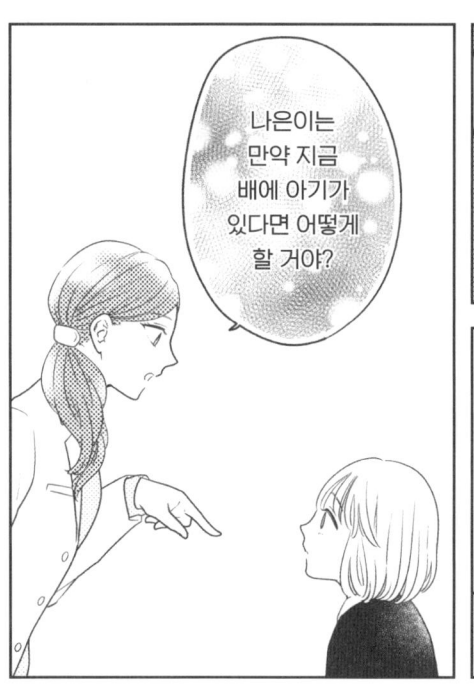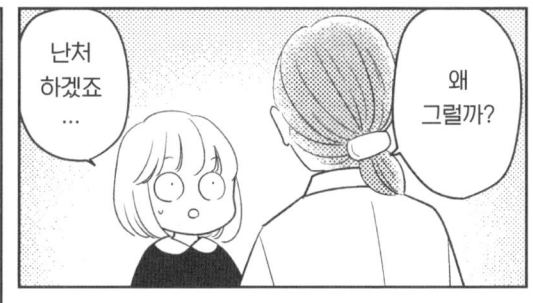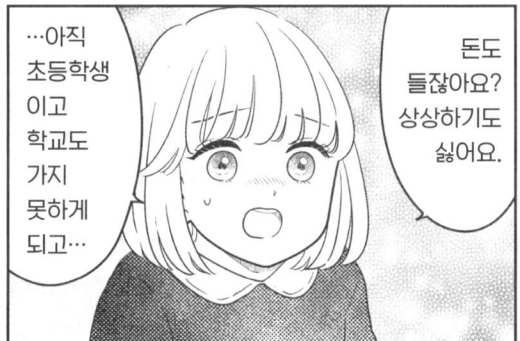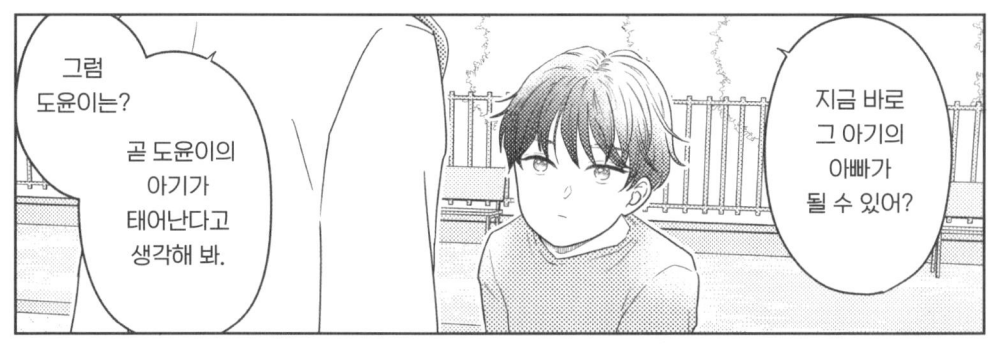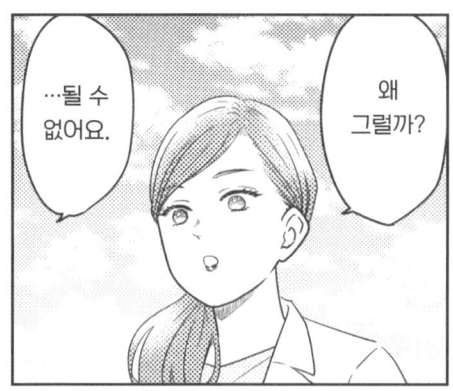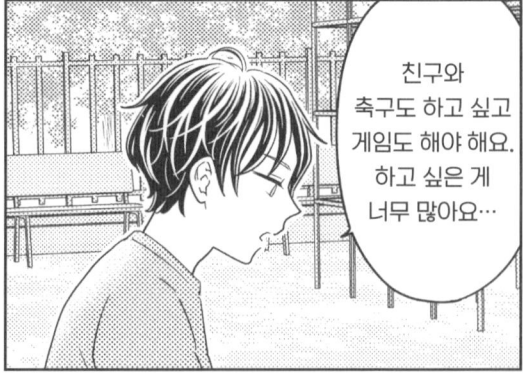

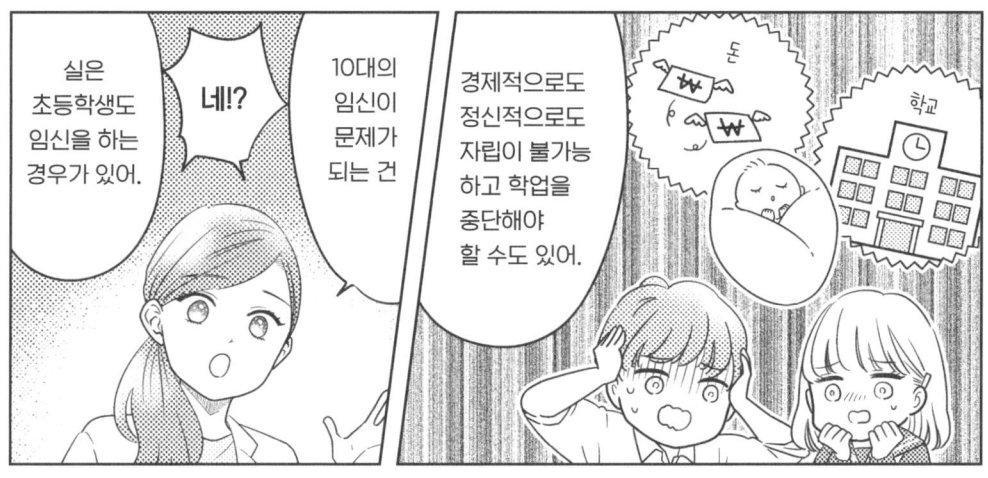

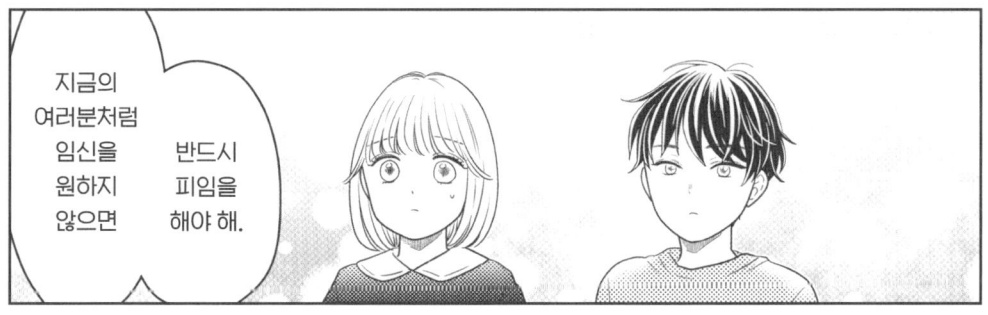

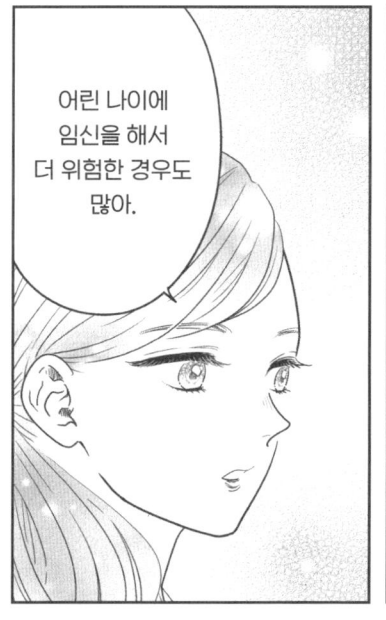
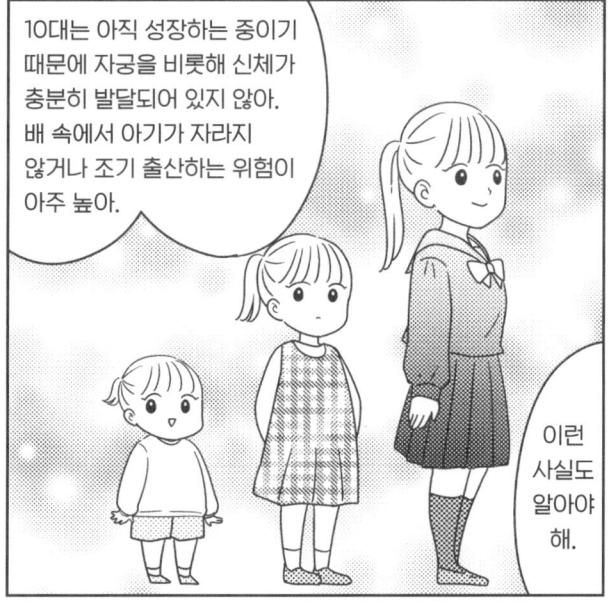

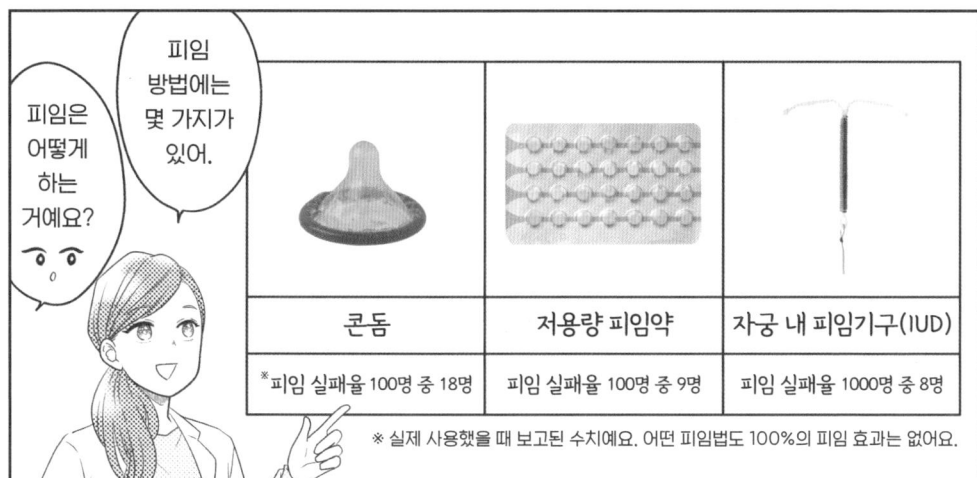

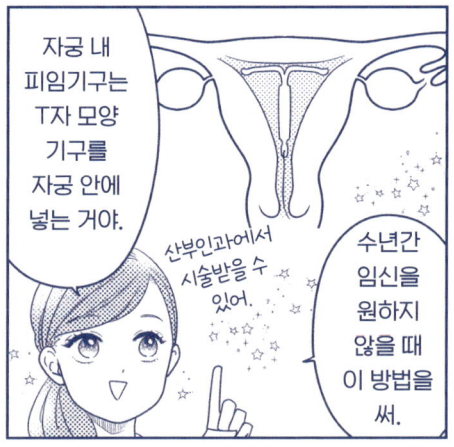
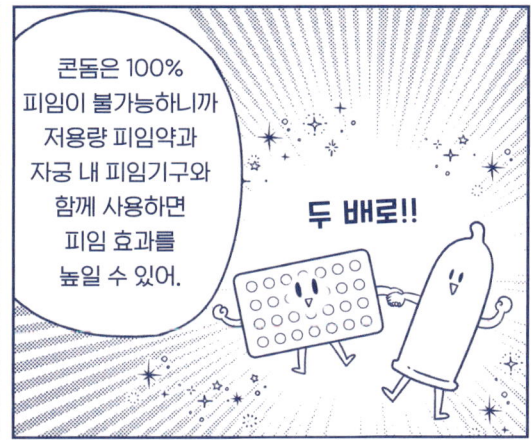
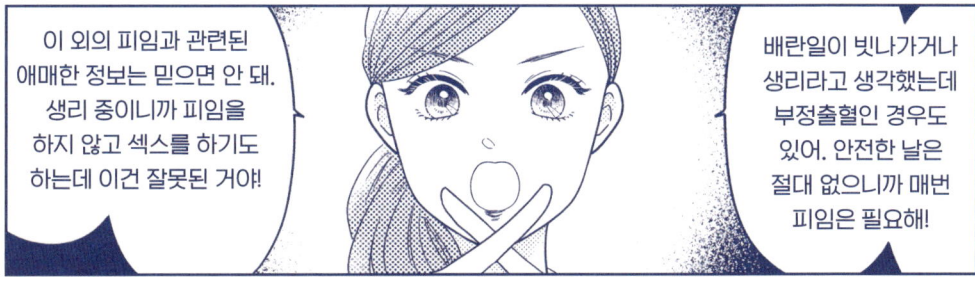
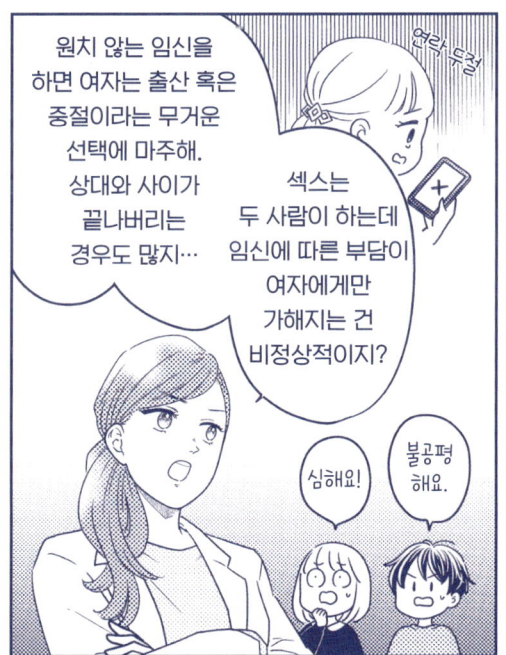
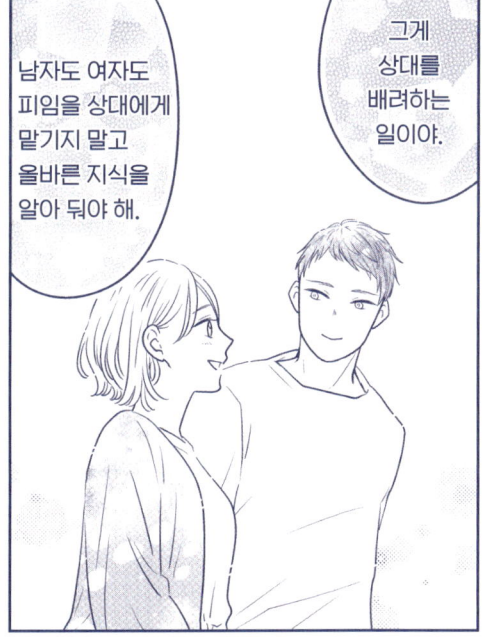

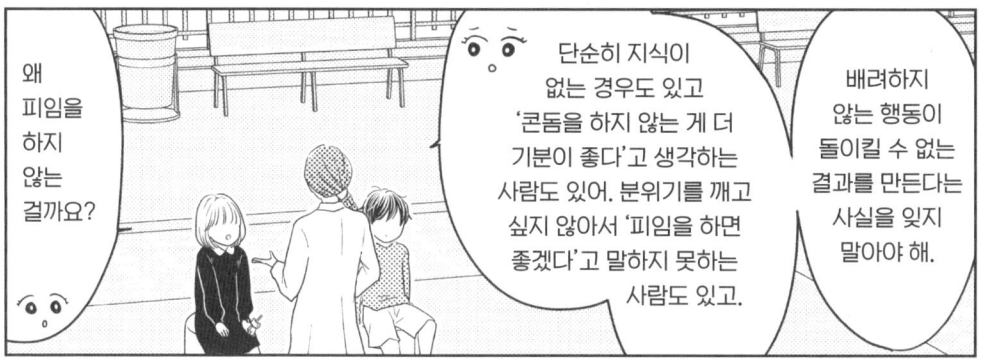
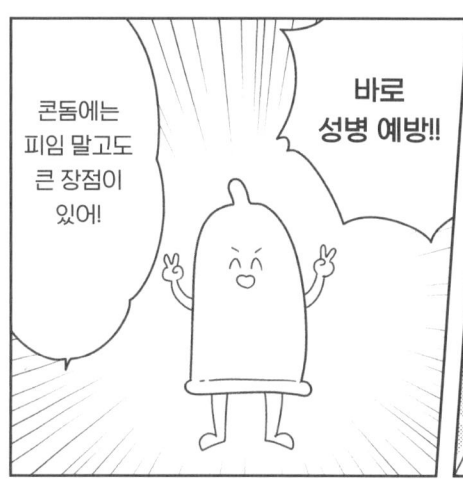
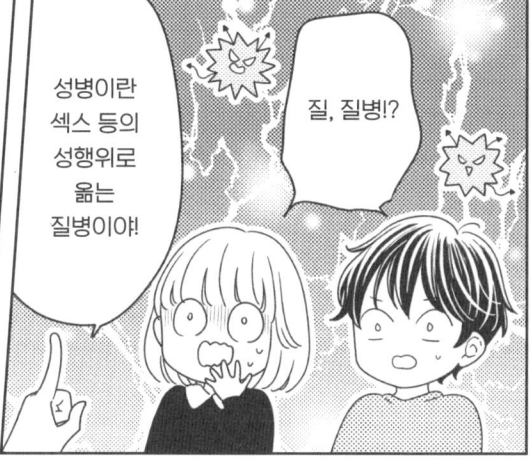
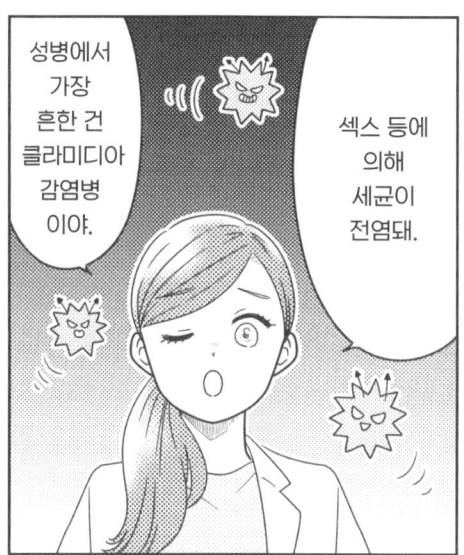
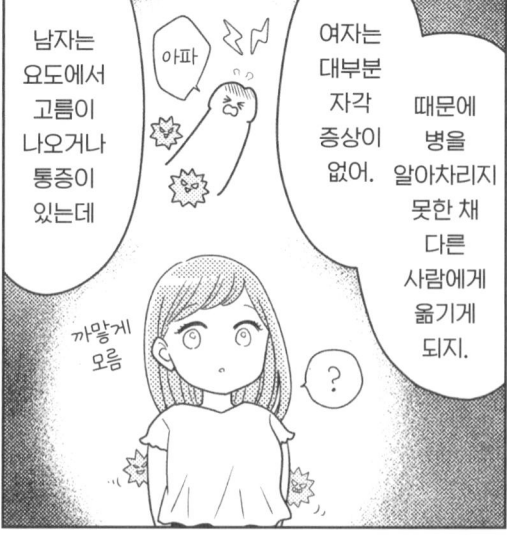

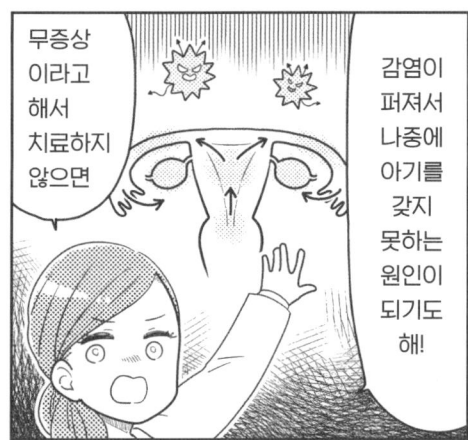
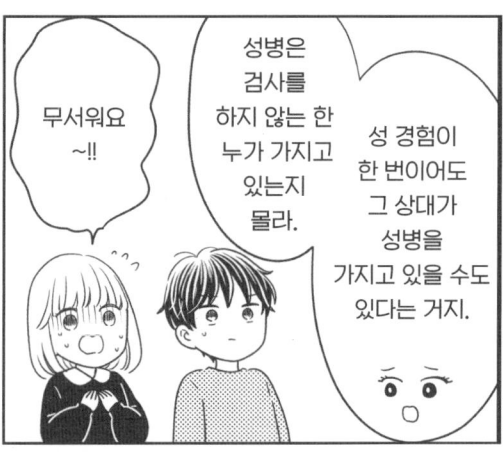
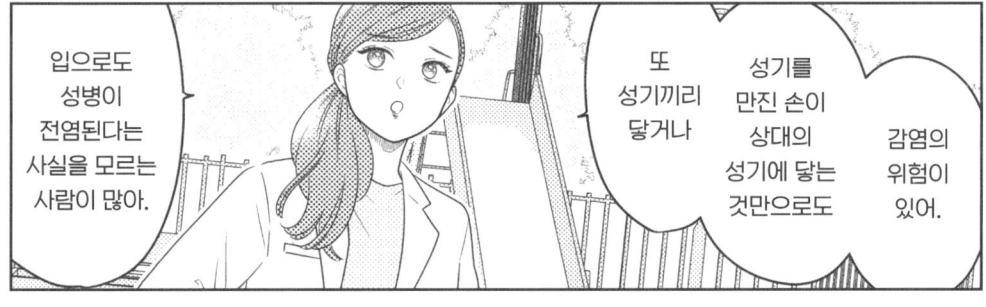
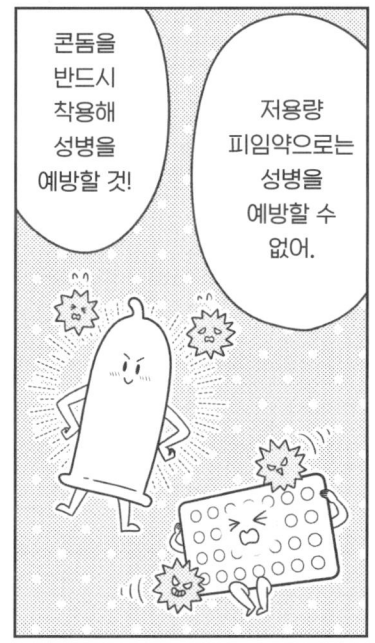
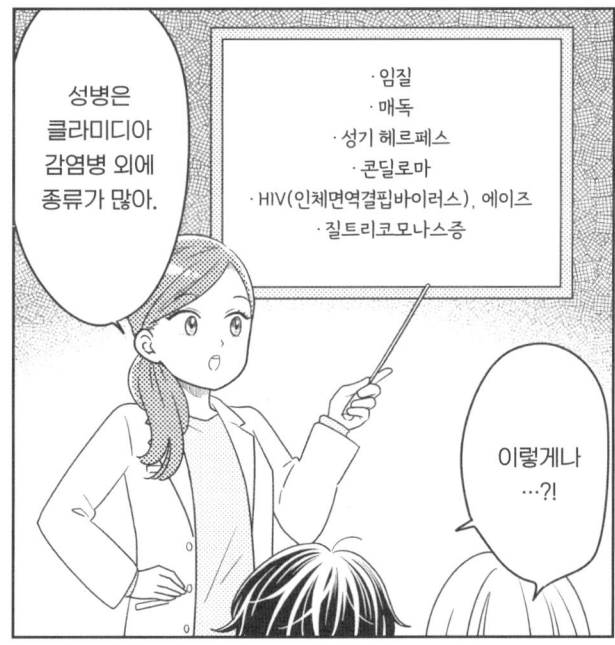

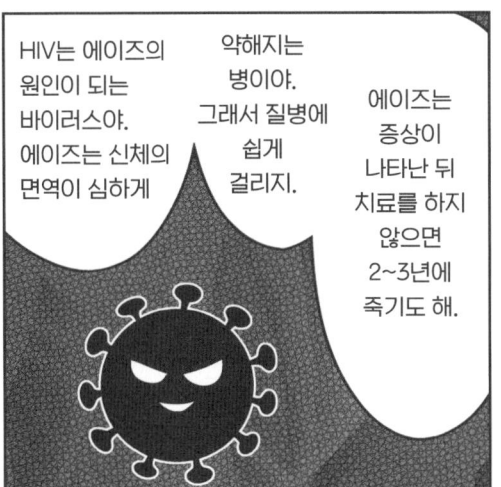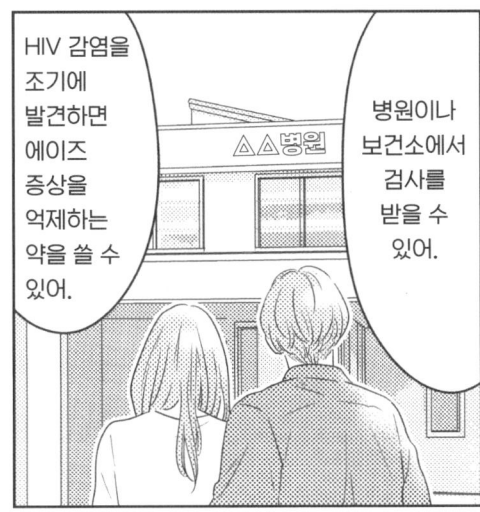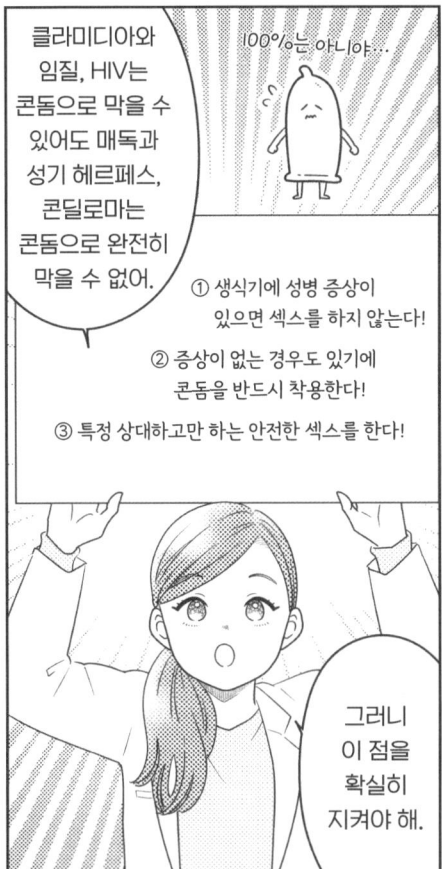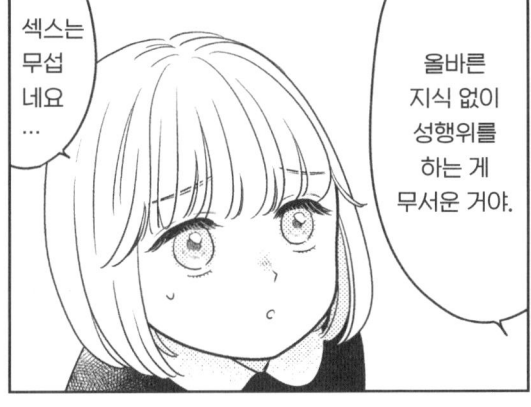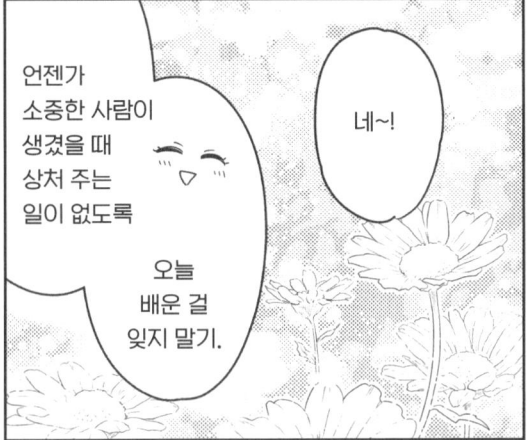

> **궁금해요!**

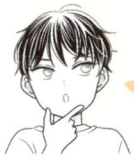

Q 피임 도구를 사용하지 않고 피임하는 방법은 없나요?

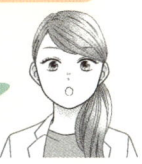

A 없어요! 인터넷의 정보에 속지 마세요.

인터넷 정보에는 기초체온법을 피임 방법이라고 적어 놓은 경우가 있어요. 하지만 권장하지 않아요. 기초체온법은 매일 아침 일어난 직후 여성의 체온을 재서 호르몬의 변화를 예측하고 임신하기 쉬운 시기를 피해 성관계를 하는 방법이에요. 피임 도구를 사용하는 것보다 실패할 확률이 훨씬 높아요. <u>피임은 콘돔과 저용량 피임약 등 두 가지 이상의 피임 도구를 조합하는 것이 가장 효과적이에요(82쪽 참고).</u> 인터넷에서 검색하면 아래와 같은 피임 방법이 나오는데 모두 잘못된 것이므로 절대로 믿으면 안 돼요.

★이건 전~부 거짓말!★

- ✗ 성관계 후 질을 콜라로 씻는다.
- ✗ 질 밖에 사정을 한다.
- ✗ 성관계 후 바로 물구나무서기를 한다.

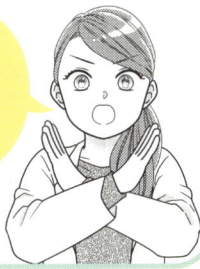

그 밖의 말도 모두 거짓말이므로 믿으면 안 돼요!

나의 성행동을 스스로 결정해요

궁금해요!

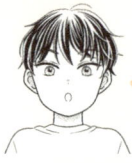

Q 콘돔은 어떻게 사용하는 건가요?

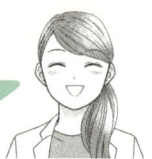

A 익숙해지는 시간이 필요해요. 자위를 할 때 착용하는 연습을 해 보세요.

콘돔은 고무로 만든 얇은 주머니로 발기한 음경에 씌워 사용해요. 첫 섹스라면 콘돔을 올바르게 착용하는 것이 어려우니, 자위할 때 연습해 두면 좋아요. 강하게 당기거나 손톱으로 긁어 찢어지면 피임 효과가 없어지니 주의하도록 해요. 콘돔의 소재는 라텍스, 폴리우레탄 등 몇 가지가 있고 각자 피부에 맞는 것이 있으니 여러 가지를 시도해 보세요.

★ 콘돔 사용 시 주의할 점 ★

1. 자신의 음경 사이즈에 맞는 것을 사용해요.
2. 단단한 케이스에 넣고 다른 물건과 함께 보관하지 않아요.
3. 고무를 만지기 전에 손톱을 깔끔하게 깎아요.

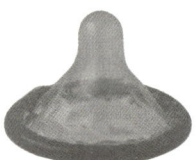

착용법

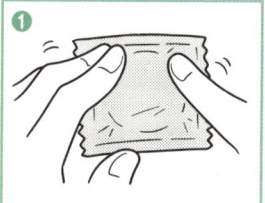

❶ 포장지를 벗기기 전, 안에 든 고무를 가장자리로 보내요.

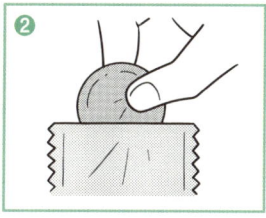

❷ 빈 부분을 잘라 뜯고 손가락으로 고무를 잡아요.

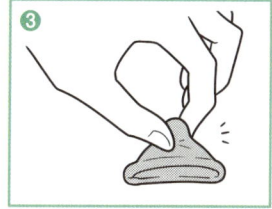

❸ 겉과 안을 확인한 뒤 끝 부분을 손가락으로 눌러서 공기를 빼요.

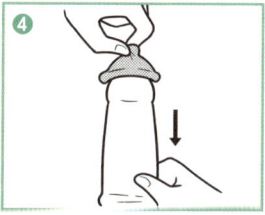

❹ 고무주머니를 발기한 음경에 씌워요.

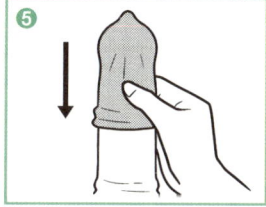

❺ 음모가 딸려 들어가지 않도록 말려 있는 고무를 천천히 굴리며 내려요.

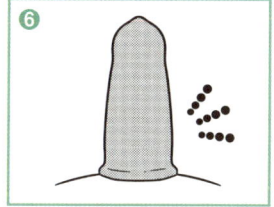

❻ 밑으로 내린 콘돔을 펴 주면서 음경 전체를 씌워요.

벗기는 법

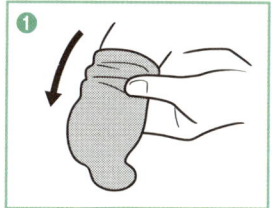

❶ 정액이 새지 않도록 천천히 음경에서 빼요.

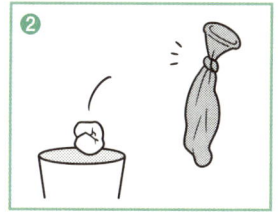

❷ 고무 입구 쪽을 묶어 휴지에 싸서 쓰레기통에 버려요.

궁금해요!

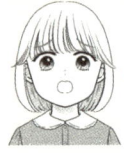

Q 만약 상대가 피임을 싫어하면 어떻게 해야 하나요?

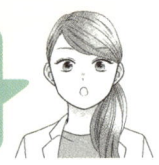

A '피임을 하지 않으면 섹스를 하지 않겠다'고 미리 말하세요.

섹스를 하기 직전이라면 흘려듣기 쉽기 때문에 미리 '피임을 하지 않으면 섹스를 하지 않겠다'고 분명히 알려 두세요. 한 번이라도 허락해서는 안 돼요. 임신의 불안을 느끼면서 하는 성관계는 기분 좋은 느낌이 들 수 없어요. 콘돔을 함께 골라서 시도해 보는 것도 좋아요.

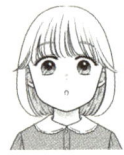

Q 생리 때나 배란일을 피해서 섹스를 하면 임신을 하지 않나요?

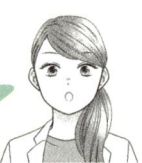

A 피임을 하지 않고 섹스를 한다면 언제라도 임신할 가능성이 있어요.

'이 날에 성관계를 하면 절대 임신을 하지 않는다' 하는 날은 없어요. 생리 중이라도 임신할 가능성은 있고 생리 중의 성관계는 위생 면에서도 권할 수 없어요. 또 배란일을 특정하는 것은 매우 어려운 일이기에 피임법이라고 할 수 없어요. 믿고 싶은 정보에 현혹되지 말고 올바른 피임이 아니면 피임할 수 없다는 것을 알아 두세요.

• 이것만은 꼭 기억해요 •

1 생리와 사정을 하면 나이에 상관없이 임신할 수 있어요. 임신을 원하지 않는다면 반드시 피임을 해요.

2 피임법에는 콘돔, 저용량 피임약, 자궁 내 피임기구를 사용하는 방법이 있어요. 두 가지 이상을 조합하세요.

3 섹스를 해도 절대로 임신하지 않는 '안전한 날'은 존재하지 않아요!

4 피임을 하는 것은 자신도 상대도 소중히 여기는 일이에요. 피임을 상대에게 맡기지 않아요.

5 성병 중에는 알아차리지 못하는 것도 있어서 방치하면 나중에 임신을 하기 어려워질 위험도 있어요.

더 알아보기

여자도 남자도 자궁경부암 예방접종을 맞아요

자궁경부암, 음경암, 항문암을 예방하는 HPV 백신

자궁경부암은 젊은 여성에게 늘어나고 있는 질병으로 매년 6만 명이 넘는 여성이 진료를 받고 매년 약 900명이 사망하고 있어요. 빨리 발견해 수술 등의 치료를 받으면 낫는 병이지만, 걸렸다는 사실을 알아차리지 못하는 경우가 많고 알았을 때는 이미 상태가 나빠져 있는 경우가 대부분이에요. 원인이 되는 HPV(인체유두종바이러스)는 성관계에 의해 감염돼요. HPV 백신을 접종하면 자궁경부암을 80% 이상을 막을 수 있어요. 남성이 감염됐을 때도 음경암, 항문암 등의 원인이 되므로 남녀 모두가 백신을 통해 예방해야 해요.

자궁경부암이란?

 자궁경부암은 백신으로 예방할 수 있는 몇 안 되는 암이에요.

 성관계 경험이 있으면 누구라도 감염 위험이 있어요.

 남성도 접종하면 항문암과 음경암 등을 예방해요.

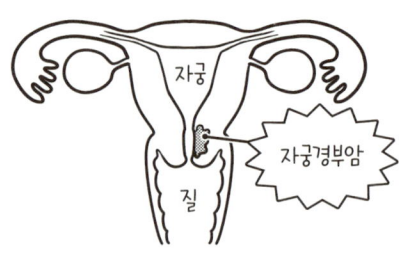

자궁의 입구(자궁경부)에 생기는 암. 원인은 HPV로 성관계에 의해 감염돼요. 감염되어도 자연적으로 없어지기도 하지만, 극히 일부에 남은 바이러스가 수년에서 십수 년에 걸쳐 결국 암이 돼요.

자궁경부암 예방접종에 대해 자주하는 질문

몇 살부터 맞고 몇 번 맞아요?

만 9~26세에 맞는 게 좋으며 2~3회 접종해요.

HPV2(서바릭스), HPV4(가다실) 백신을 만 9~14세에 1차 접종했다면 6~12개월 이내에 총 2회를 맞아요. 다만 만 15세를 넘어 1차 접종을 했다면 총 3회를 맞아요.

예방접종 비용은 얼마인가요?

대상 연령인 여자아이는 무료예요.

만 12~17세라면 무료로 접종받을 수 있어요. 이 시기를 놓쳐도 예방접종을 하는 것이 좋아요. 1회에 10~20만 원이에요.

백신을 맞으면 암 걱정은 하지 않아도 되나요?

만 20세가 지나면 자궁경부암 검진을 받아야 해요.

백신에는 HPV 감염의 80% 이상을 예방하는 효과가 있지만 100%는 아니에요. 만 20세가 됐다면 2년에 1회는 자궁경부암 검진을 받아 예방해야 해요.

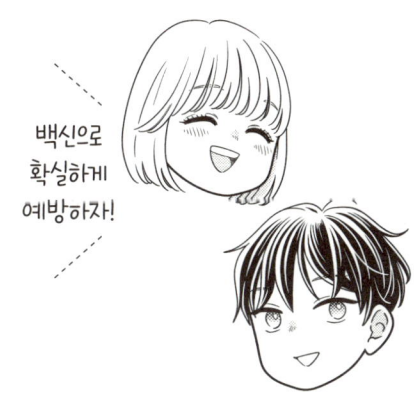

백신으로 확실하게 예방하자!

부작용에는 어떤 것이 있나요?

주사 맞은 부위의 일시적인 통증과 붓기는 약 80%의 사람에게서 나타나요. 때때로 의식을 잃는 경우도 보고되는데, 이는 주사를 맞을 때의 통증과 불안에서 오는 혈관미주신경반사라고 하는 것이 원인으로 접종 후 30분 정도 안정을 취하면 문제없어요. 손발을 움직이기 어려워하는 증상도 있다고 하지만, 실은 HPV 백신을 맞지 않은 경우에도 드물게 보이는 증상이라는 사실이 밝혀졌어요. HPV 백신만 가지고 있는 특유의 부작용은 없으며, HPV 백신과 각종 증상의 인과관계도 증명되지 않았어요.

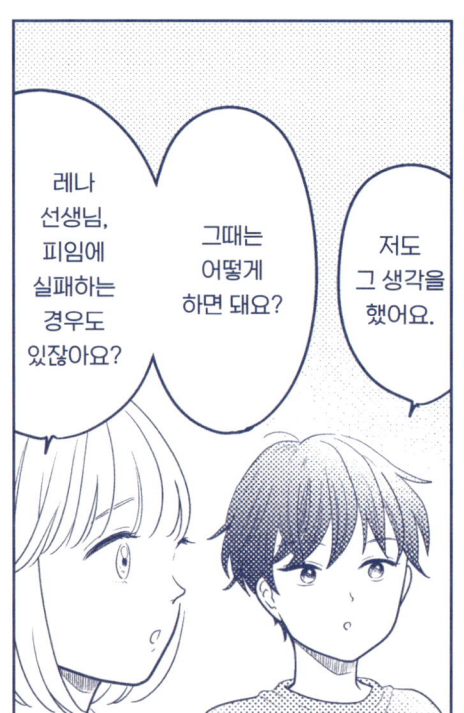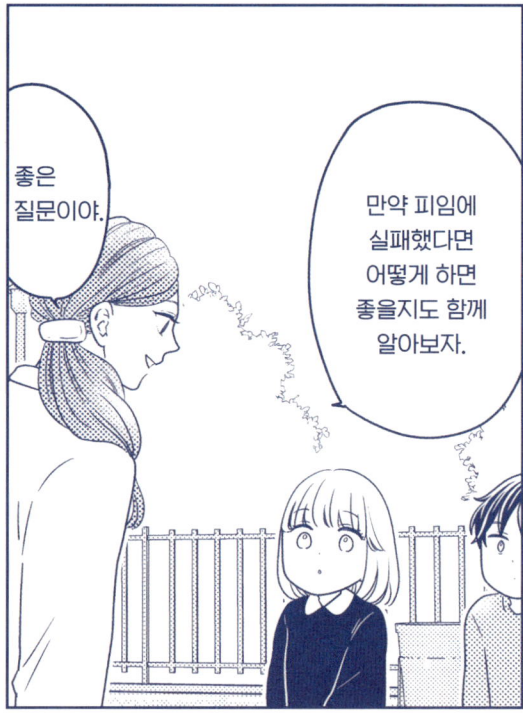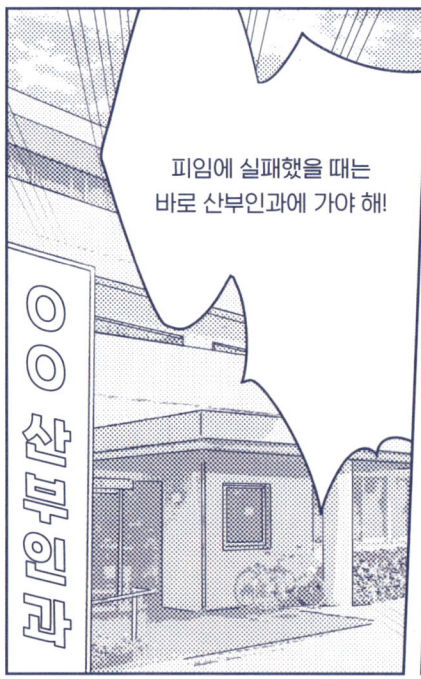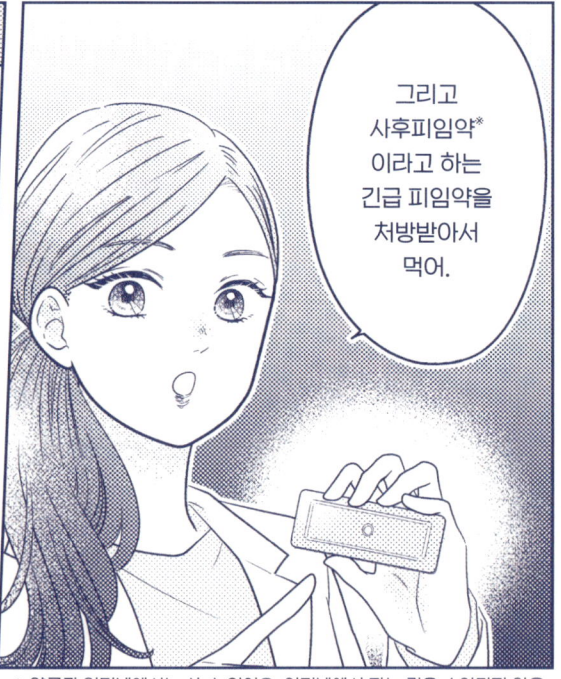

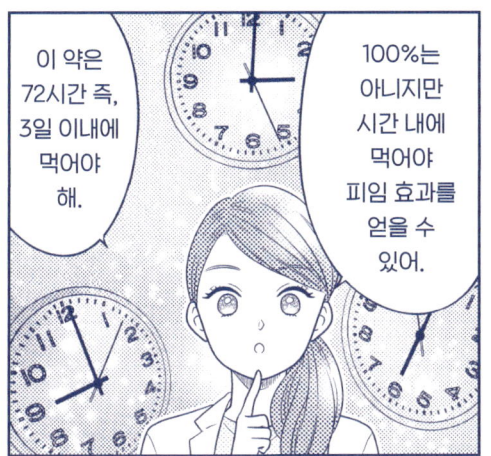
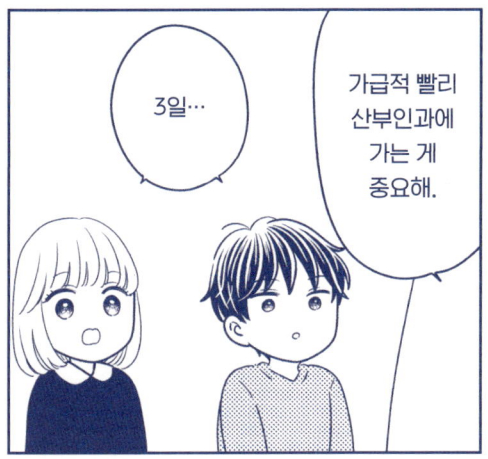
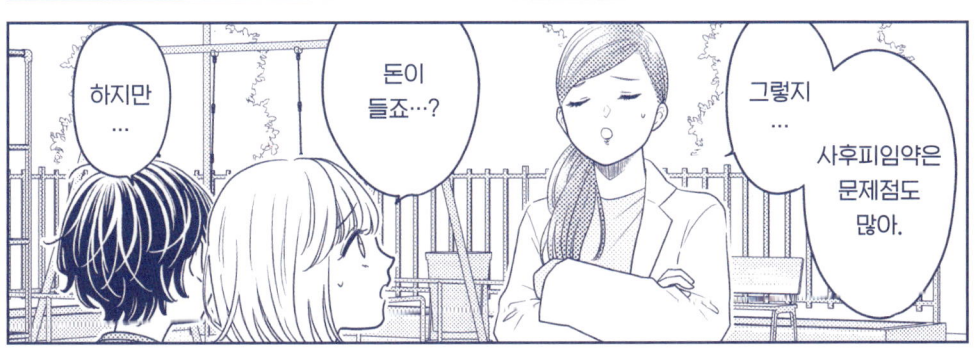
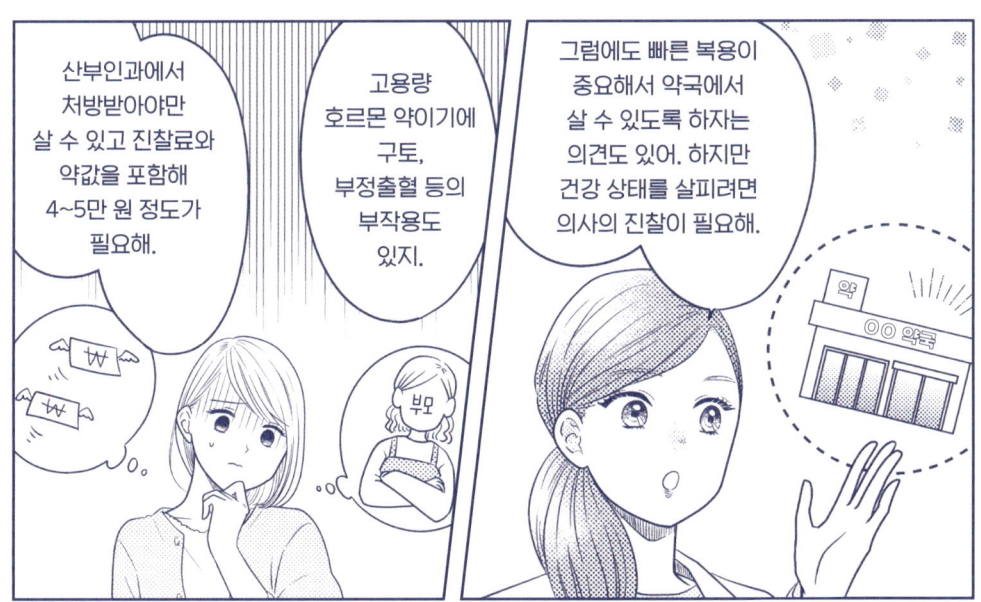

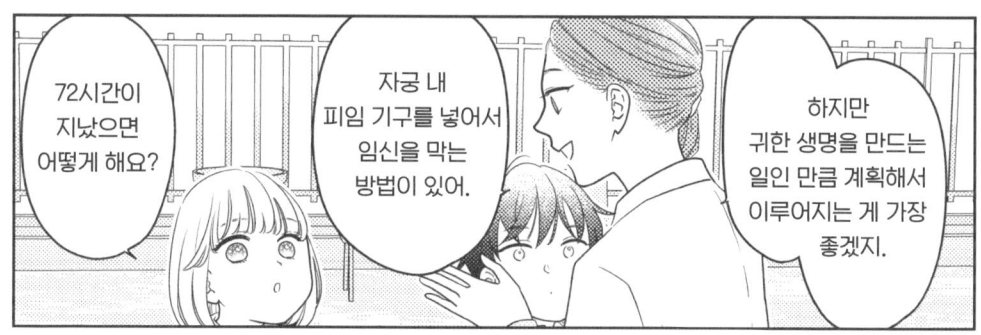

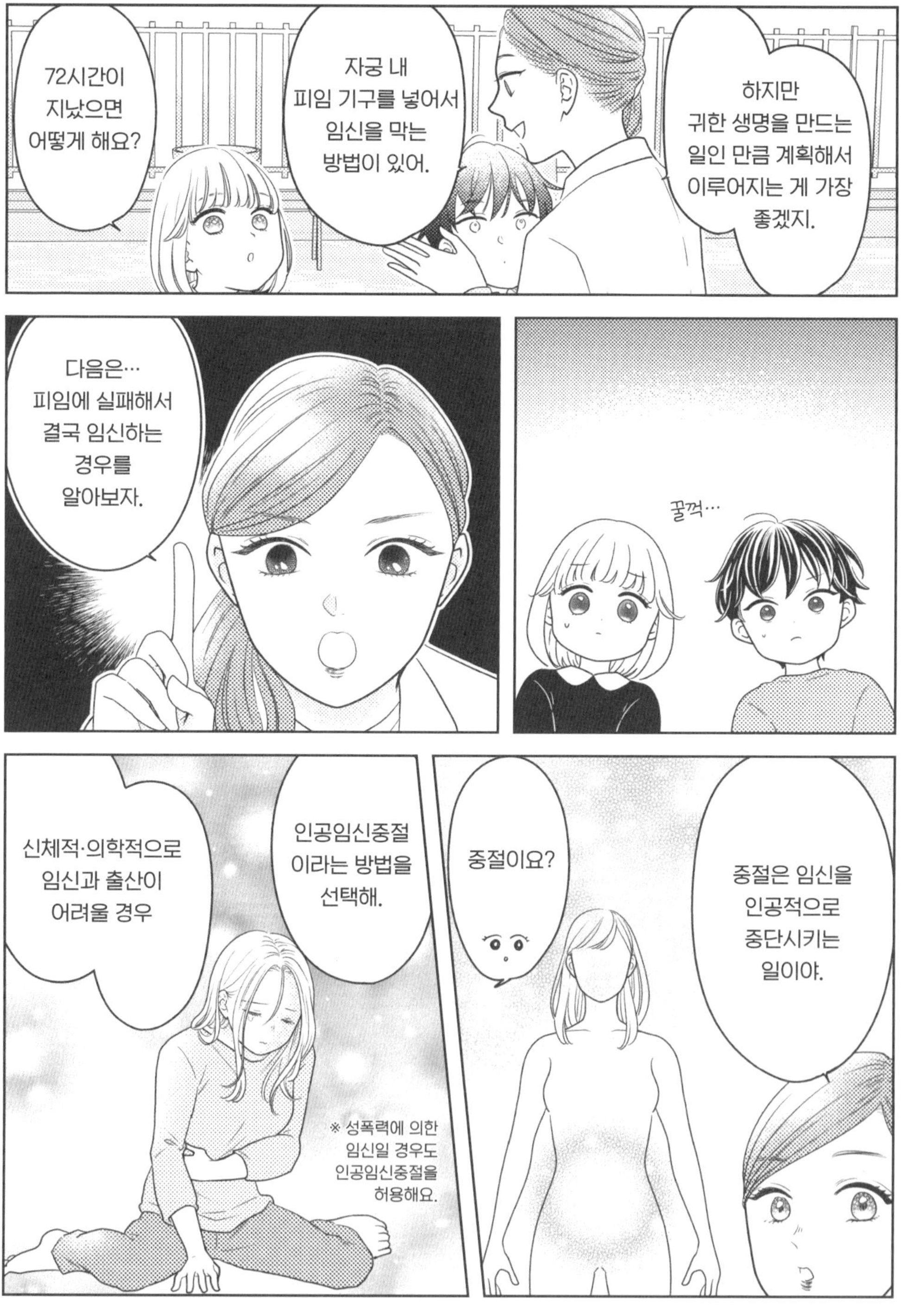

72시간이 지났으면 어떻게 해요?

자궁 내 피임 기구를 넣어서 임신을 막는 방법이 있어.

하지만 귀한 생명을 만드는 일인 만큼 계획해서 이루어지는 게 가장 좋겠지.

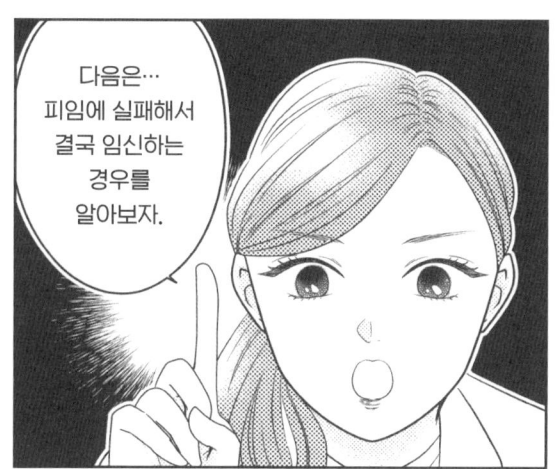

다음은… 피임에 실패해서 결국 임신하는 경우를 알아보자.

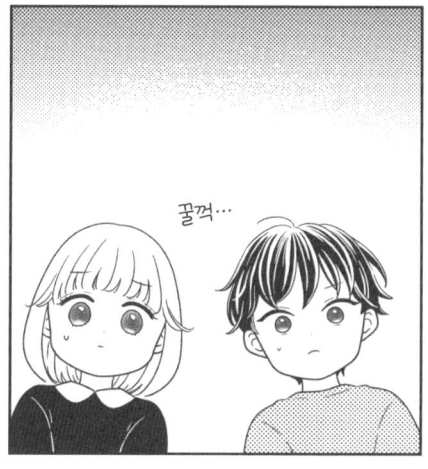

꿀꺽…

신체적·의학적으로 임신과 출산이 어려울 경우

인공임신중절 이라는 방법을 선택해.

중절이요?

중절은 임신을 인공적으로 중단시키는 일이야.

※ 성폭력에 의한 임신일 경우도 인공임신중절을 허용해요.

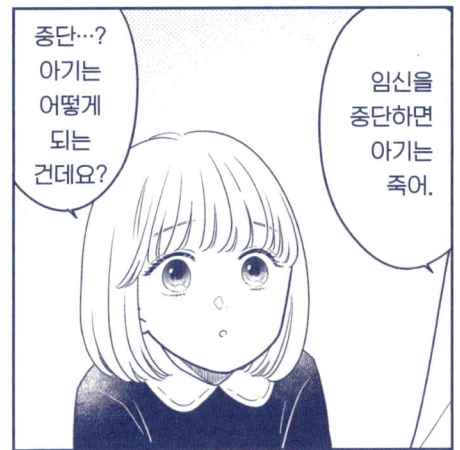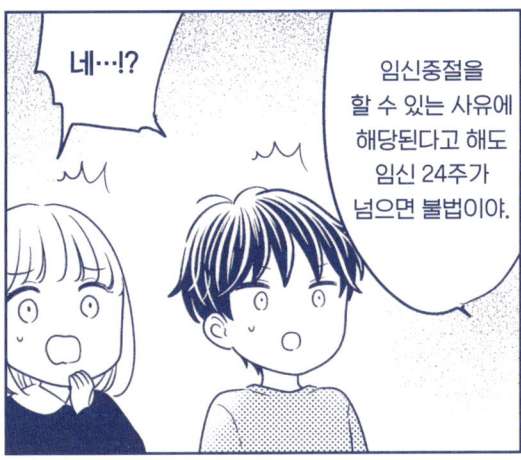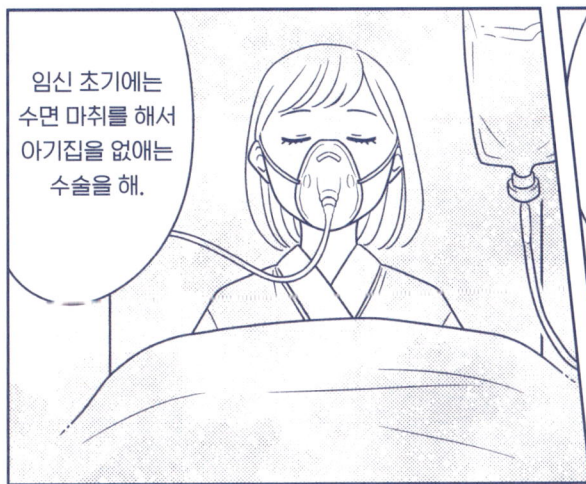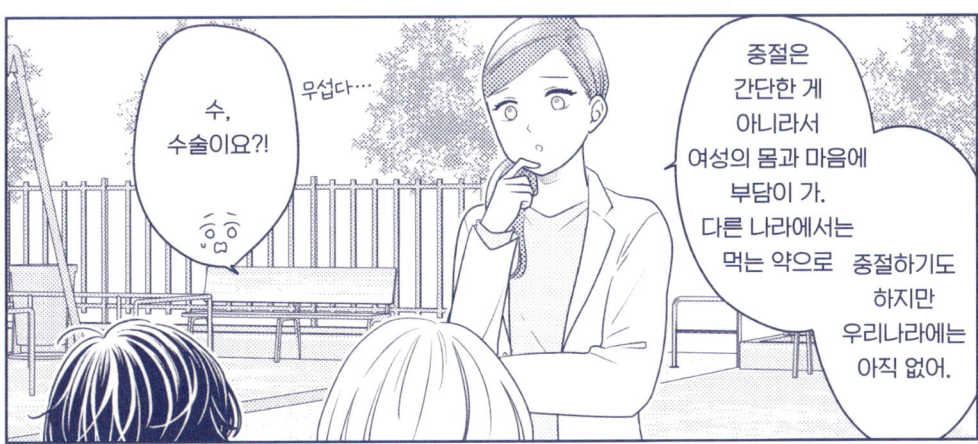

※ 2022년 현재, 국회와 정부는 임신중절에 관한 법을 고치는 중이에요. 하지만 종교계와 시민단체 등의 의견이 엇갈려 시간이 걸리고 있어요.

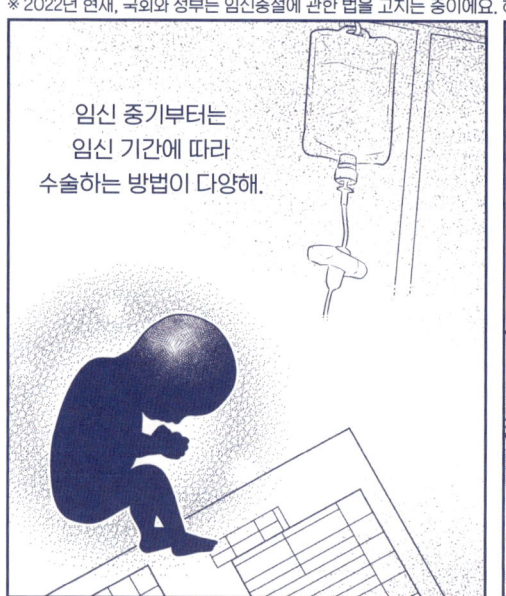
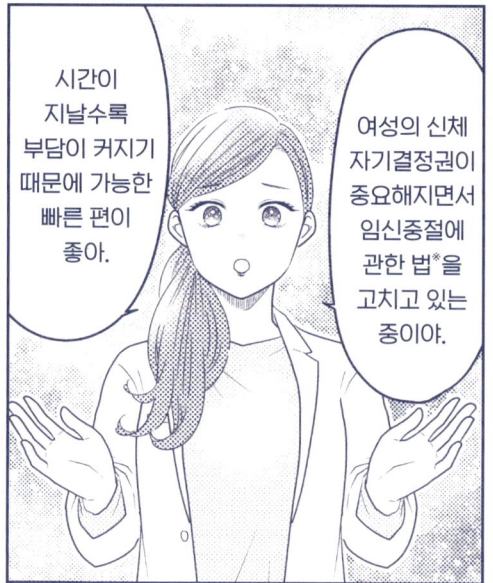
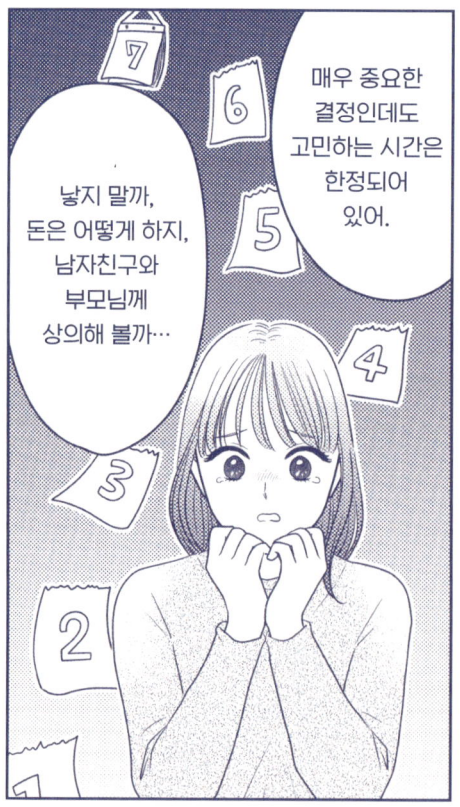
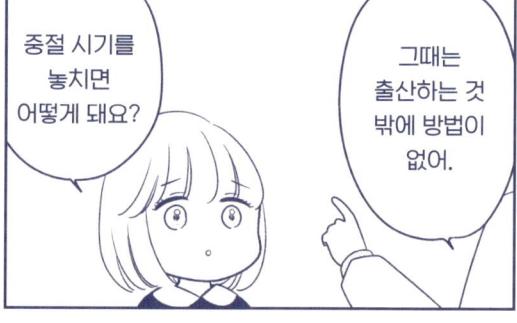
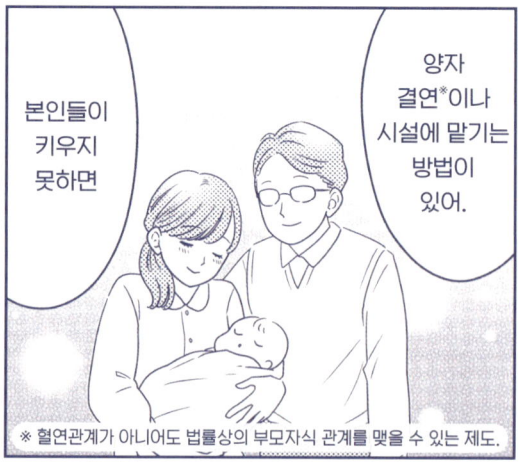

※ 혈연관계가 아니어도 법률상의 부모자식 관계를 맺을 수 있는 제도.

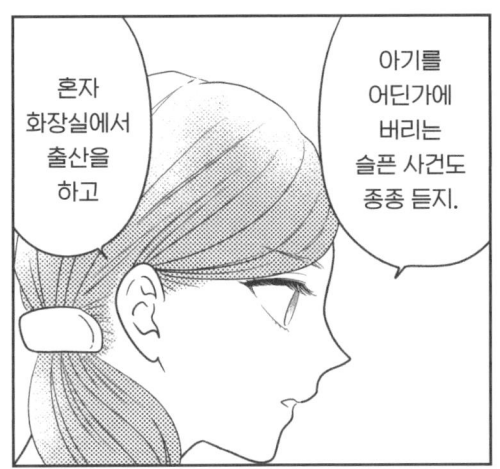
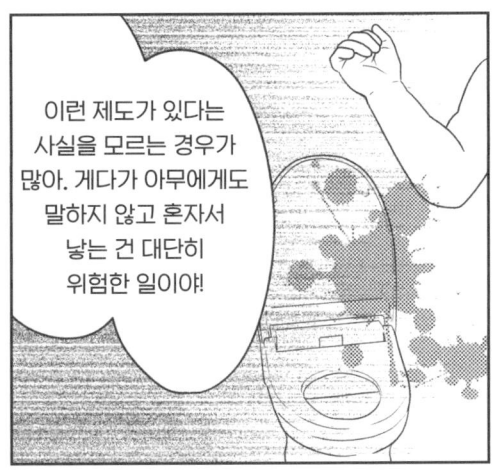
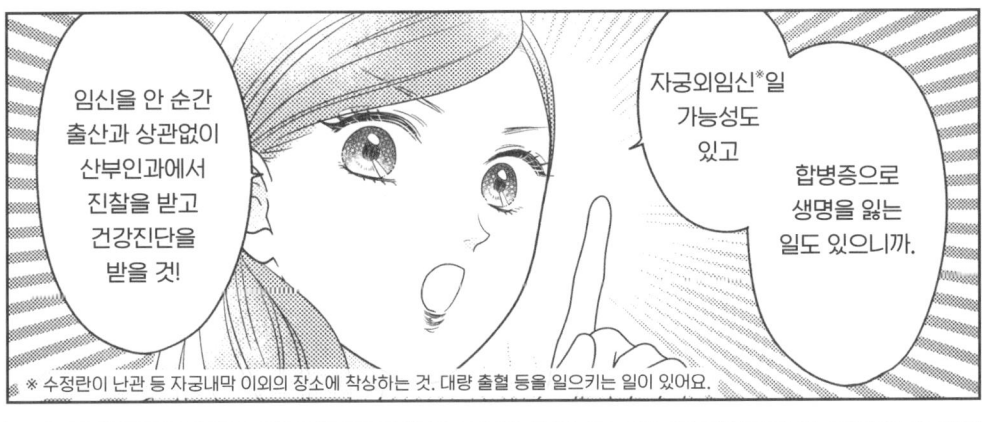
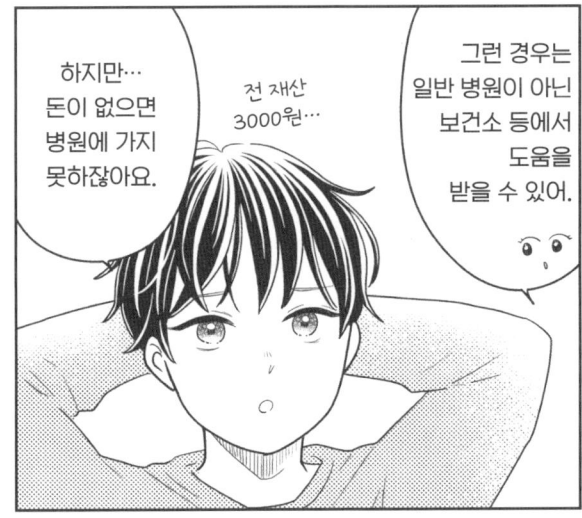
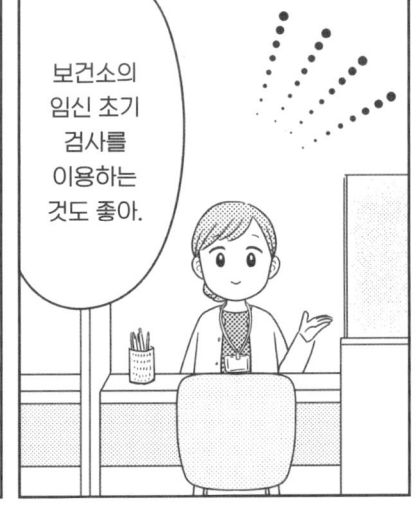

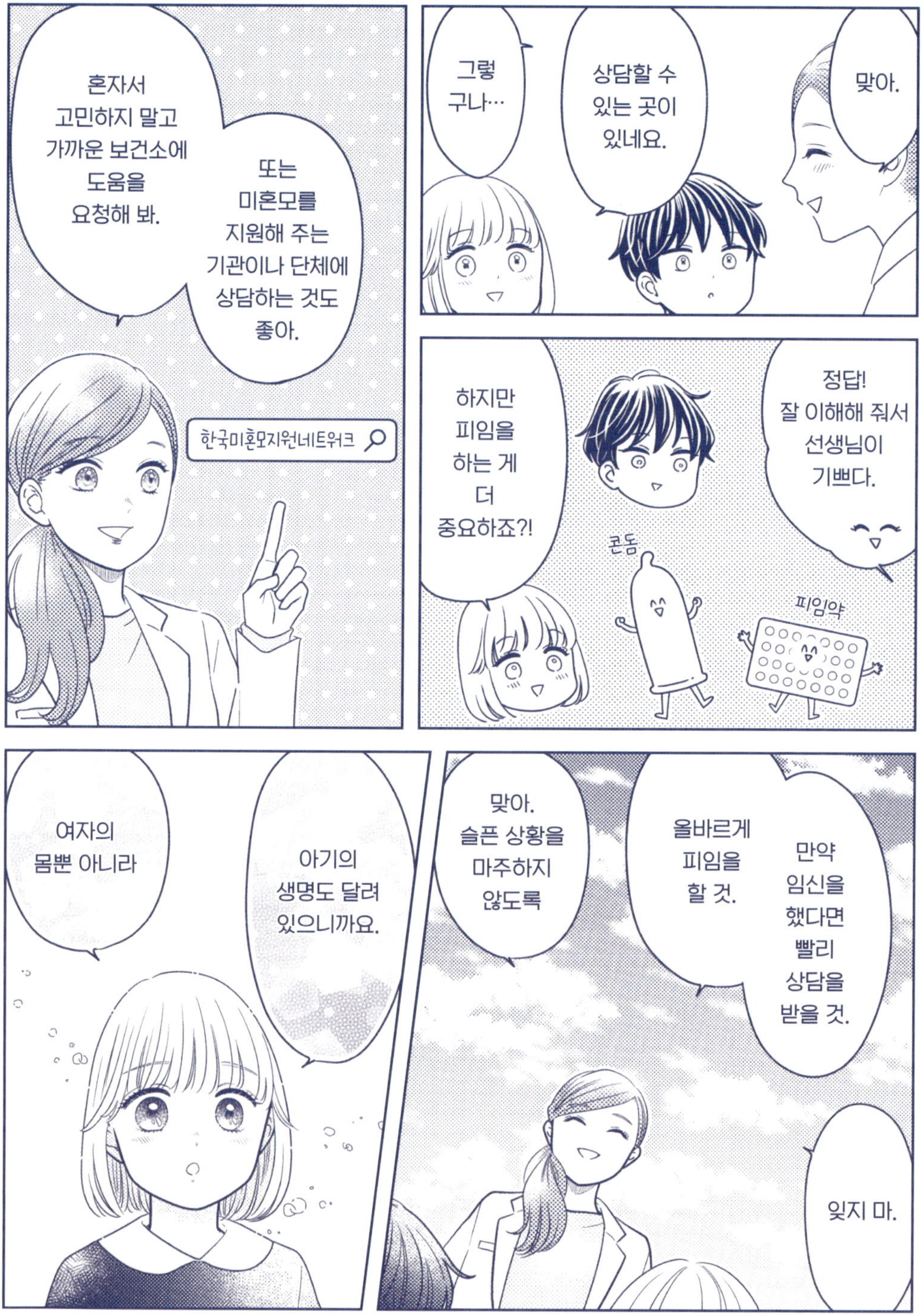

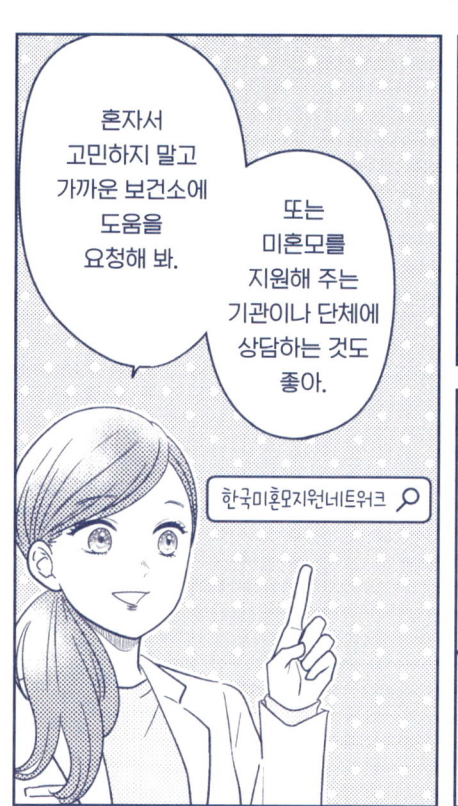
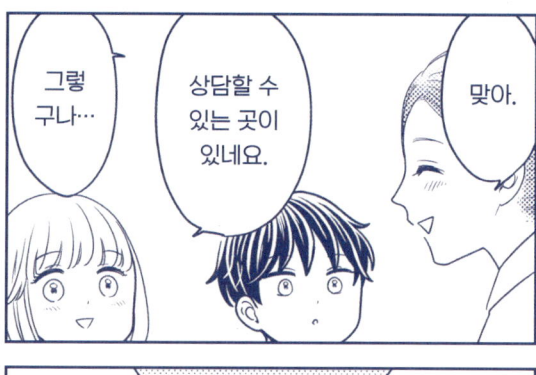
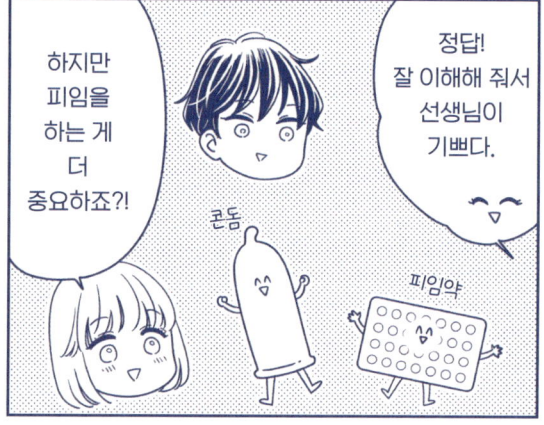

궁금해요!

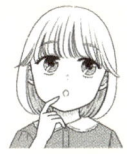

Q 임신을 한 것 같으면 어떻게 해야 하나요?

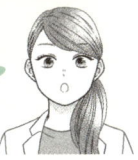

A 우선 임신 테스트기로 확인해 보세요.

생리 예정일에서 1주가 지났다면 우선 임신 테스트기로 확인해 보세요. 약국이나 편의점에서 5000원 정도면 살 수 있어요. 임신 테스트기에 소변을 묻혀서 검사해요. 처음에는 실패할 가능성이 있으니 2개를 준비해 놓으면 좋아요. 임신 반응이 나왔다면 출산과 상관없이 반드시 산부인과에 가세요.

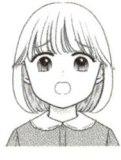

Q 한 번이라도 중절을 하면 임신하기 어려운 몸이 돼요?

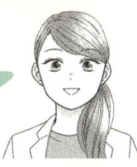

A 중절 수술을 해도 임신할 수 있어요.

중절을 했다고 임신이 어려워지지 않아요. 보통 수술 1개월 정도 후에 생리를 해요. '중절을 하면 임신하기 어렵다'는 잘못된 정보를 믿고 중절 후에도 피임을 하지 않아 또 임신을 하는 경우도 있어요. 임신을 원하지 않는다면 저용량 피임약이나 콘돔 등 확실한 피임 방법을 써야 해요.

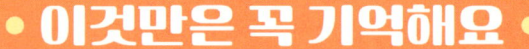
이것만은 꼭 기억해요

1 임신을 알았다면 바로 산부인과에 가요. 사후피임약을 받아 성관계를 한 지 72시간 이내에 복용해요.

2 인공임신중절은 여성의 몸과 마음에 큰 부담을 줘요. 그렇기에 더더욱 확실히 피임을 해요.

3 비록 원하지 않는 임신이라도 임신 24주가 지나면 중절 수술을 할 수 없어요.

4 임신을 알았다면 방치하지 말고 반드시 산부인과에 가서 진찰과 임신부 건강검진을 받아요.

5 아무한테도 말하지 못해 어려움을 겪을 때는 보건소나 한국미혼모지원네트워크에 상담하세요.

성행동에는 반드시 상대의 동의가 필요해요

성적 동의란? | 성인 콘텐츠에 대해 주의할 점

누군가와 무엇을 하고 싶다고 생각했을 때는 어떤 관계라도 상대의 마음을 확인해야 해요. 결코 그 자리의 상황이나 기분에 휩쓸리지 않아야 해요.

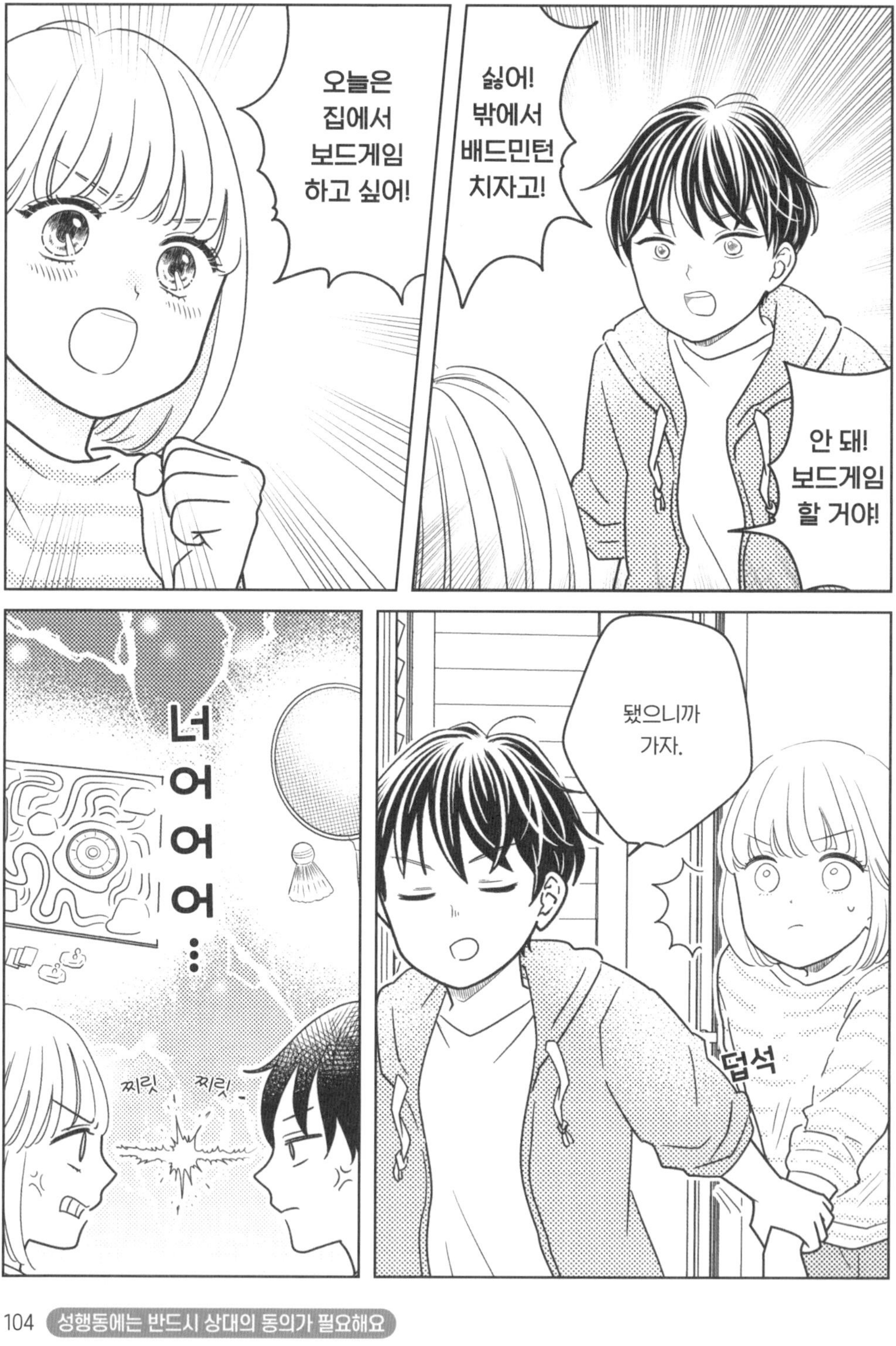

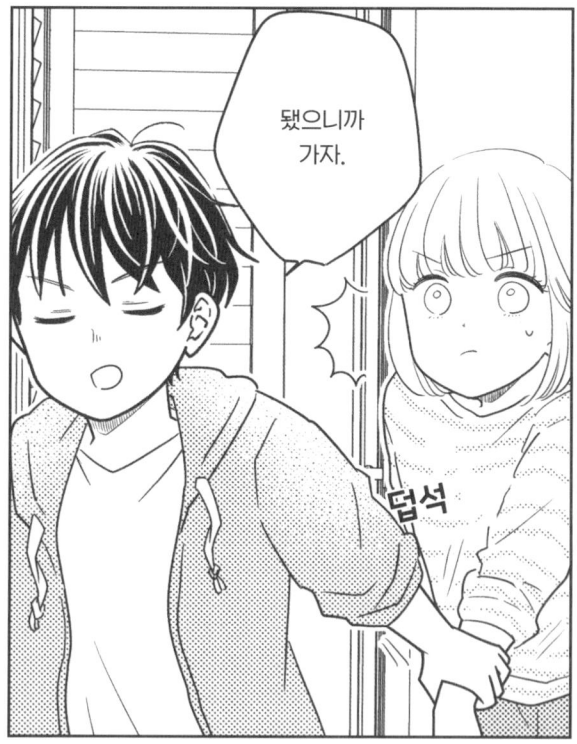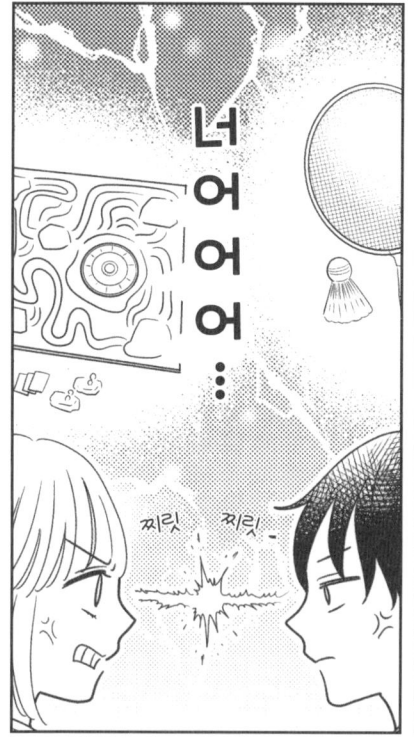

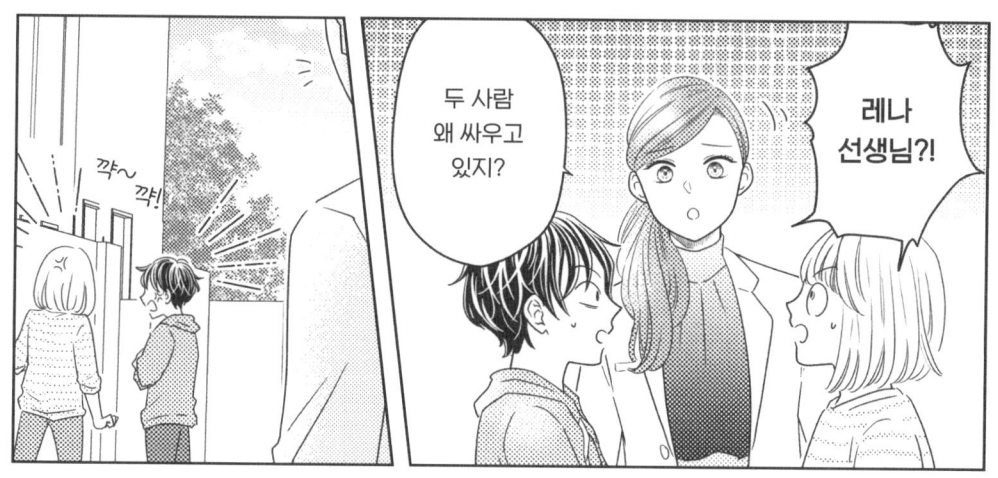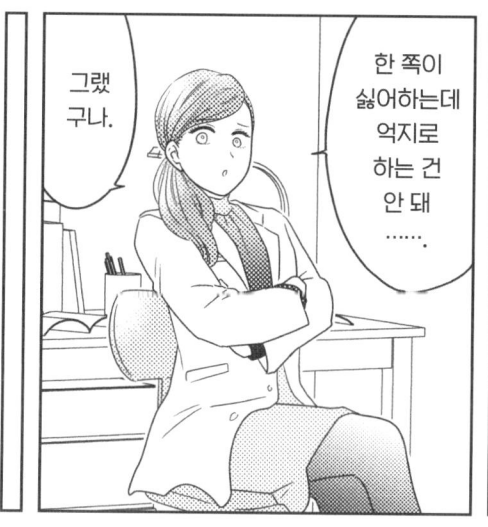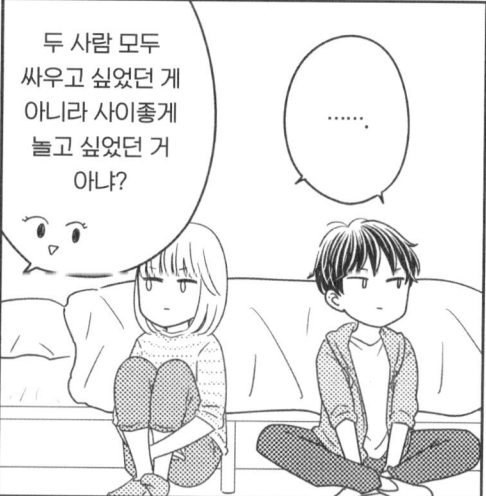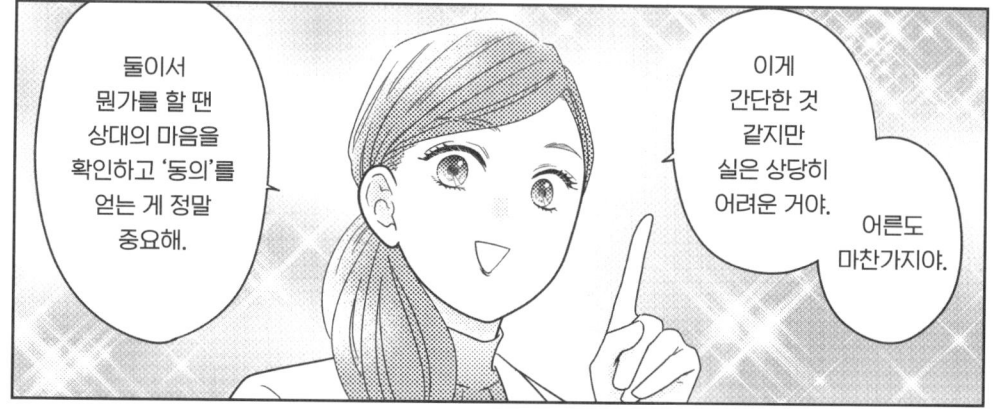

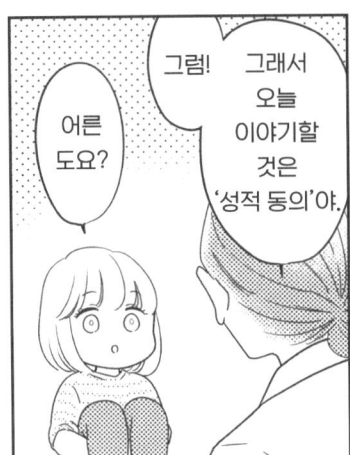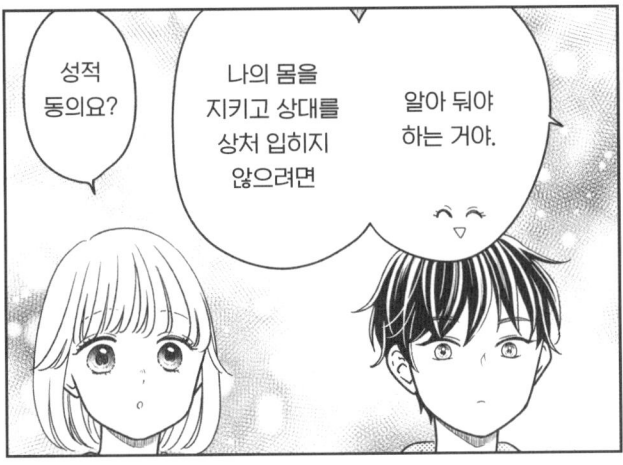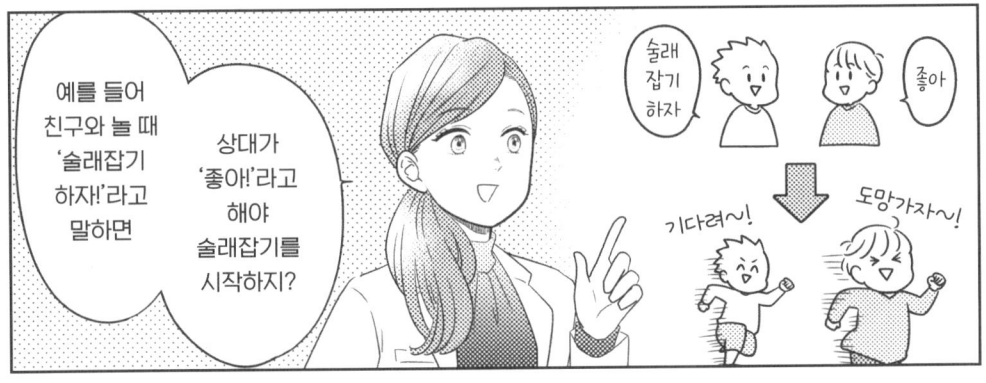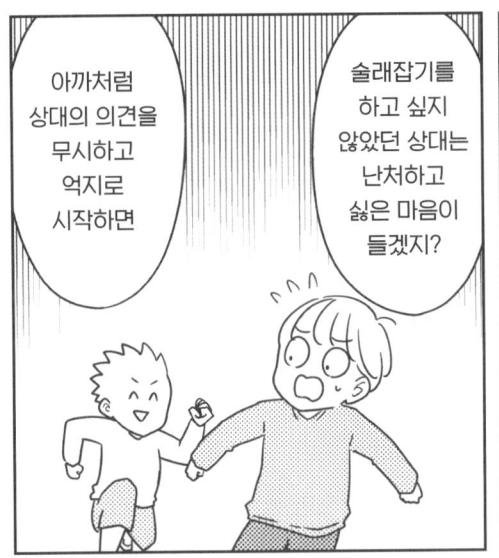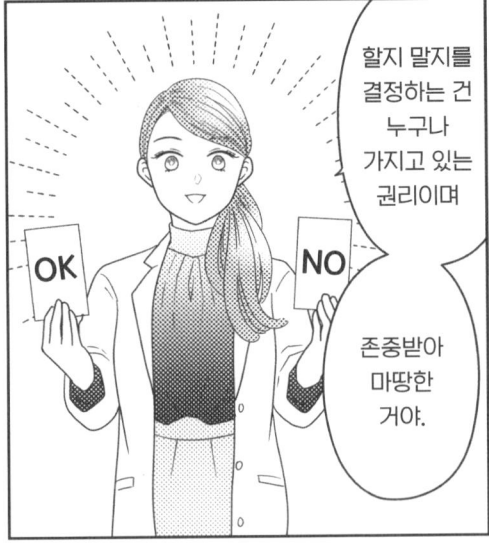

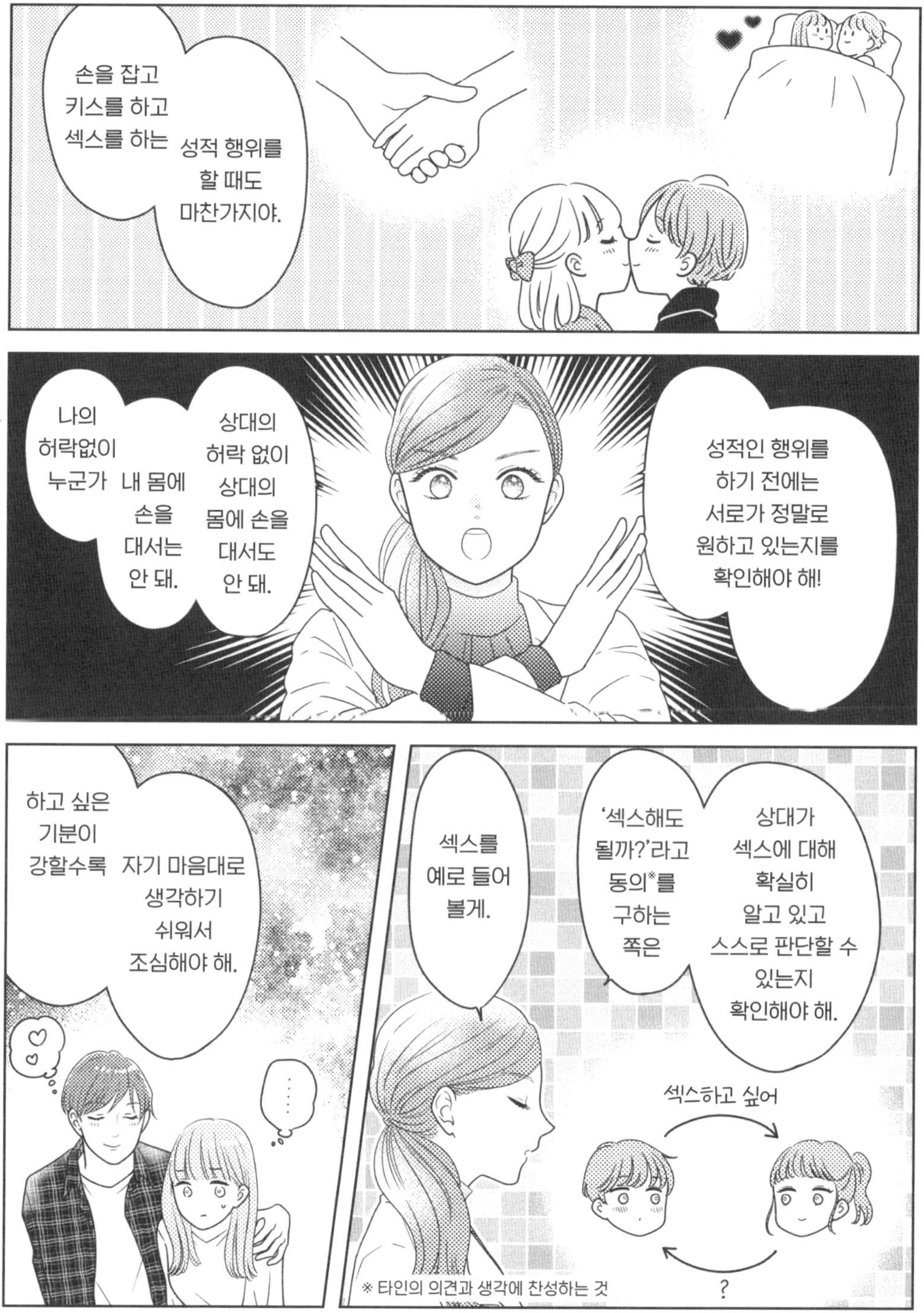

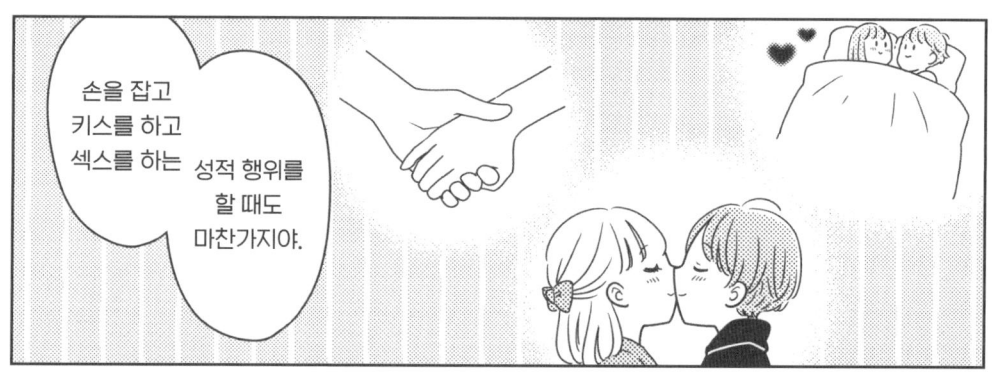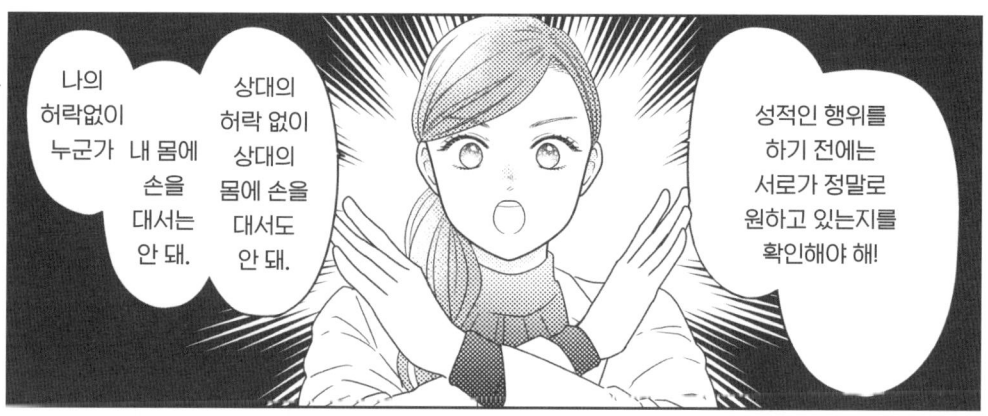

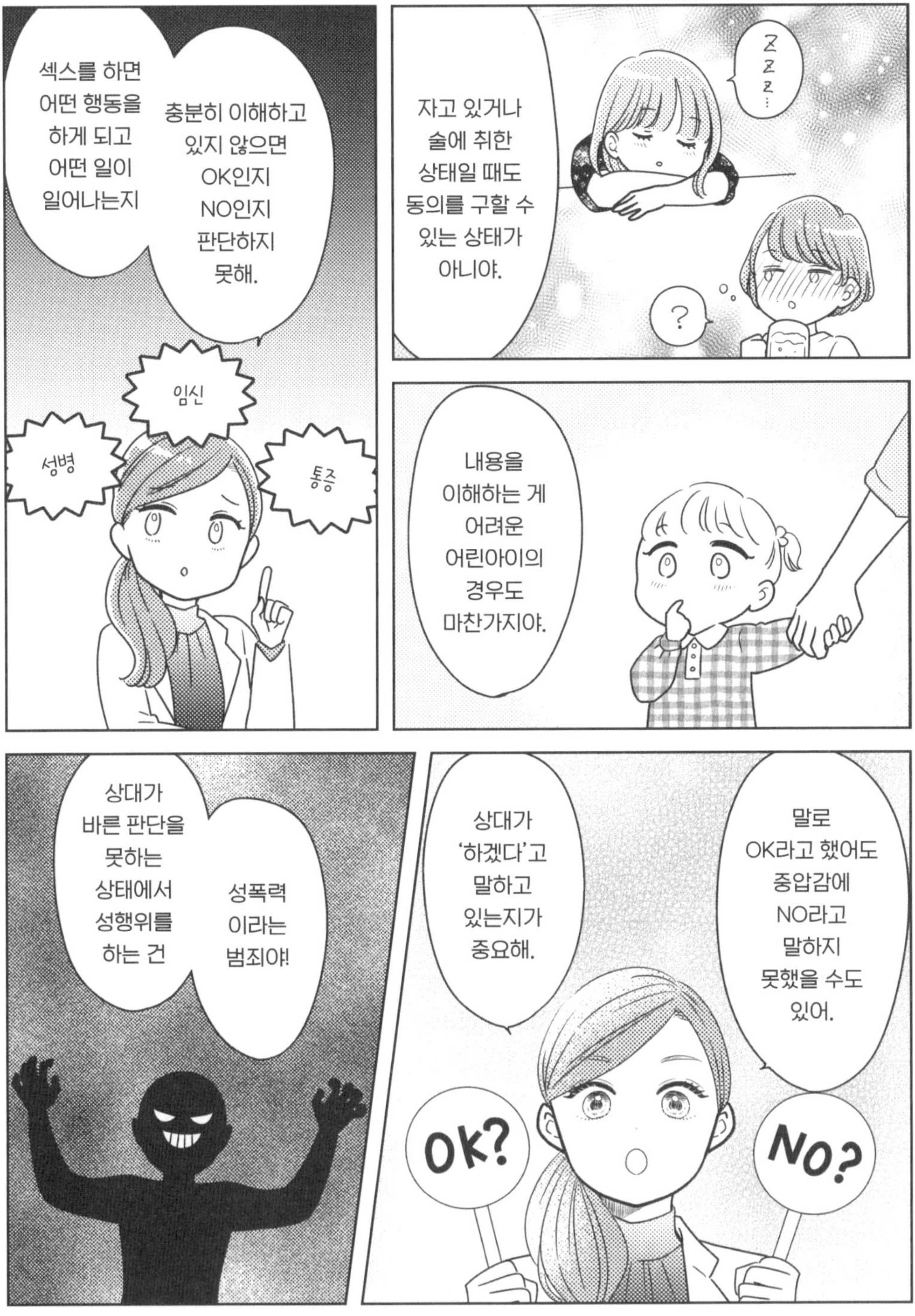

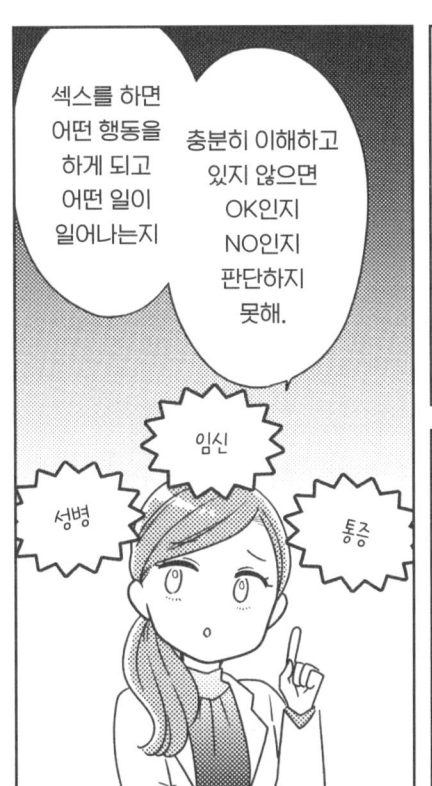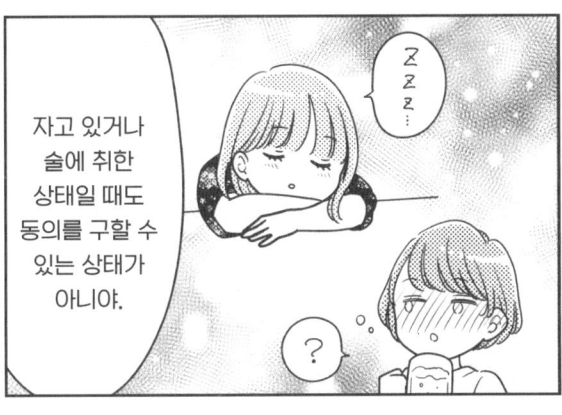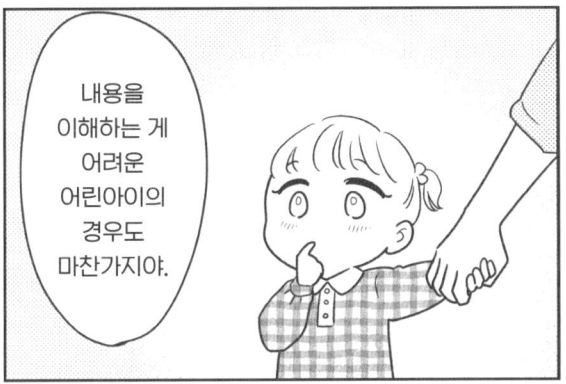

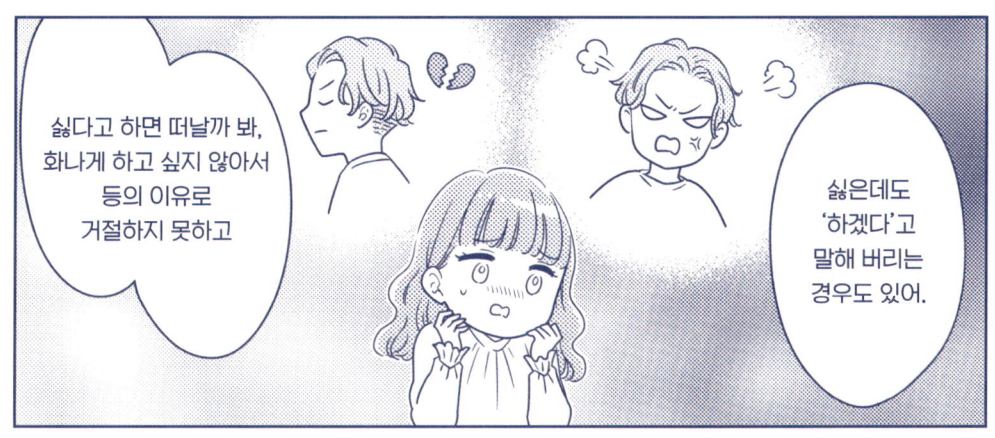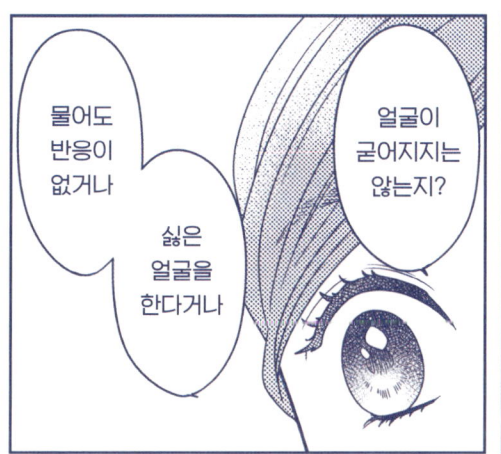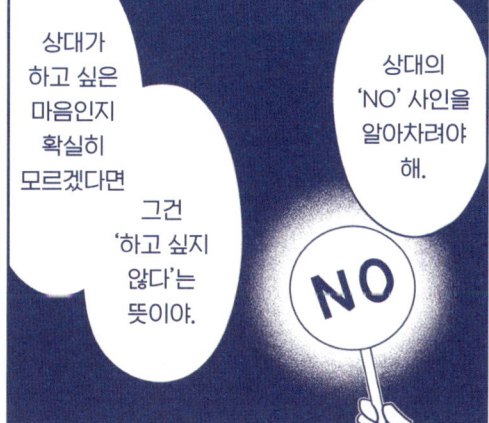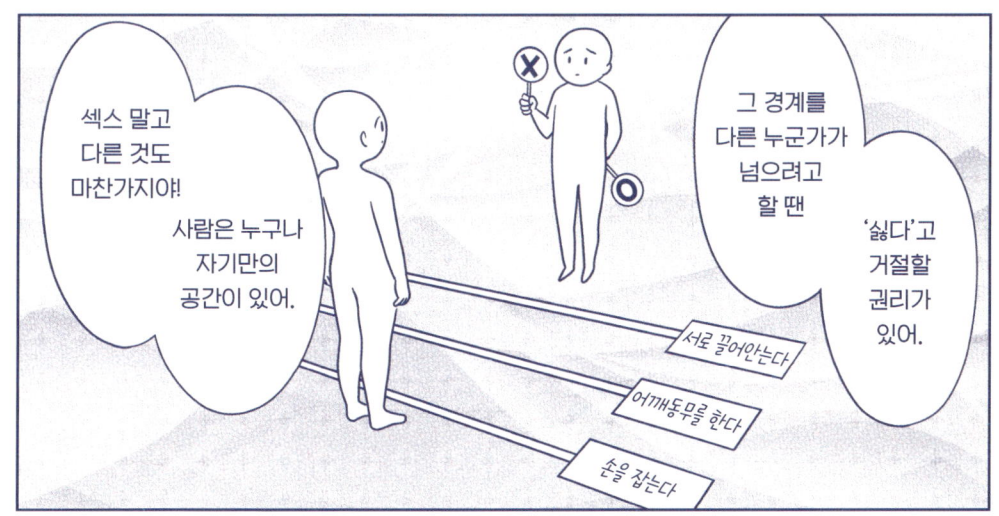

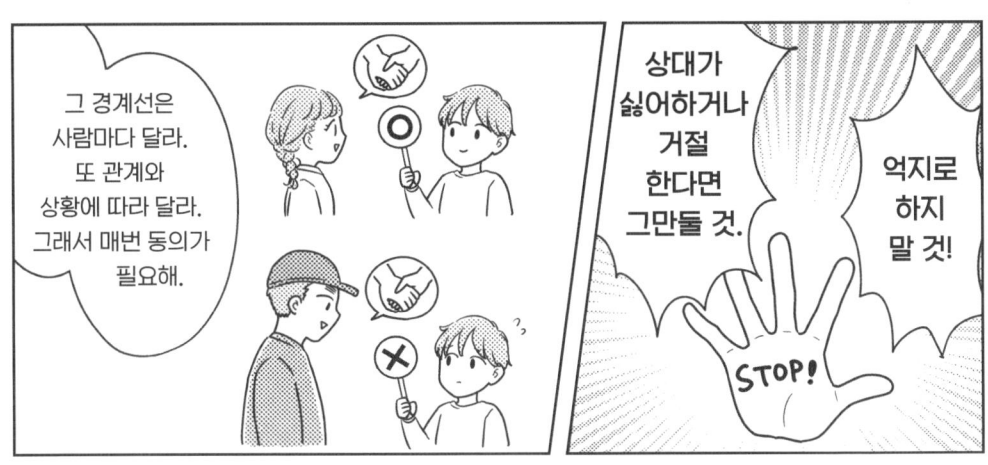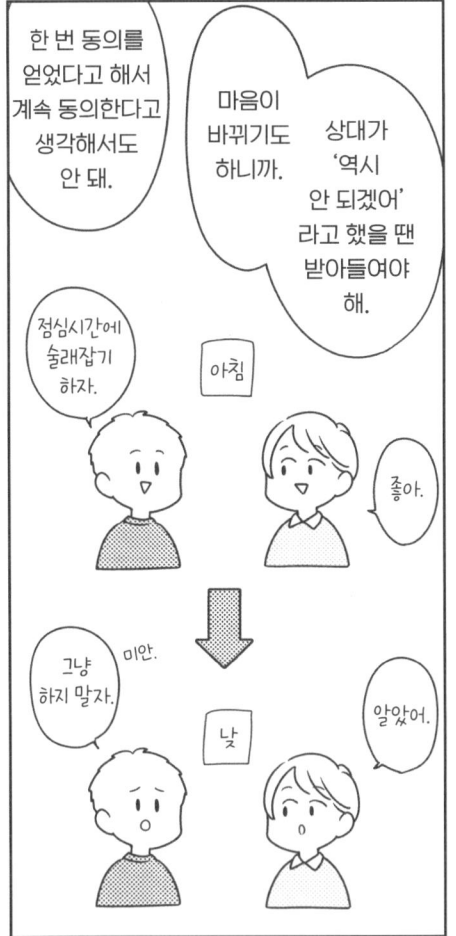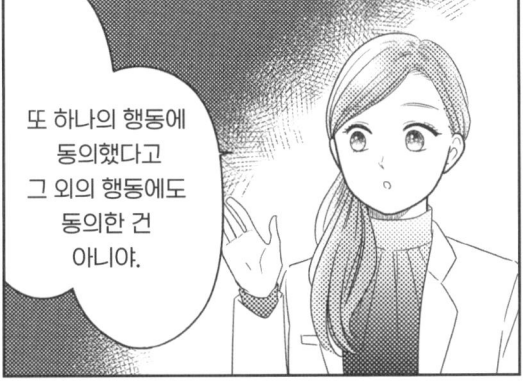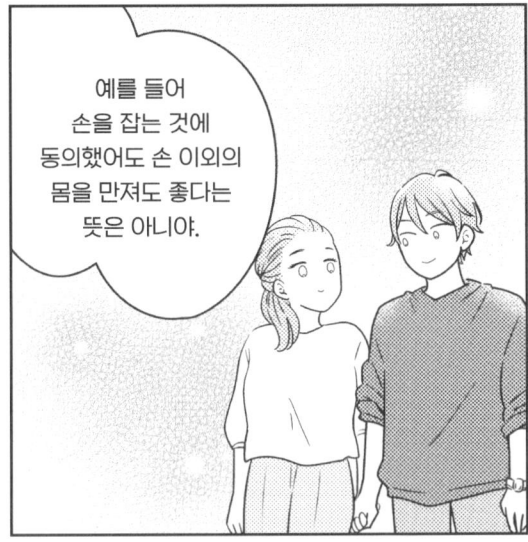

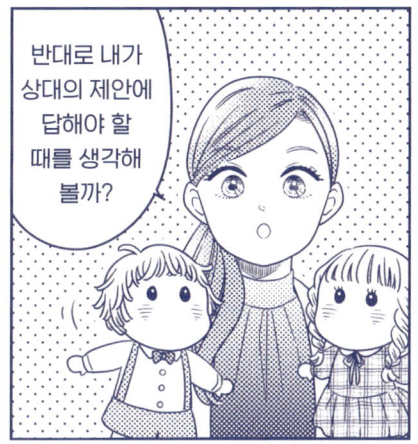
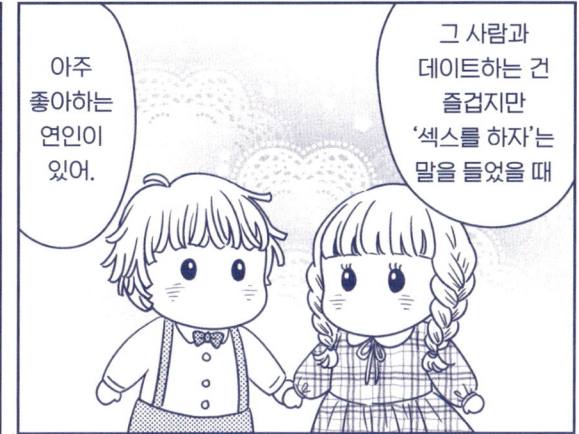
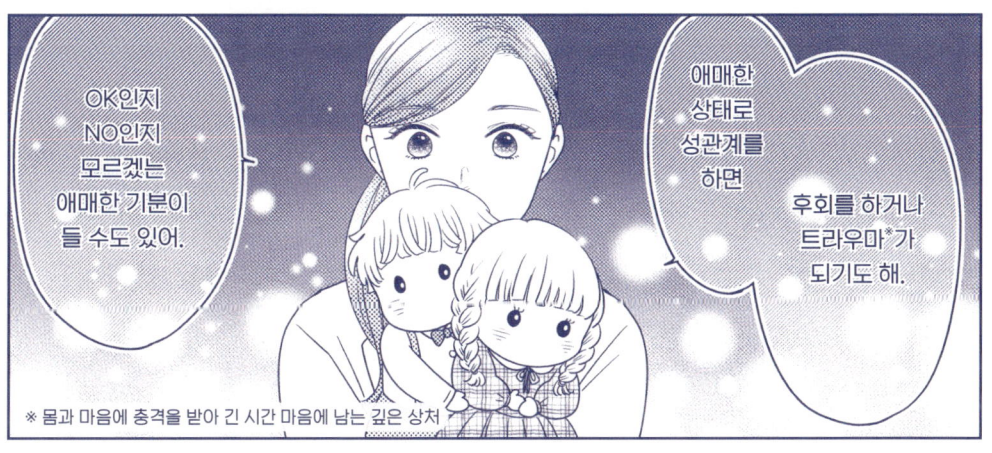
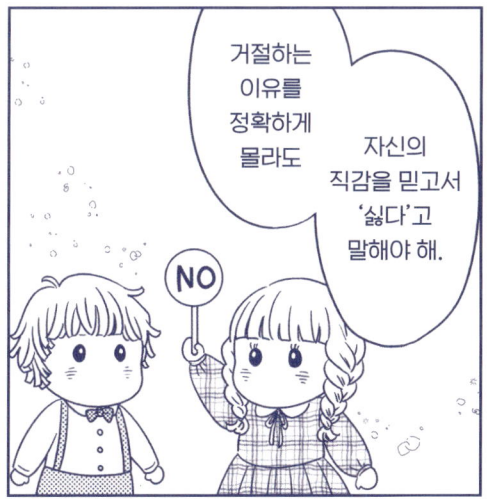
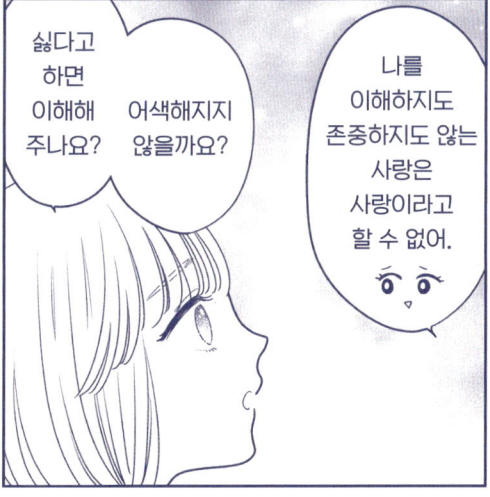

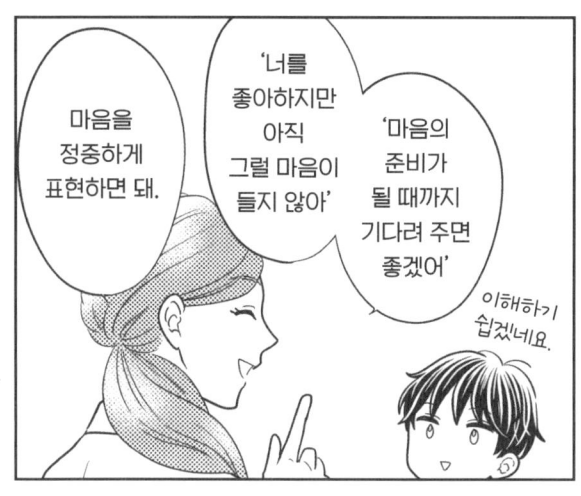
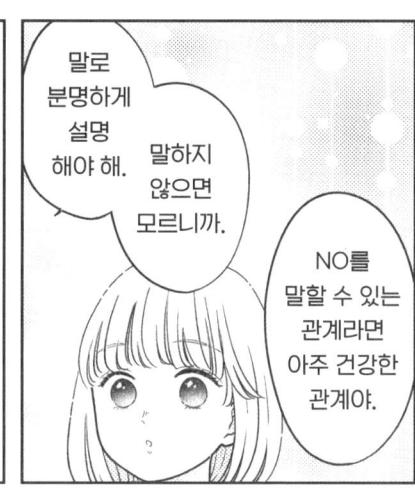
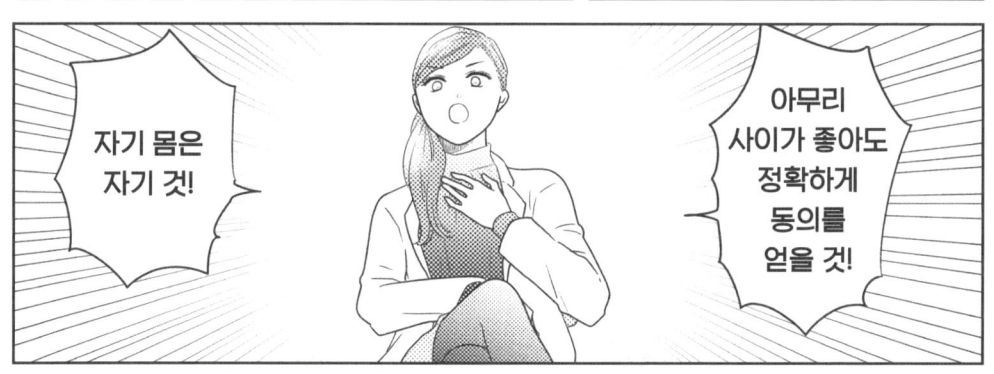
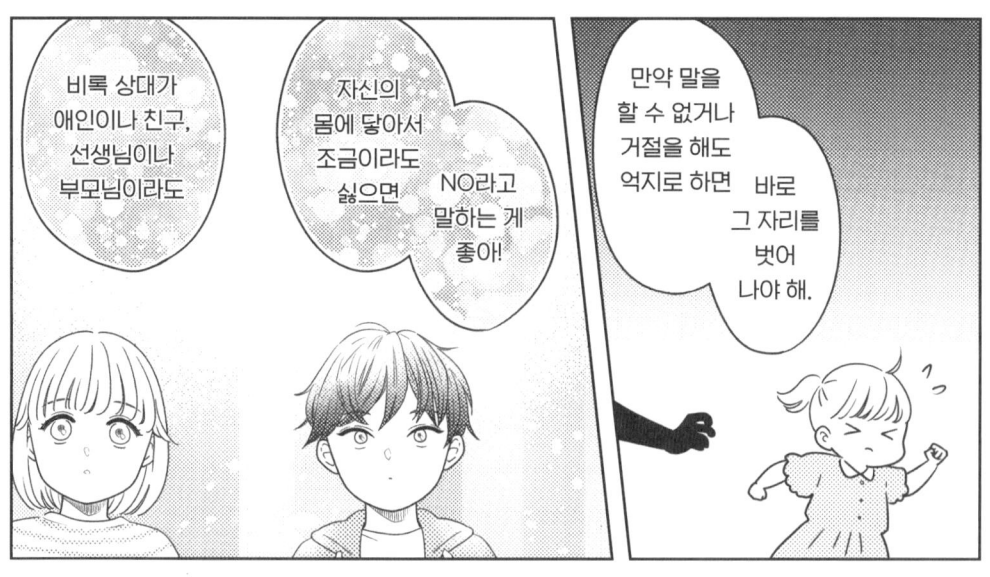

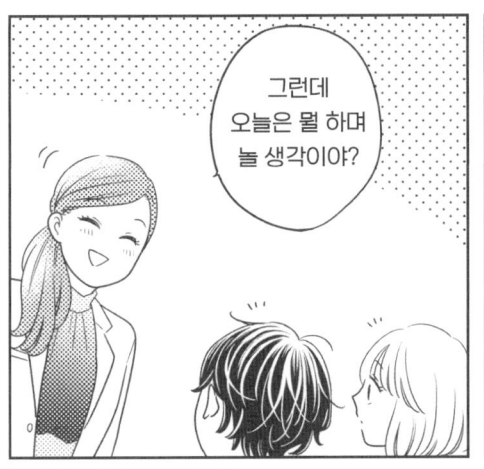
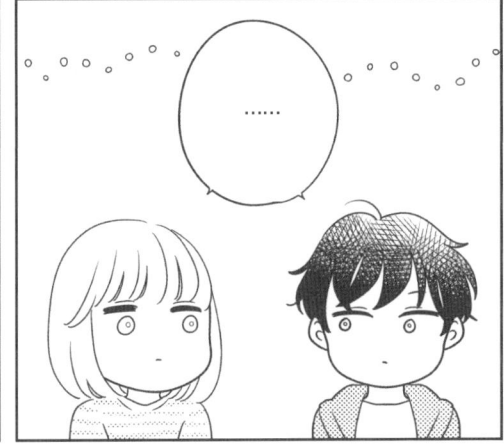
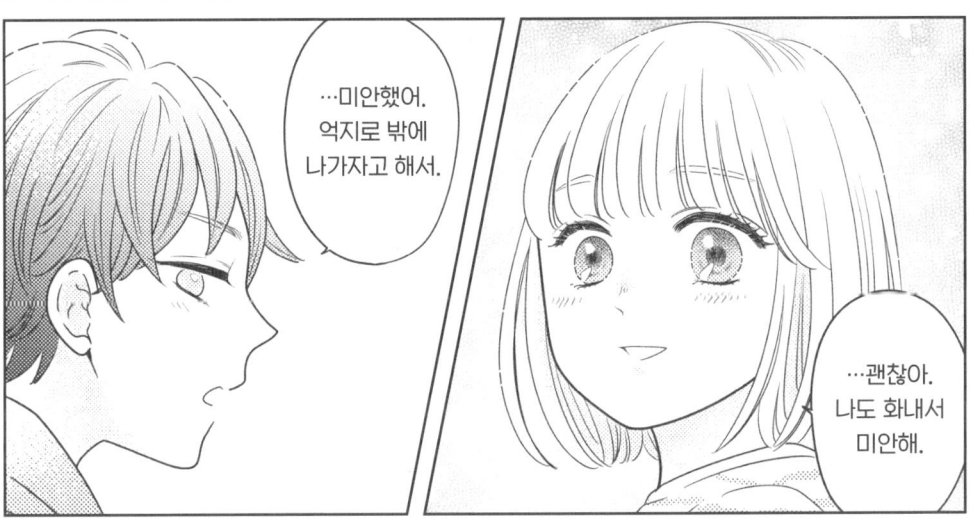
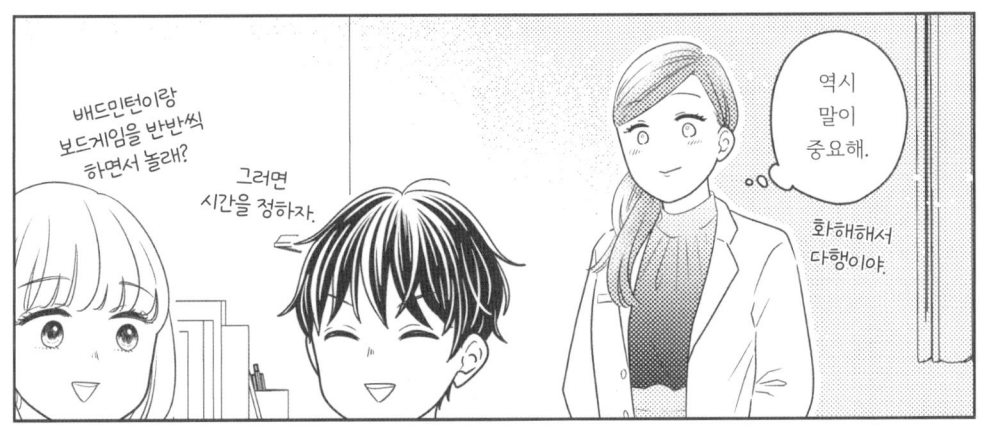

궁금해요!

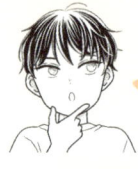

Q 섹스를 해도 괜찮다는 사인이 있다고 들었어요.

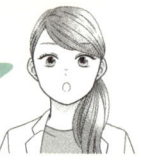

A 말이 아닌 행동은 동의가 될 수 없어요.

남자들 사이에서 여자가 '섹스를 해도 괜찮다'고 보내는 사인으로 알려진 것이 있어요. '함께 술을 마신다', '차에 탄다', '집에 들인다'와 같은 거죠. 하지만 이건 전부 틀렸어요! 행동만으로 동의를 얻을 수는 없어요. 정확하게 서로 이야기하고 상대가 솔직한 마음을 말로 나타내야 비로소 동의를 얻는 거예요.

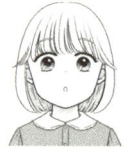

Q 말로는 싫다고 해도 사실은 좋아한다는 말은 무슨 뜻이에요?

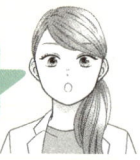

A 말로 표현한 것이 전부예요. 숨은 뜻 같은 것은 없어요.

주로 남자들 사이에서 '여자가 싫다고 하는 것은 말뿐이지 사실은 행위를 좋아하고 있다'는 말을 가끔 해요. 하지만 이는 제멋대로 하는 생각이에요. No means No, Yes means Yes. 싫다는 것은 싫은 거예요. 그대로 받아들이세요.

이것만은 꼭 기억해요

1. 비록 가족이나 친구라도 상대의 몸에 접촉할 때는 반드시 '동의'를 얻을 것!

2. 상대가 판단이 가능할 때 마음에서부터 '좋아!'라고 말해야 비로소 동의를 얻은 거예요.

3. 어떤 상황에서도 누구에게나 '싫어!'라고 말할 권리가 있어요.

4. 좋고 싫음의 경계선은 사람마다 달라요. 중간에 마음이 바뀌기도 해요.

5. 평소에 자신의 마음을 전하는 연습, 상대의 마음을 듣는 연습을 해 두세요.

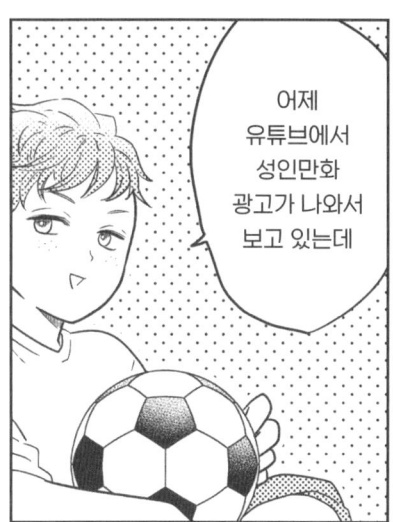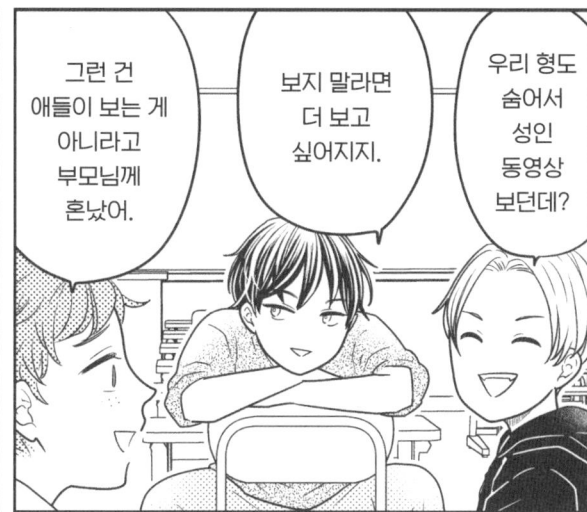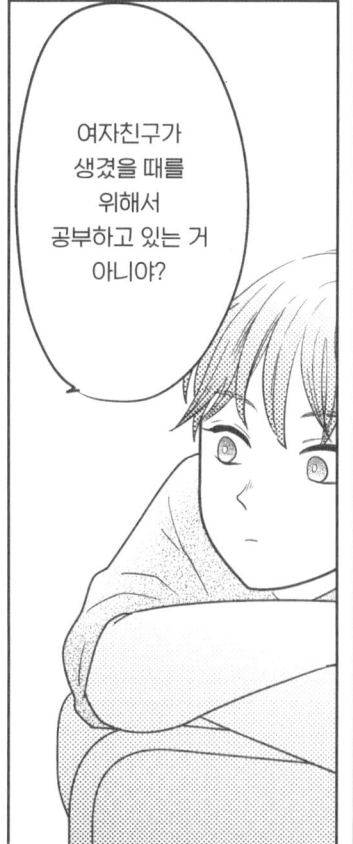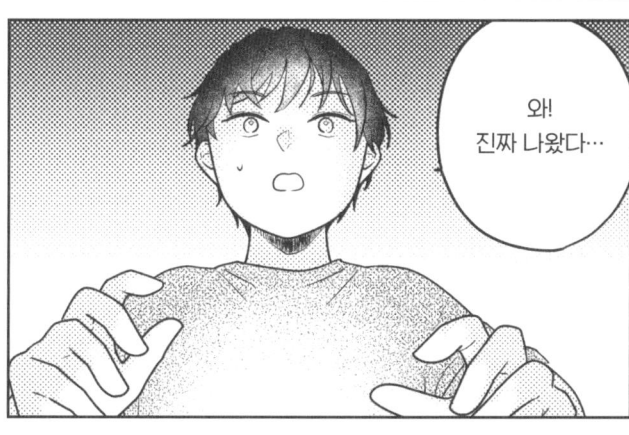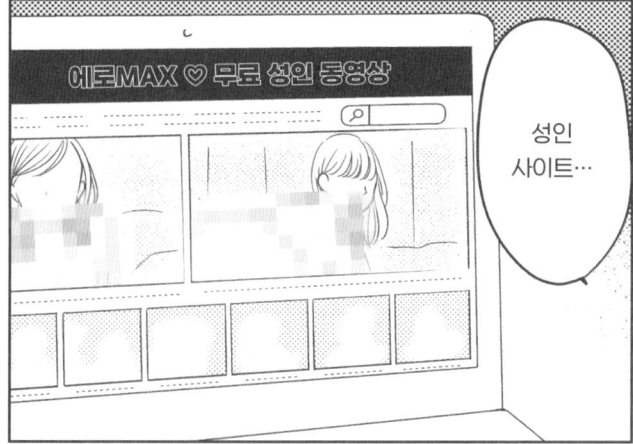

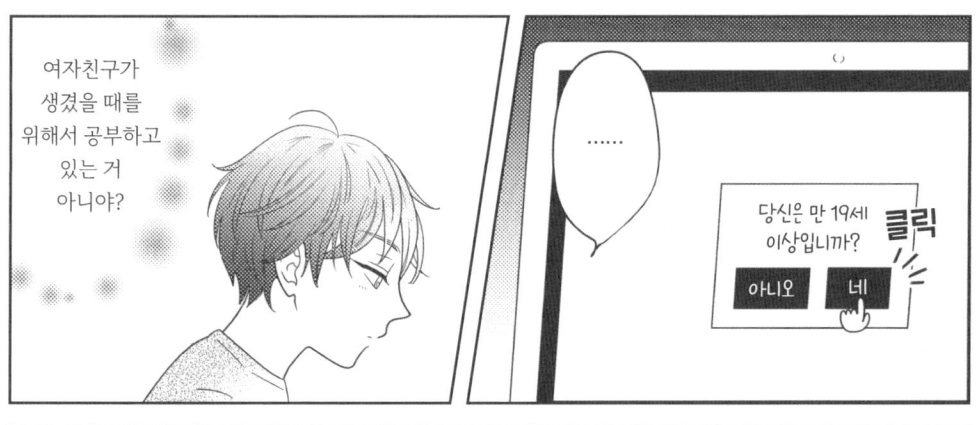

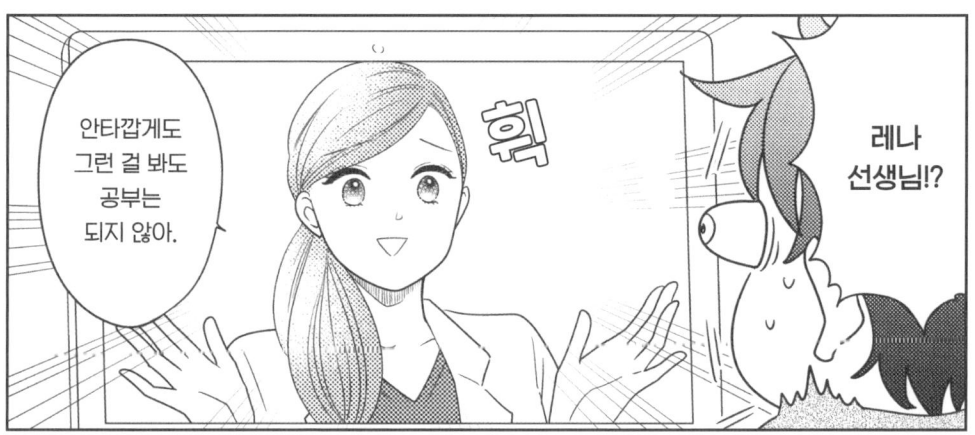

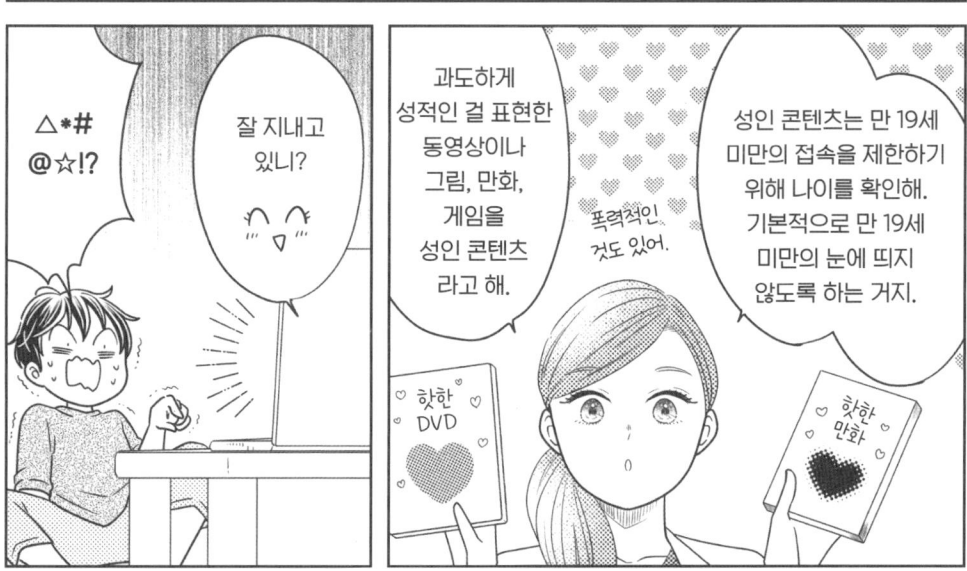

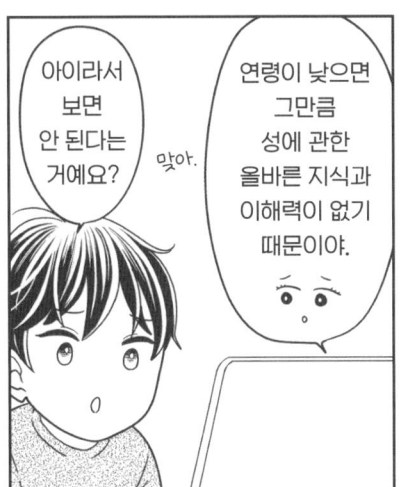
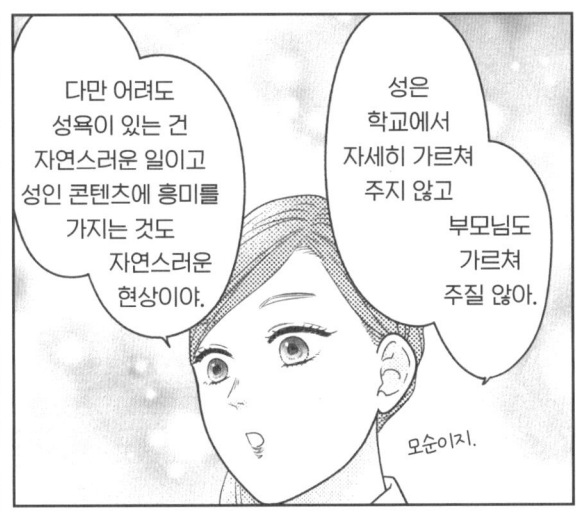
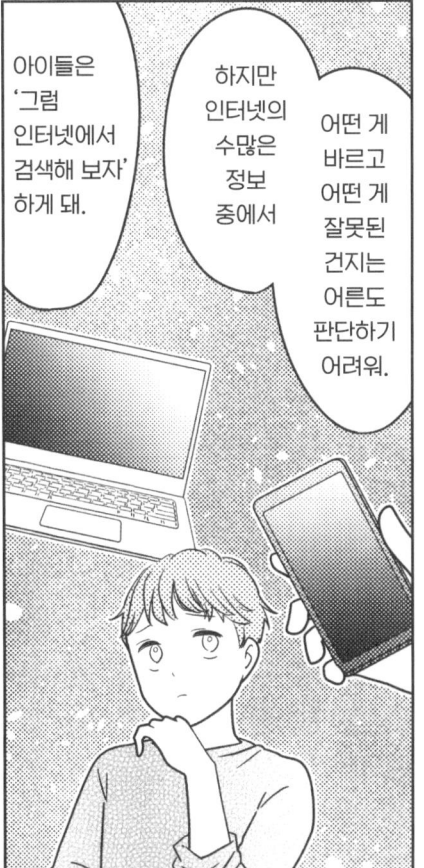
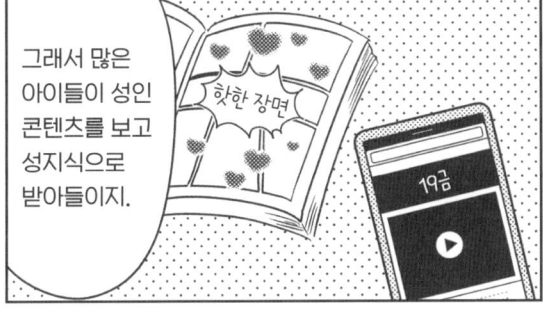
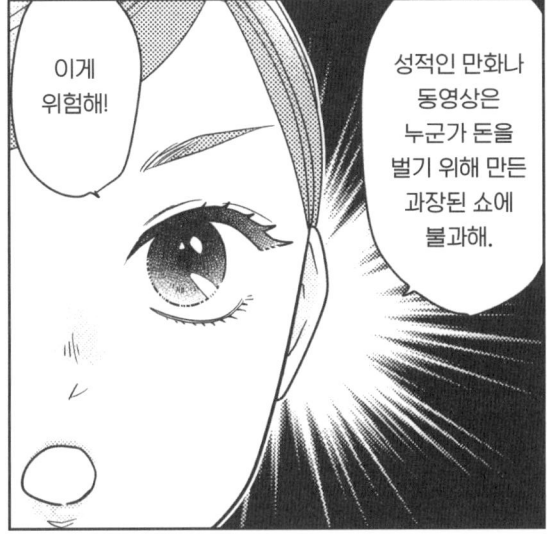

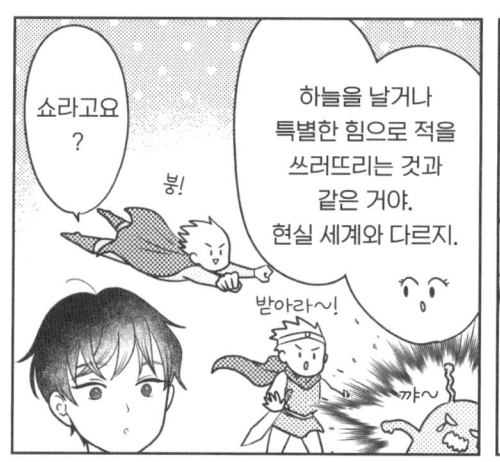
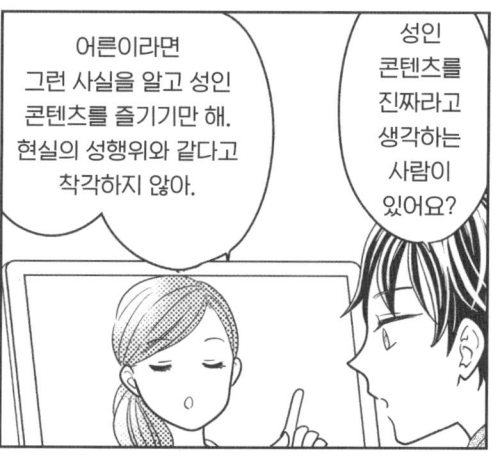
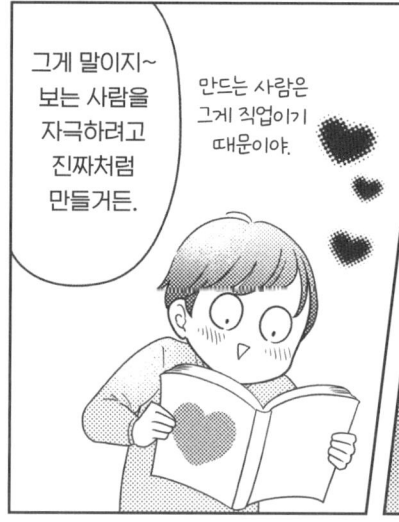
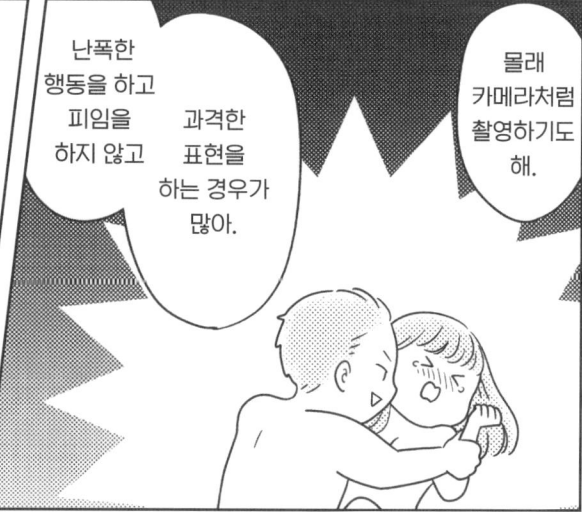
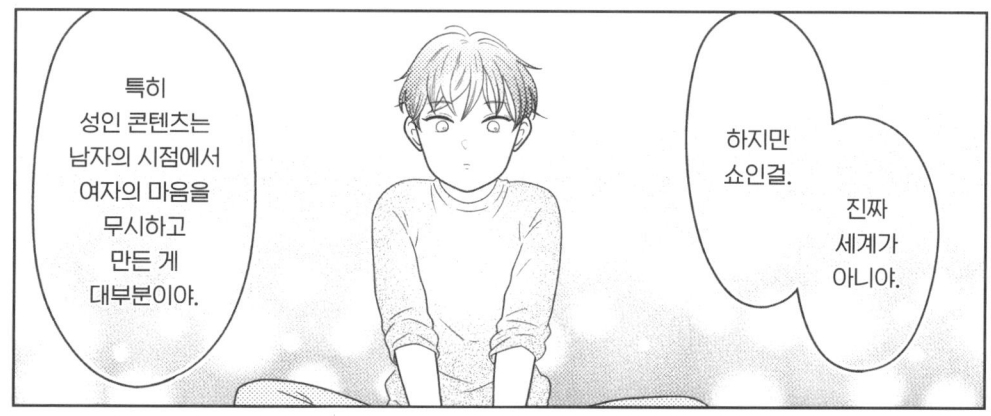

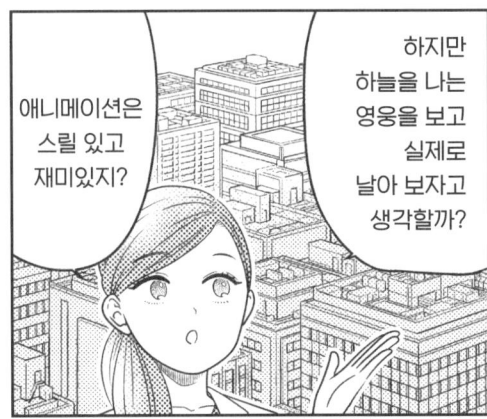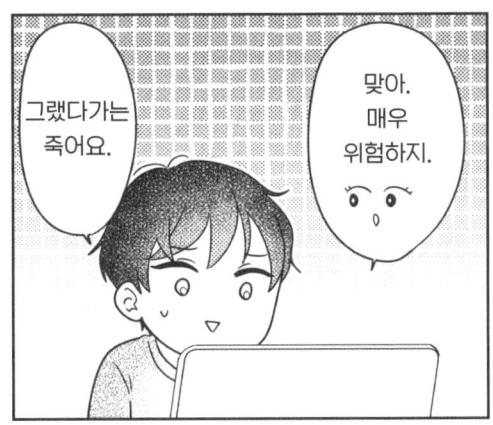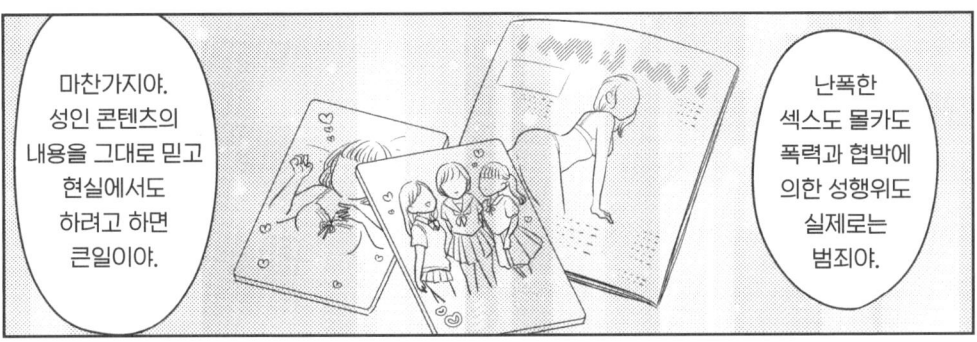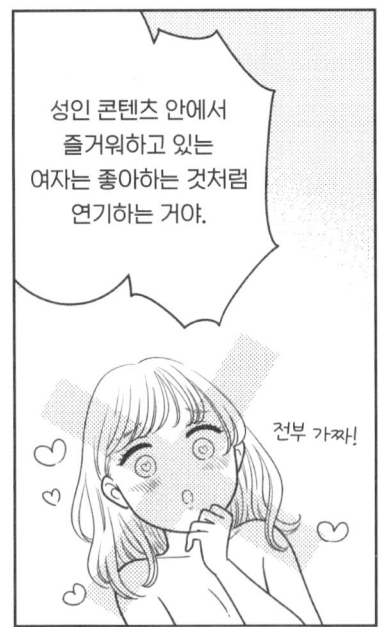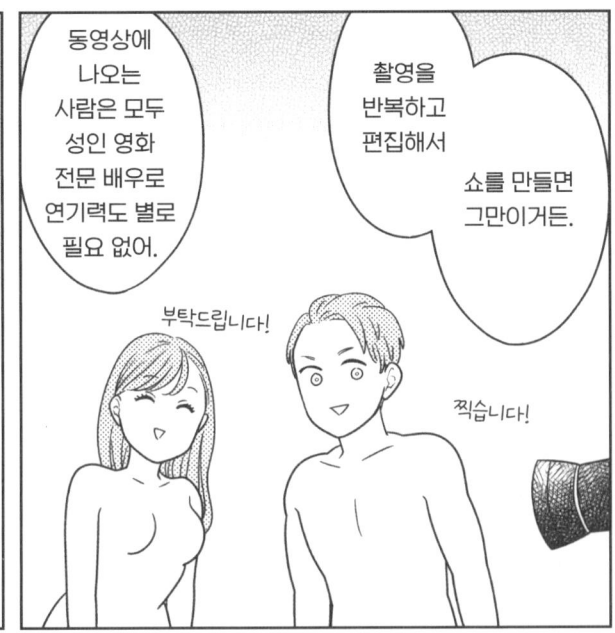

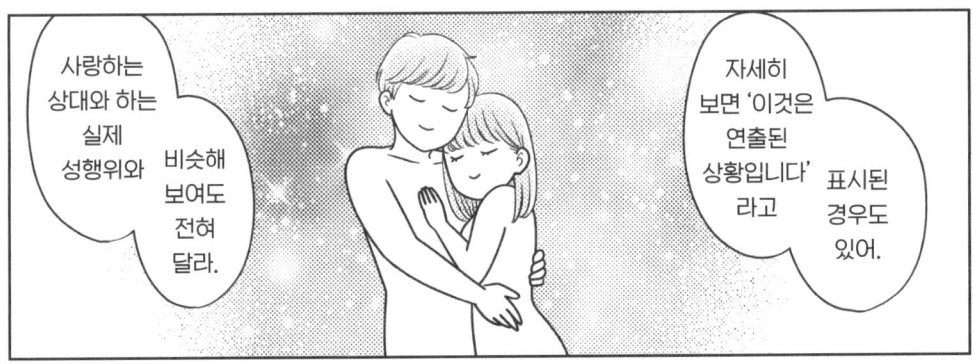

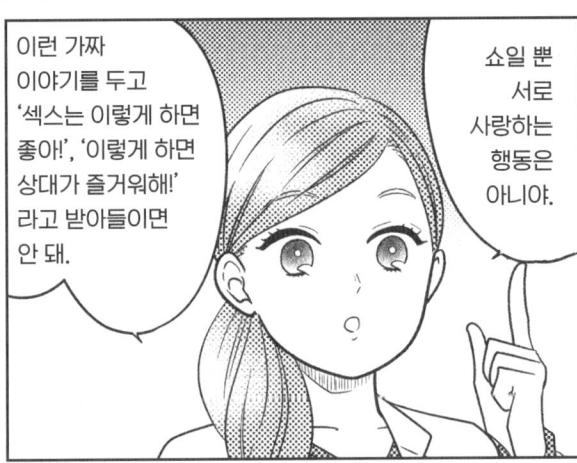

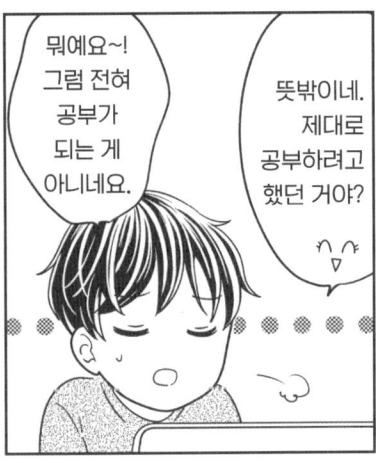

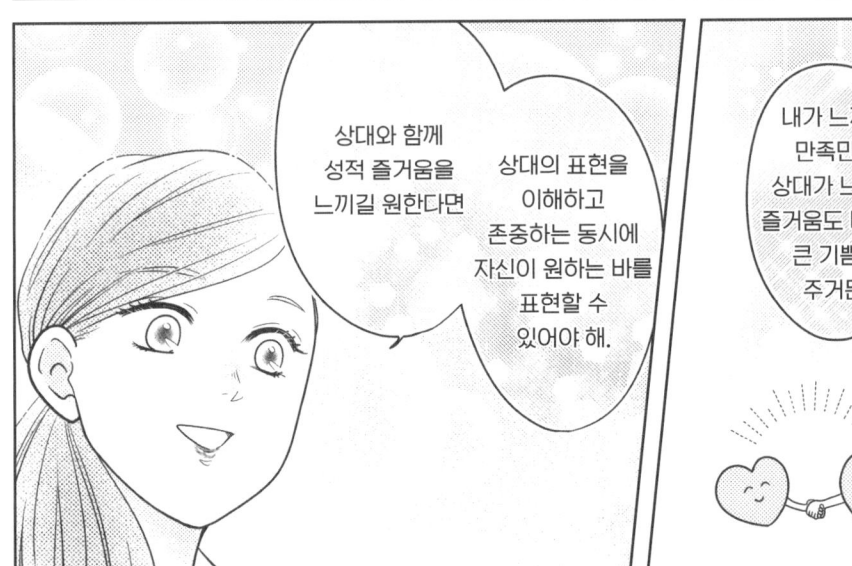

궁금해요!

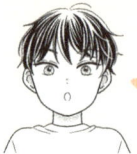

Q 19세 미만이면 왜 성인 콘텐츠를 보면 안 돼요?

A 폭력적인 장면과 과격한 성행위 장면이 성장 발달에 좋지 않기 때문이에요.

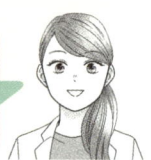

우리나라는 청소년보호법으로 청소년에게 해가 되는 매체물이나 약물 등이 청소년에게 유통되는 것을 막고 있어요. 또 청소년들이 술집과 같은 유해 업소에 출입하는 것을 규제하고 있죠. 여기서 청소년은 만 19세 미만을 뜻해요. 성인 콘텐츠는 폭력적이고 과격한 성행위 장면이 많아서 19세 미만이 보면 잘못된 지식을 갖게 될 우려가 있어서 금지하고 있어요.

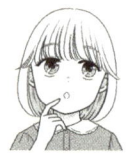

Q 어른은 모두 성인 콘텐츠를 보나요?

A 보는 어른도 있고 보지 않는 어른도 있어요.

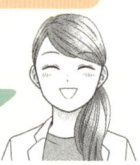

성인 콘텐츠 보는 것을 좋아하는 어른도 있고 그렇지 않은 어른도 있어요. 어른이라고 모두 보는 것은 아니에요. 보는 것도 보지 않는 것도 그 사람의 자유예요. 다만 자유라도 다른 사람 앞에서 성인 콘텐츠를 보거나, 싫어하는 사람하게 억지로 보여 주면 안 돼요. 어른이 됐을 때 주의하도록 해요.

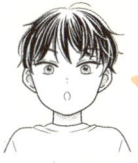

Q 성인 사이트에는 위험이 가득하다는데 진짜예요?

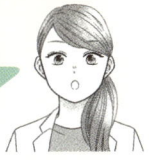

A 갑자기 큰돈을 요구하는 일도 있어요.

최근 성인 사이트에서 돈을 요구하는 '피싱 사기'가 늘고 있어요. 연령 확인 버튼을 누르면 유료 사이트에 회원가입이 됐다고 꾸며서 큰돈을 청구하는 수법이에요. <u>사이트에 나와 있는 연락처로 당황하며 연락하면 개인 정보를 훔쳐 가는 일도 있어요.</u> 19세 미만은 이런 위험에 대처하기 어렵기 때문에 접속을 못하게 하는 거예요.

> 등록해 주셔서 감사합니다! 이용 요금인 500만 원을 3일 이내에 지정계좌로 입금해 주십시오.

• 이것만은 꼭 기억해요 •

1 남녀 모두 성인 콘텐츠에 흥미를 가지는 것은 자연스러운 일이에요.

2 만 19세 미만이라면 성인 콘텐츠를 봐서도 안 되고 다른 사람에게 보여 주는 것도 안 돼요.

3 성인 콘텐츠는 어디까지나 만들어 낸 가상의 세계예요. 섹스 교과서가 될 수 없어요!

4 성인 사이트에는 함정이 가득해요. 판단하고 대응할 수 있는 어른이 된 후에 즐겨요.

5 상대와 함께 성적 즐거움과 기쁨을 느끼길 원하면 서로 충분히 표현해야 해요.

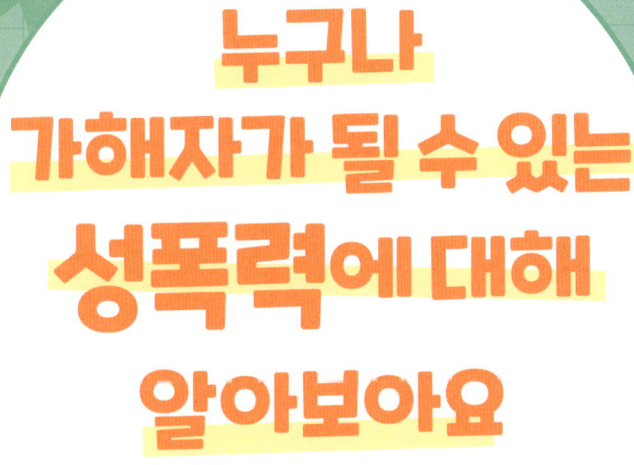

누구나 가해자가 될 수 있는 성폭력에 대해 알아보아요

나의 경계 지키기 | 꼭 알아 둬야 할 성폭력 상식 | SNS의 위험성

매일같이 뉴스에 성폭력 범죄 소식이 나와요. 누구나 조심하지 않으면 피해자가 될 수도 가해자가 될 수도 있어요.

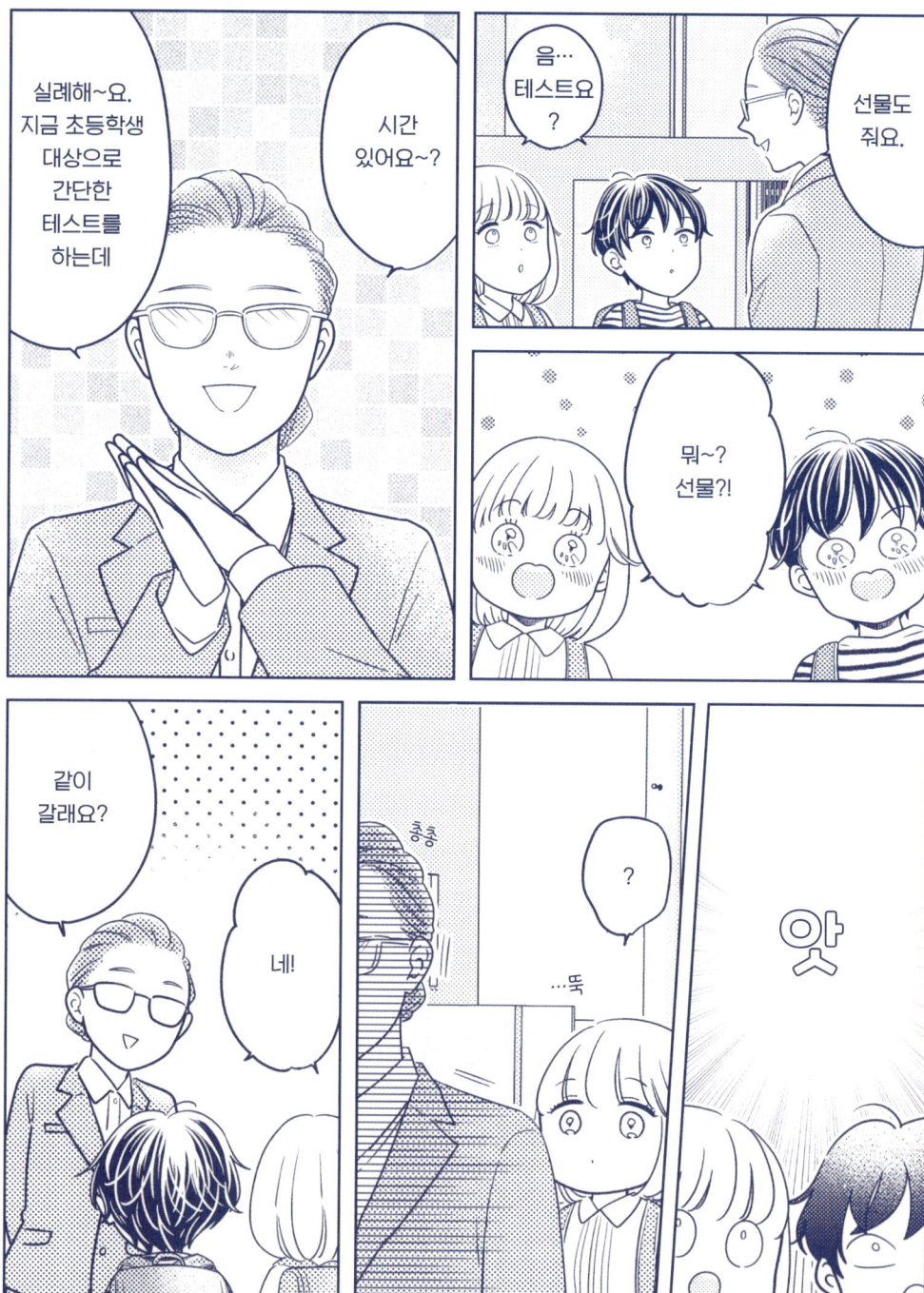

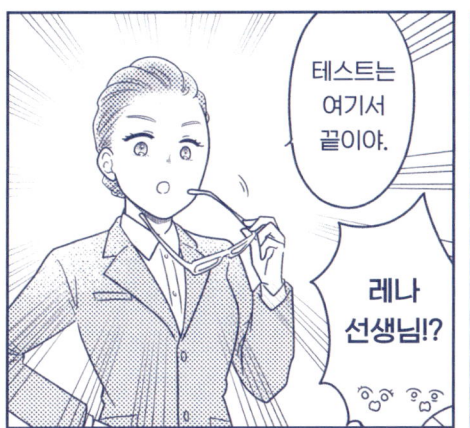
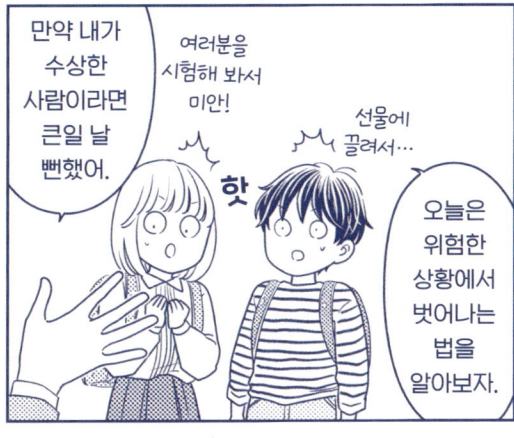
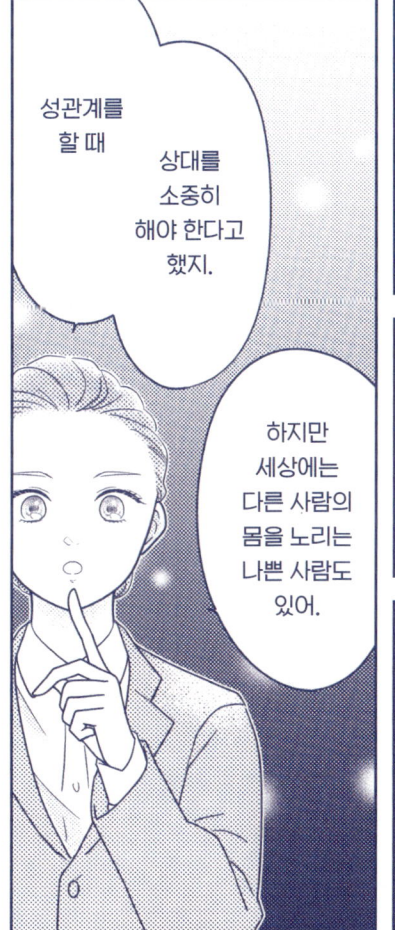
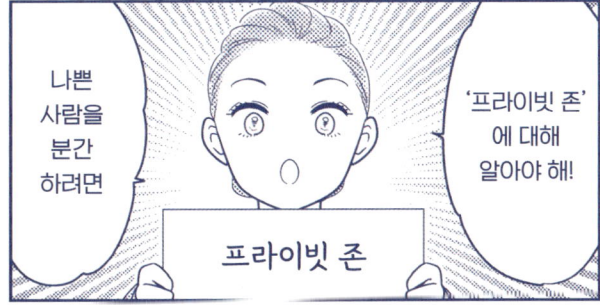
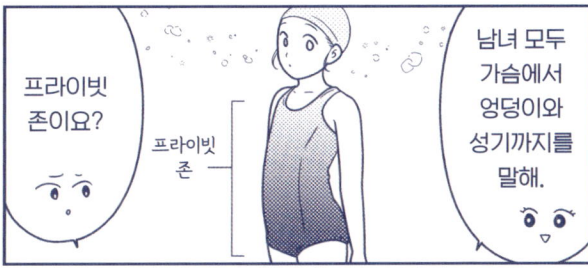
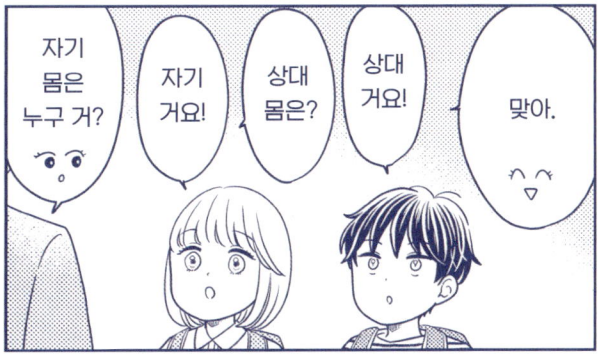

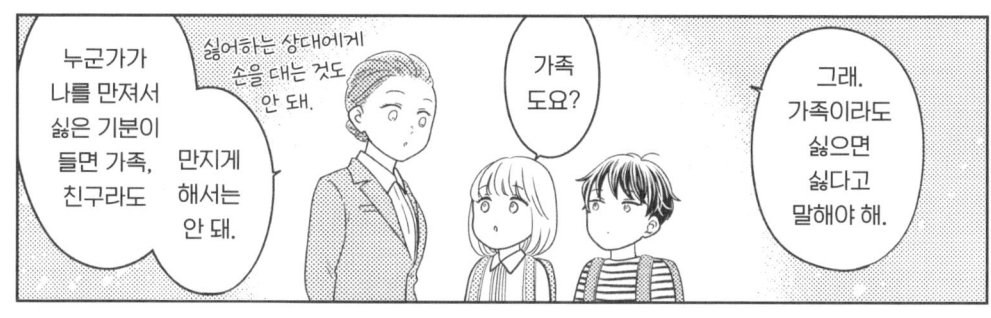

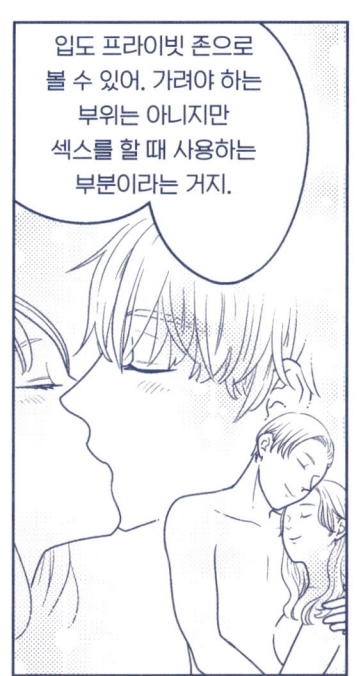
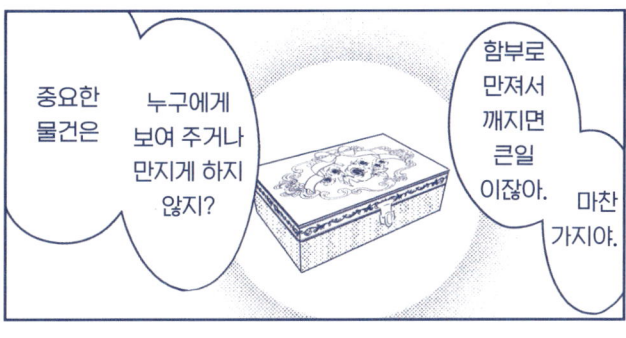
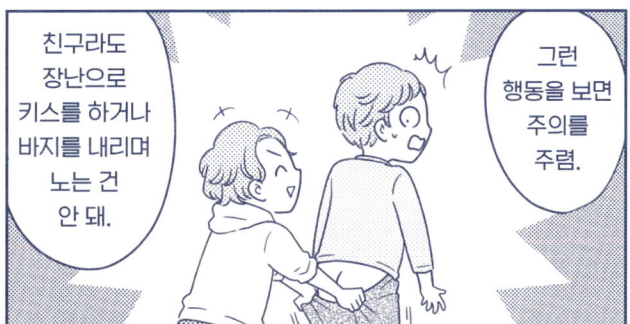
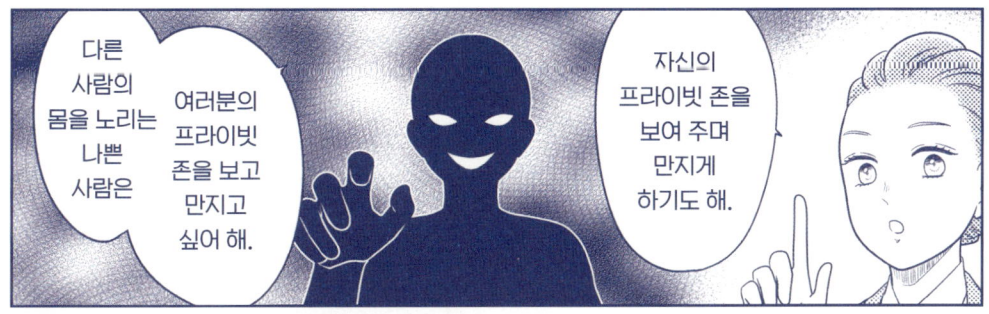
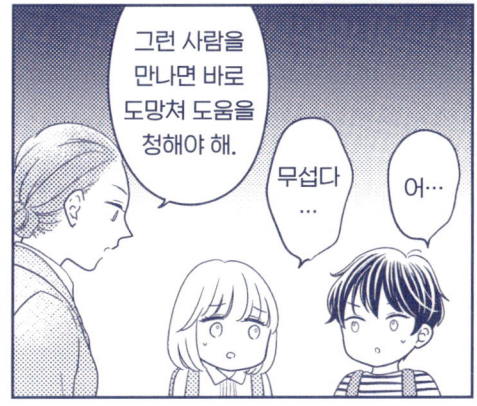
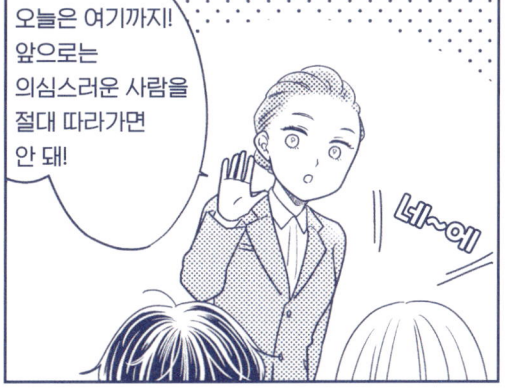

궁금해요!

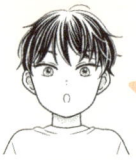

Q 간지럼을 태우다가 프라이빗 존을 만졌어요.

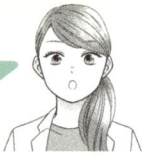

A 장난이라도 만지는 것은 피해야 해요.

놀이라도 프라이빗 존을 만지거나 일부러 보면 안 돼요. 치마를 올리거나 바지를 벗기는 것도 안 돼요! 프라이빗 존을 보고 만지면 상대가 오해할 수도 있어 매우 위험해요. 친구가 장난치며 만진다면 '중요한 부분이니까 그만해', '내가 기분 나쁘니 사과해'라고 말해요.

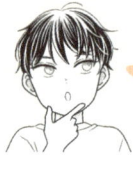

Q 엉덩이를 보여 주면서 다른 사람을 웃기는 것도 안 돼요?

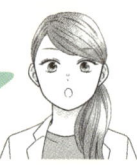

A 프라이빗 존은 다른 사람에게 보여 주는 것이 아니에요.

프라이빗 존을 보여 주면 안 돼요. 범죄로 이어지기도 하고 불쾌하게 생각하는 사람도 많아요. 무엇보다 몸의 소중한 부분을 다른 사람에게 보여 주는 것은 스스로 몸에 상처를 입히는 일이에요. 또 프라이빗 존에 관한 이야기를 재미있어하는 것도 그만두세요. 이를 '음담패설'이라고 하는데 들으면 기분이 나빠지는 사람도 있어요. 원치 않는 것을 봐서 기분이 나쁘고 들어서 기분이 나쁜 것도 폭력이에요.

이것만은 꼭 기억해요

1. 프라이빗 존뿐만 아니라 신체의 어떤 부분도 본인의 허락 없이 만져서는 안 돼요.

2. 입과 프라이빗 존은 서로 사랑하는 상대와 성적인 행위를 할 때 사용하는 중요한 곳이에요.

3. 프라이빗 존을 보여 주고 만지게 하거나 만지고 보고 싶어 하는 사람은 조심해야 해요.

4. 프라이빗 존은 비록 장난이라도 억지로 만지고 보여 줘서는 안 돼요.

5. 내 몸은 나의 것. 상대가 가족과 친구, 선생님이라도 제멋대로 만지게 하지 않아요.

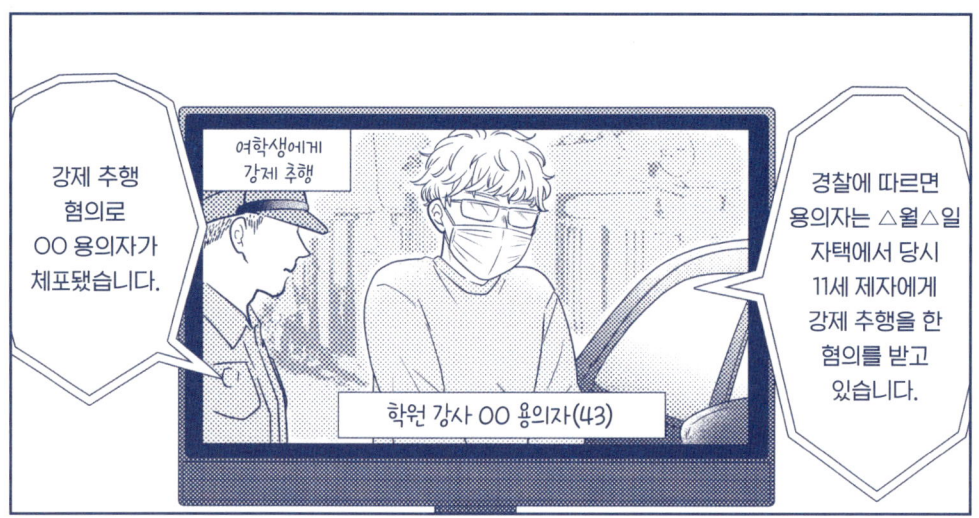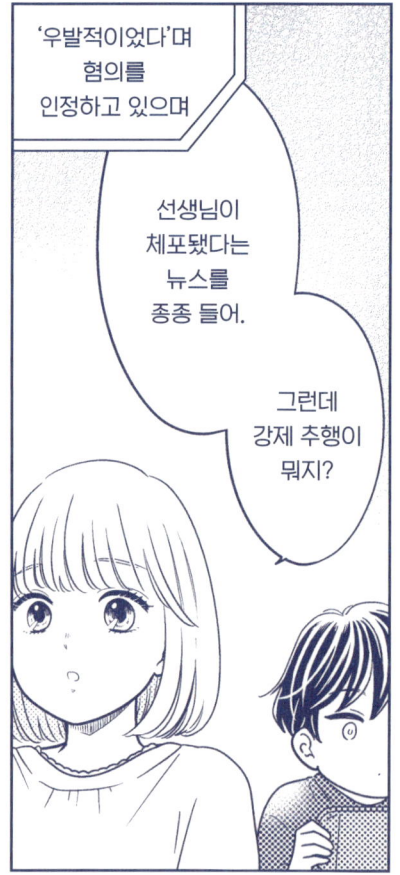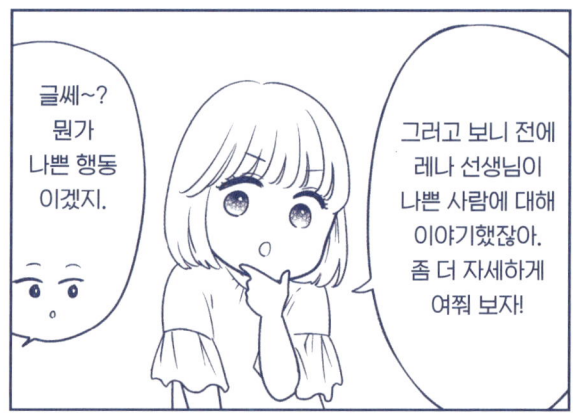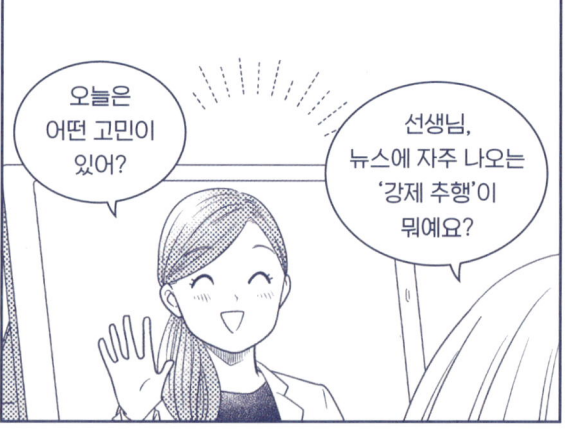

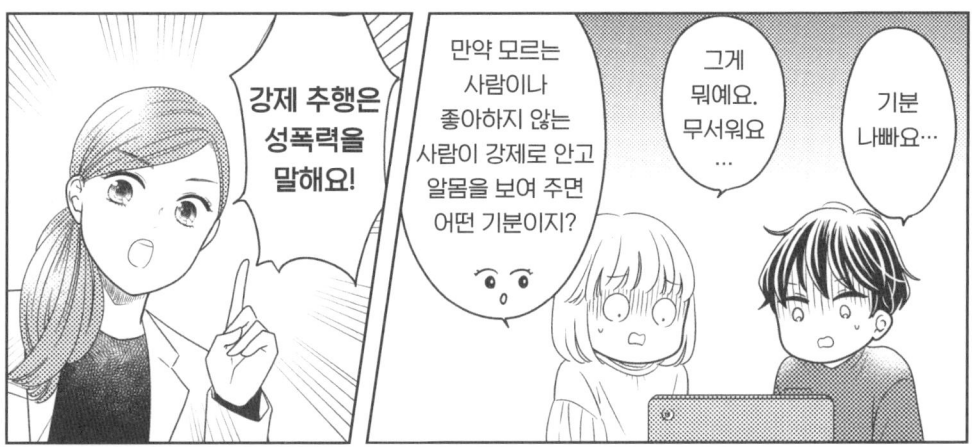
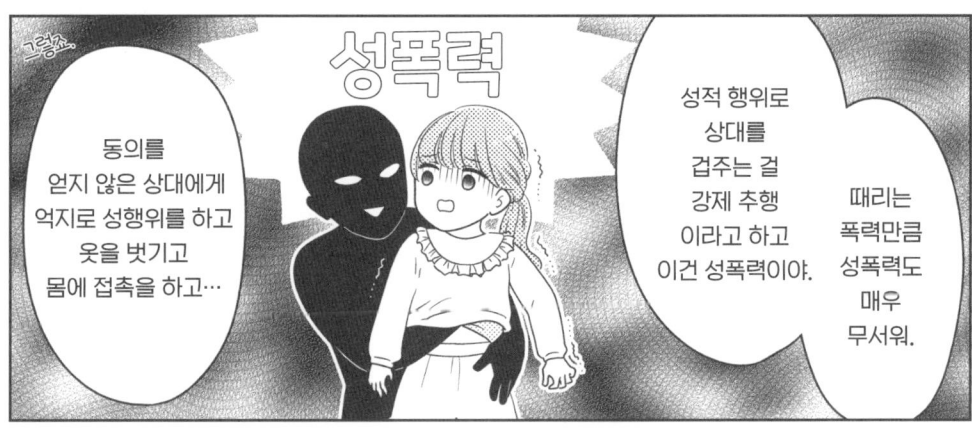
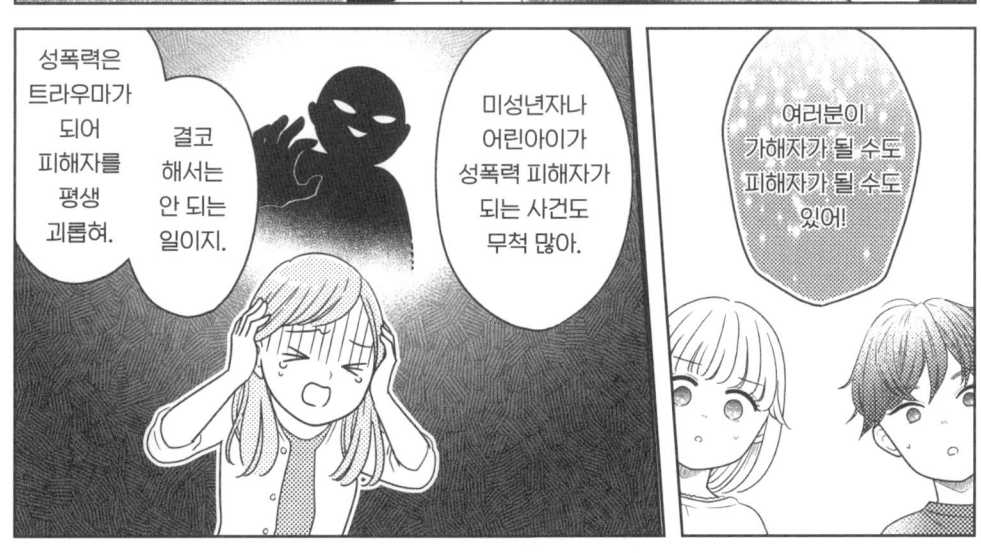

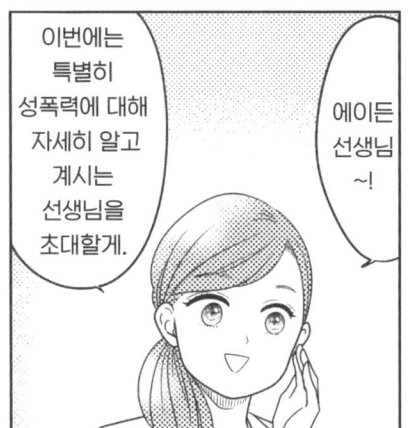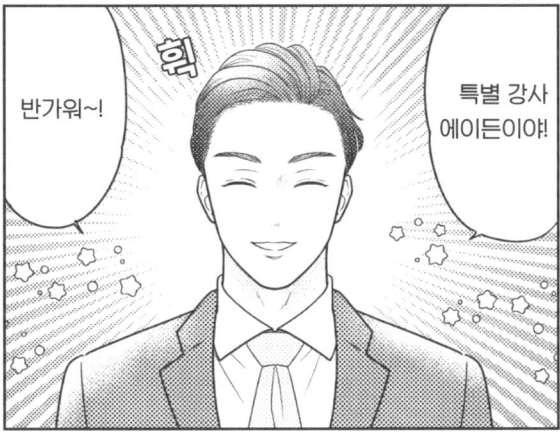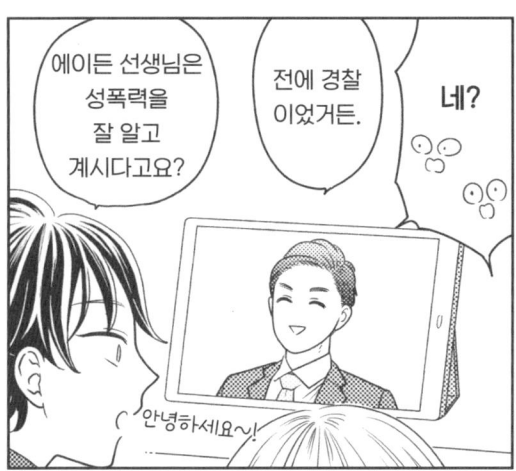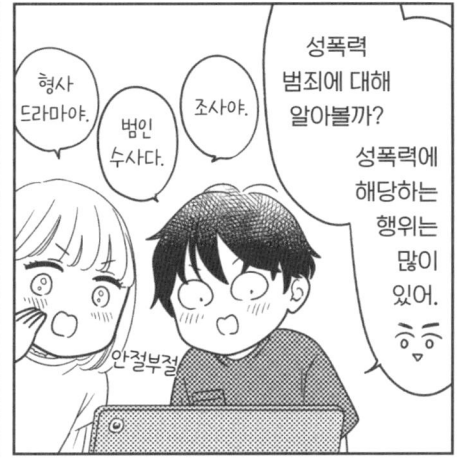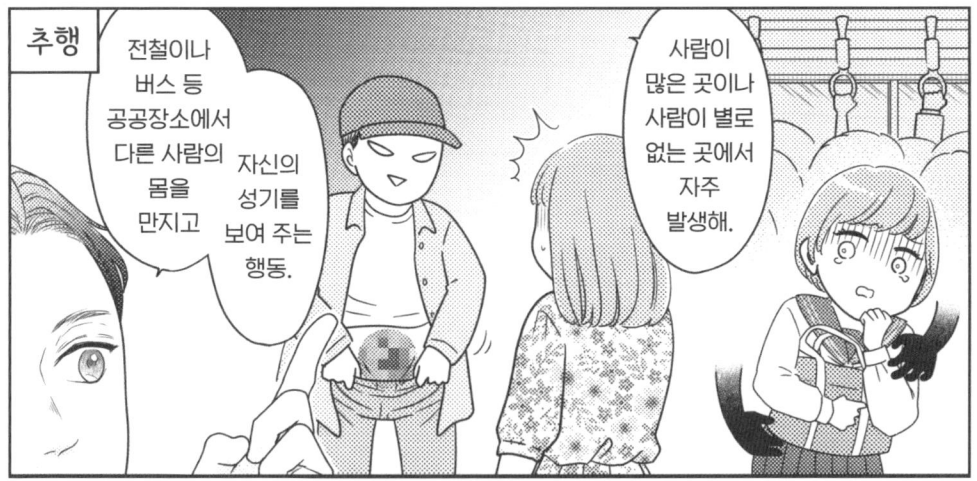

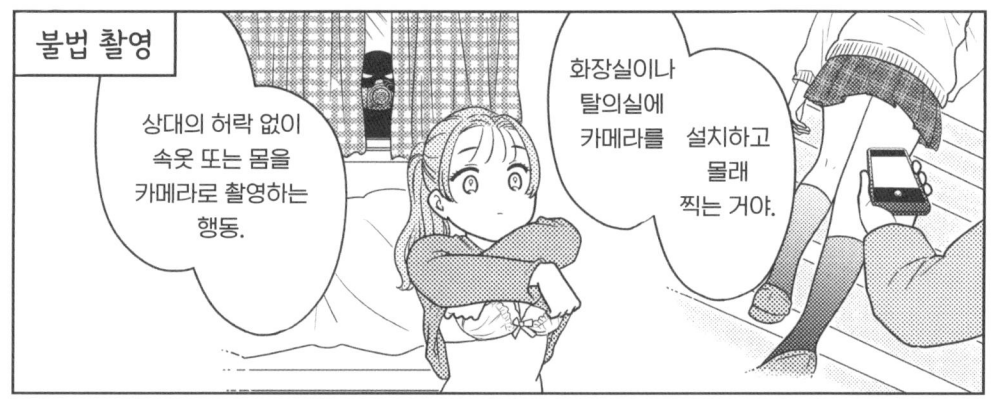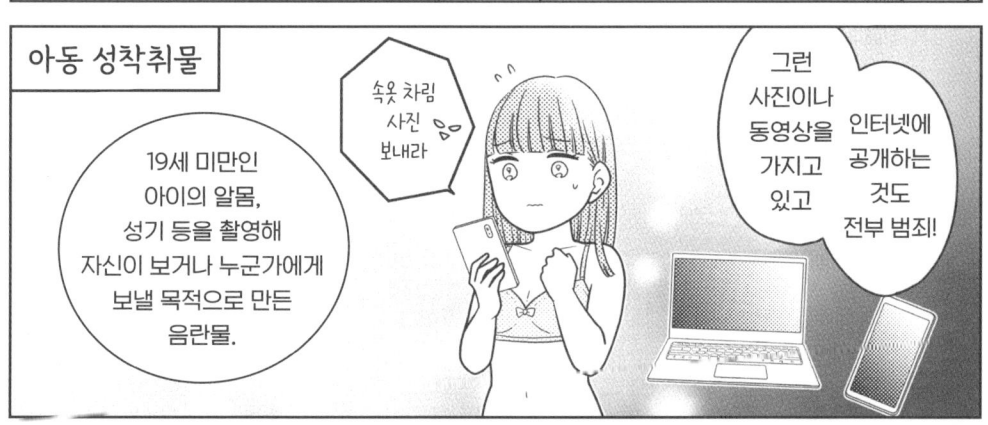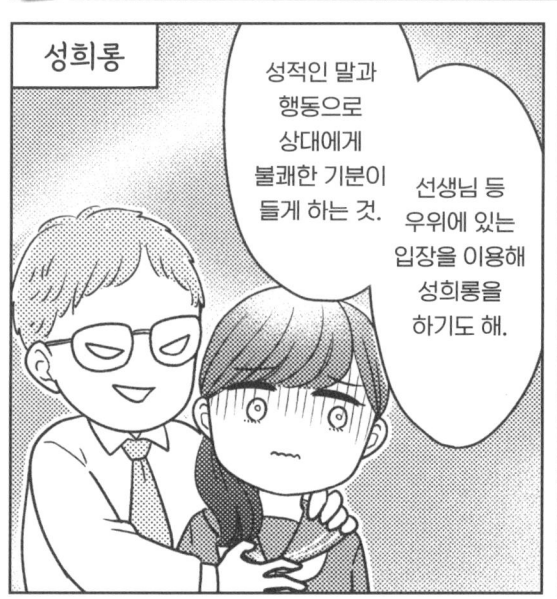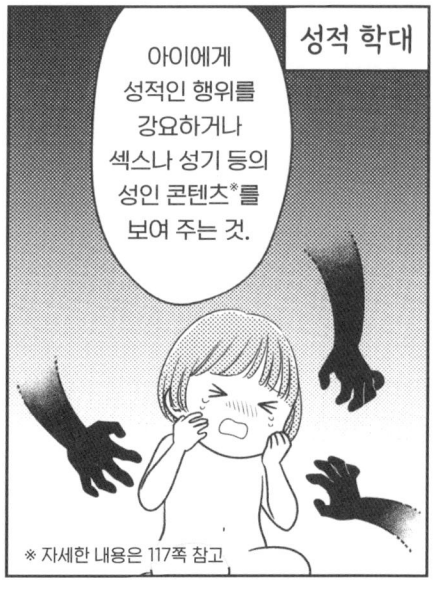

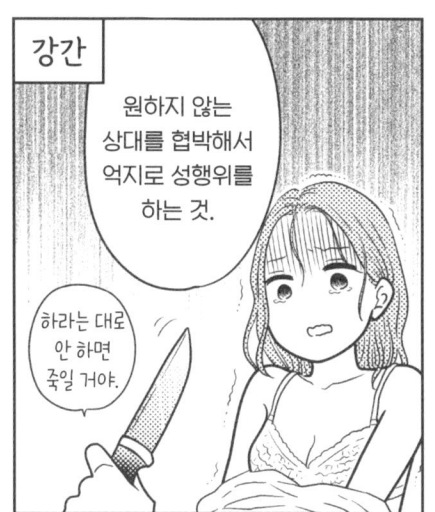
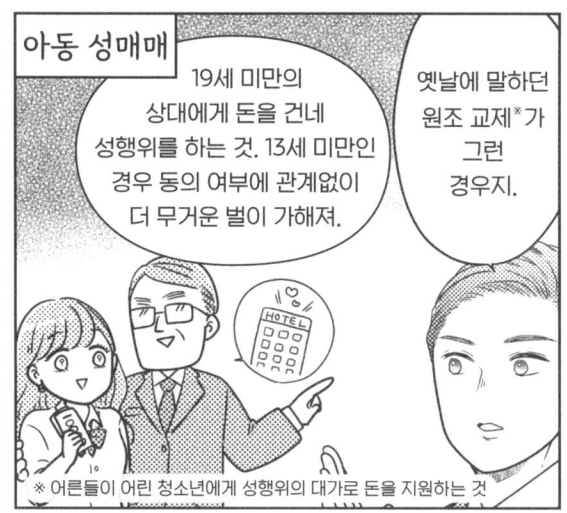
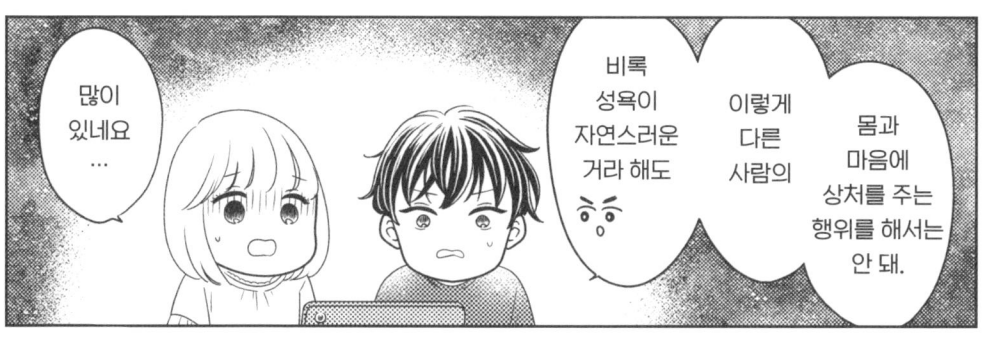
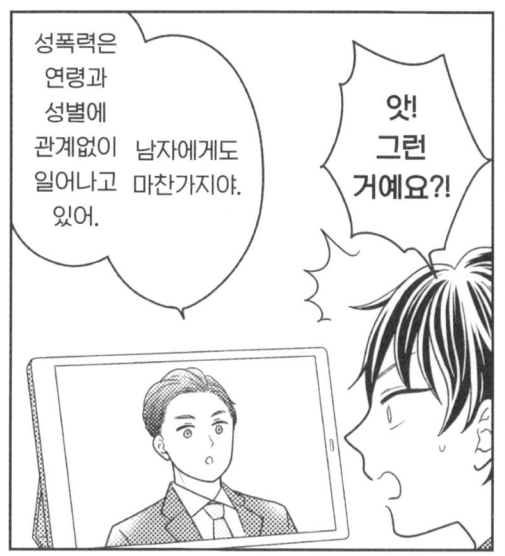
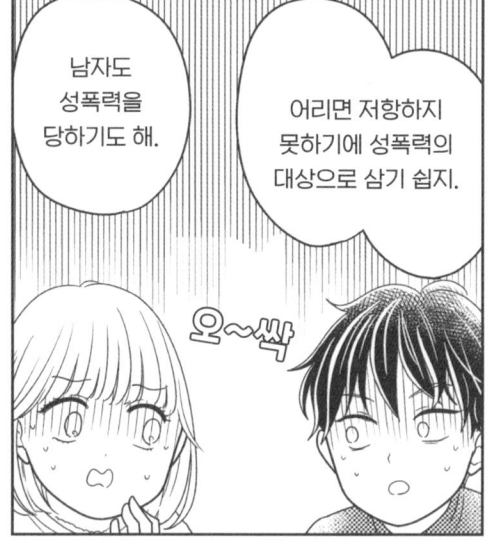

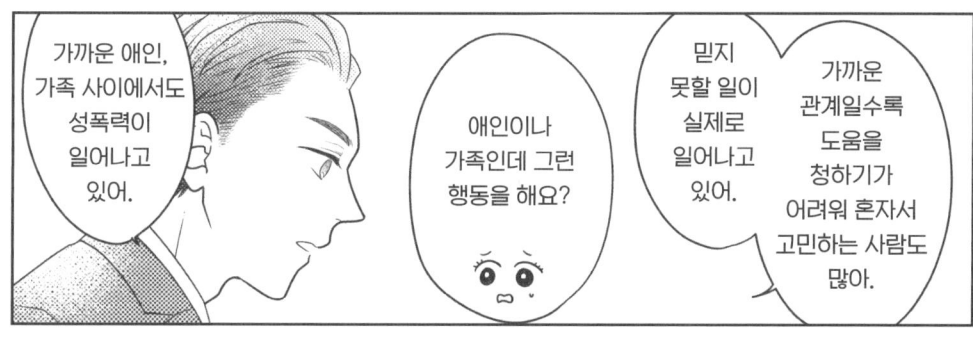
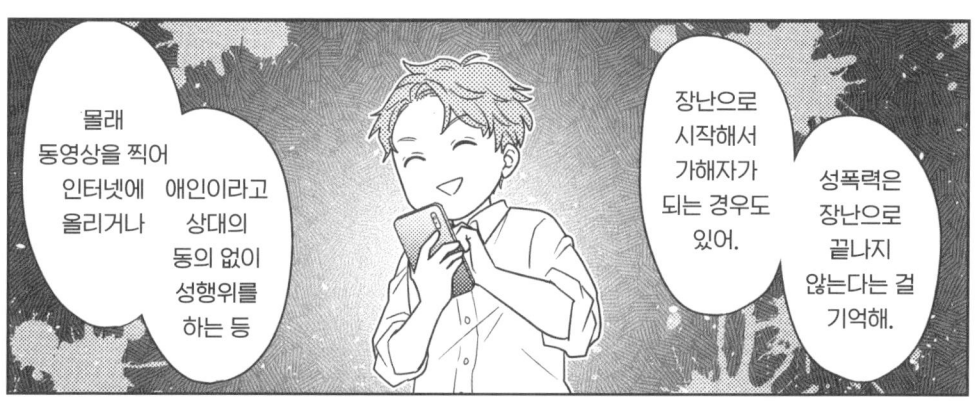
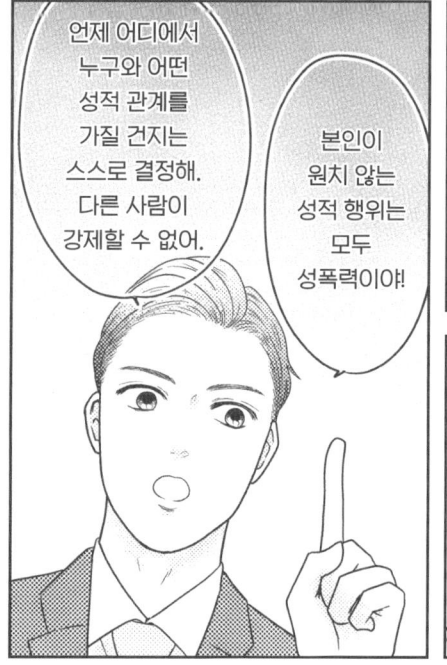
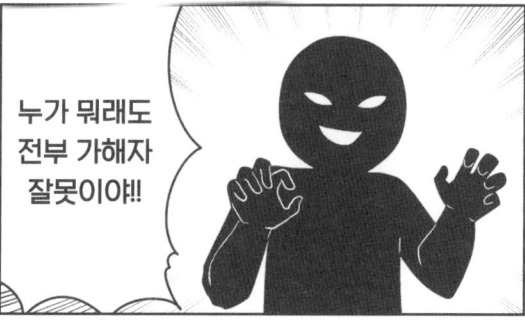
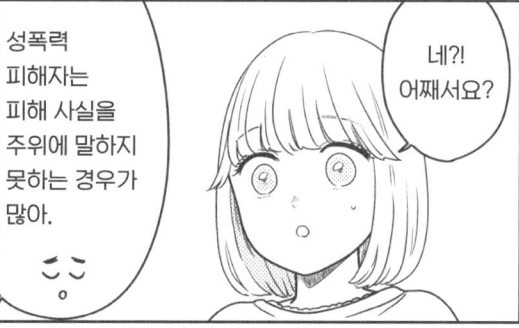

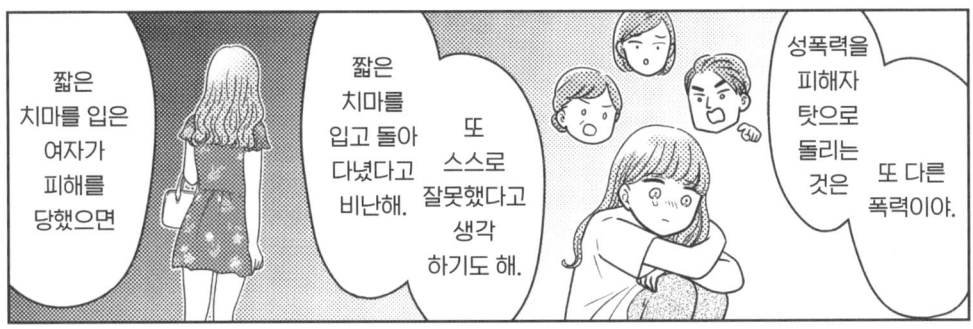

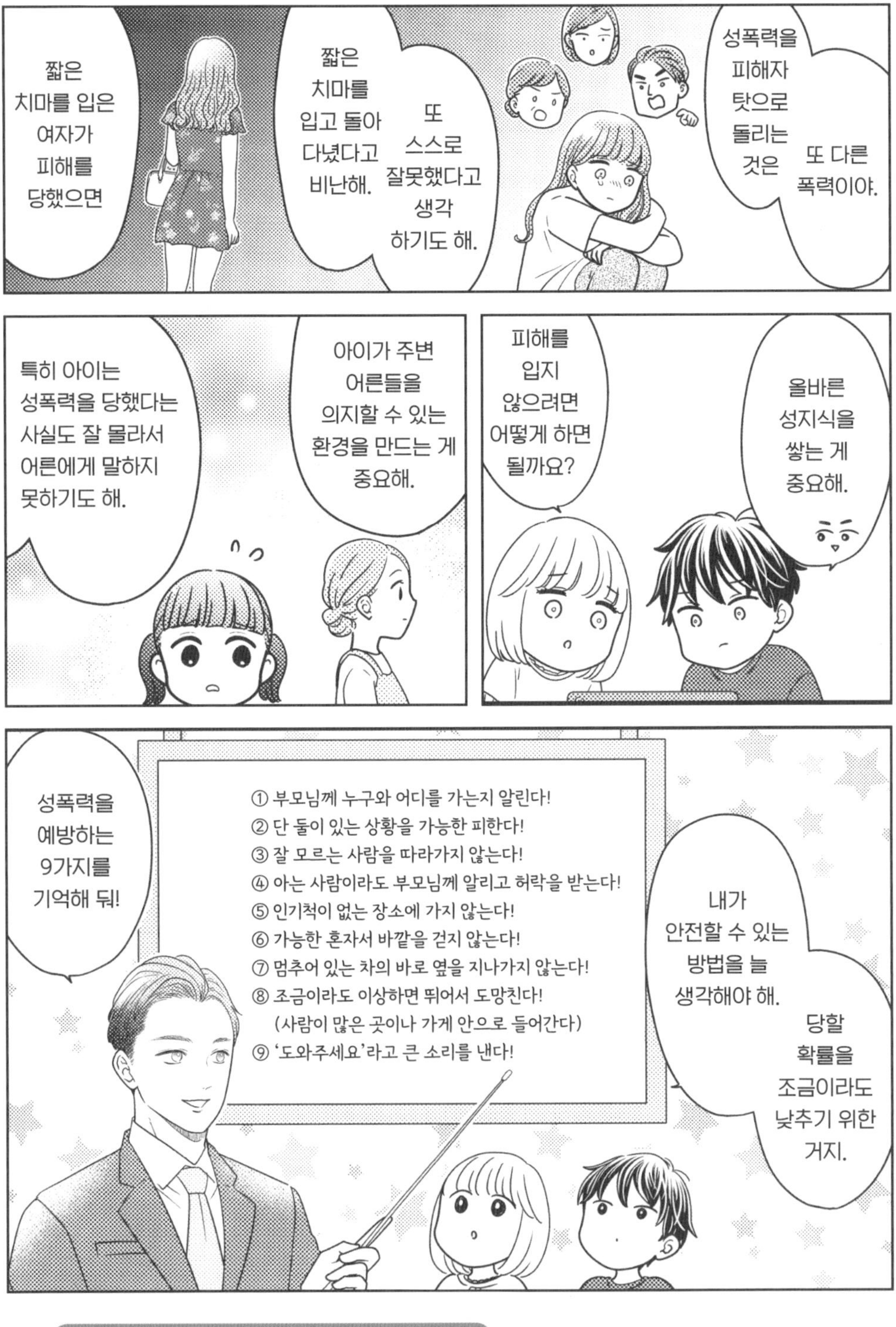

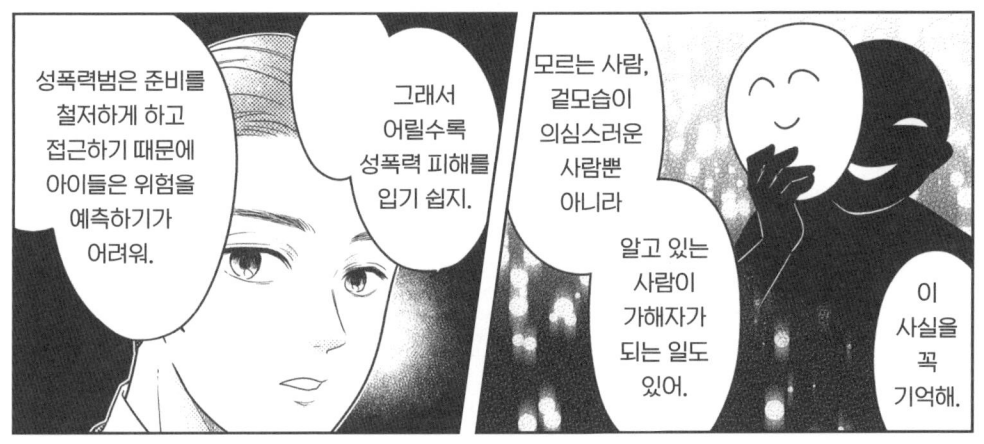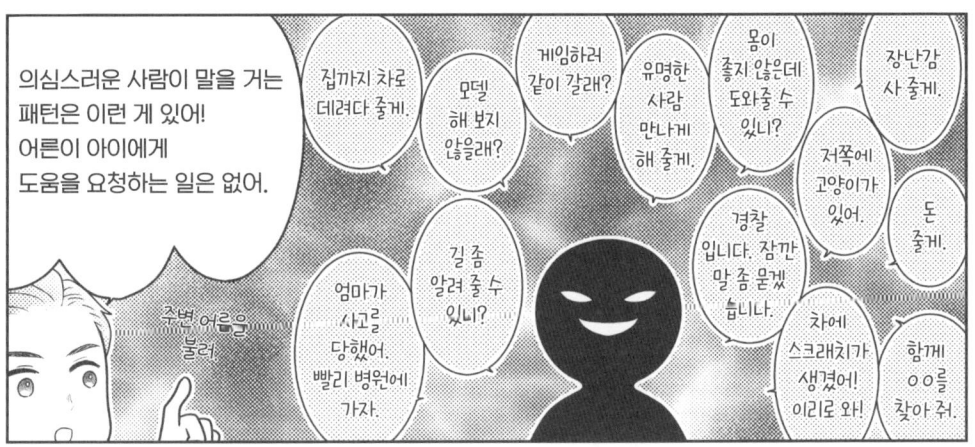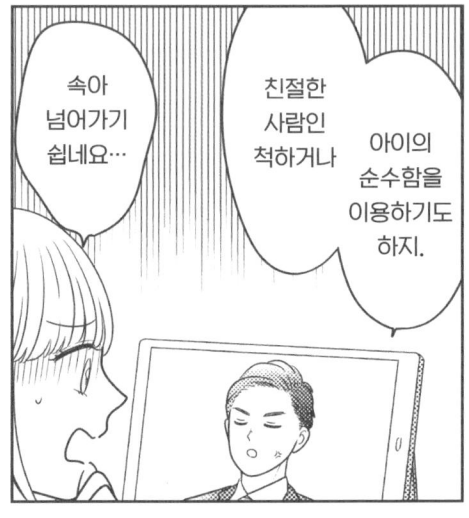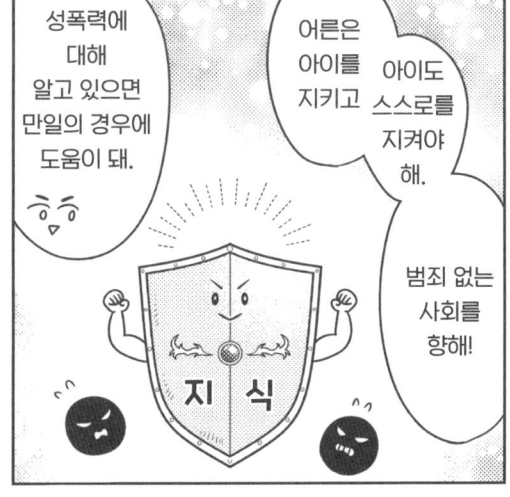

궁금해요!

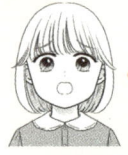

Q 성폭력은 언제 일어나기 쉬운가요?

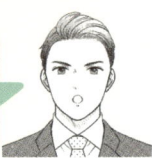

A 다른 사람이 보지 못하는 장소에서 권력 관계를 이용할 때가 많아요.

가해자는 방 안이나 아무도 없는 곳, 사람이 많은 버스나 지하철 등 도망칠 곳이 없는 곳에서 폭력을 휘둘러요. 반항하기 어려운 입장인 피해자는 속수무책으로 당하게 되죠. 또 선생님과 제자, 직장 상사와 부하처럼 상하가 있는 관계일수록 쉽게 폭력이 발생해요.

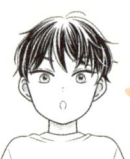

Q 연인 사이면 어떤 행동이라도 성폭력이 아닌가요?

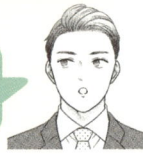

A 상대를 존중하지 않는 성행위는 모두 성폭력이에요.

연인이나 부부 사이에도 성폭력은 있어요. '사랑하니까'라며 상대가 싫어하는데도 강제로 섹스를 하거나 피임을 하지 않는 것도 성폭력이에요. 때리거나 위협을 하는 '데이트 폭력'도 있어요. '가족이니까', '연인이니까' 하며 넘어가면 안 돼요. 친밀한 관계라서 벗어나기 힘든 경우가 대부분이니 상담 기관에 도움을 요청하세요.

• 이것만은 꼭 기억해요 •

1. 성폭력은 상대의 동의를 얻지 않고 성적인 행위를 하는 것으로 범죄예요.

2. 미성년자나 어린아이, 남자아이 등 연령이나 성별에 관계없이 누구나 가해자도 피해자도 될 가능성이 있어요.

3. 가족이나 선생님, 친구나 이웃 등 가까운 사람에게 성폭력을 당하는 일도 있어요.

4. 성폭력 피해자가 비난받는 일이 있어서는 안 돼요. 잘못은 100% 가해자에게 있어요.

5. 성폭력 범죄를 예방하기 위해서는 누구나 올바른 성지식이 필요해요.

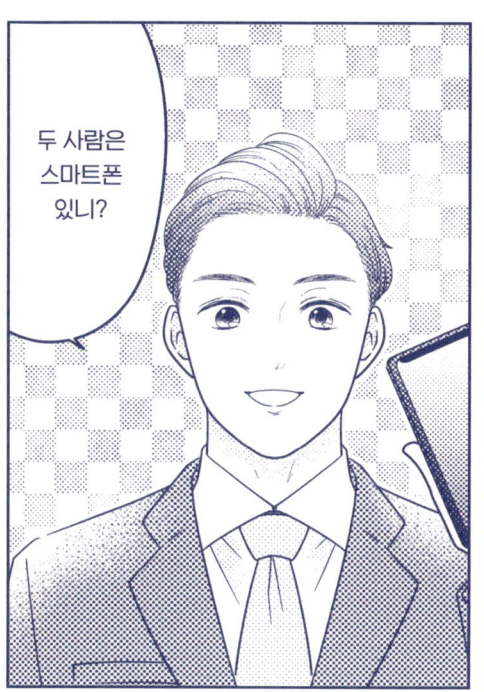
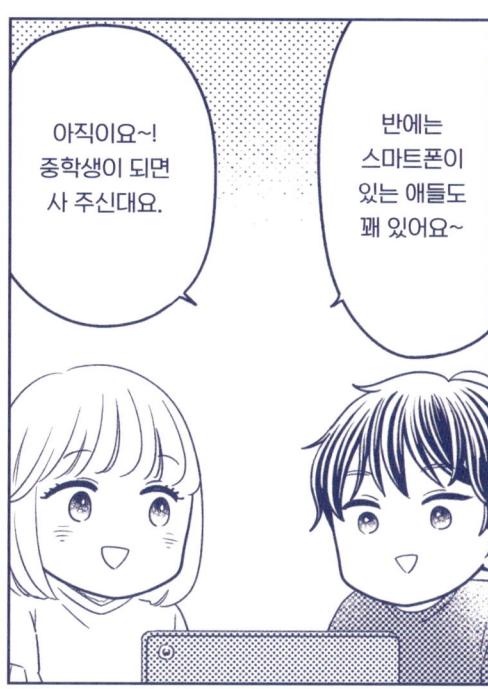
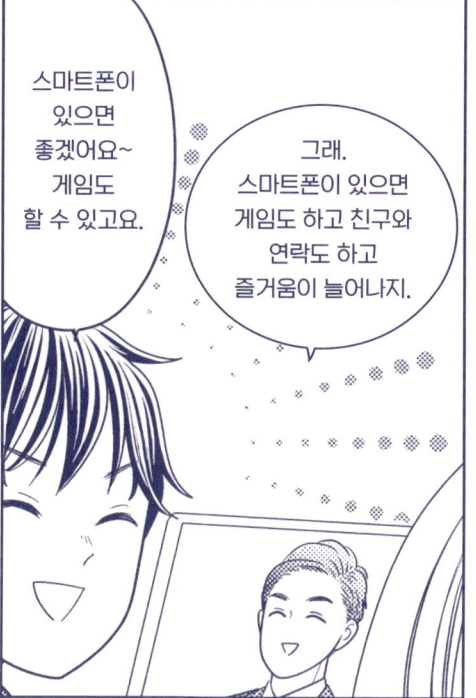
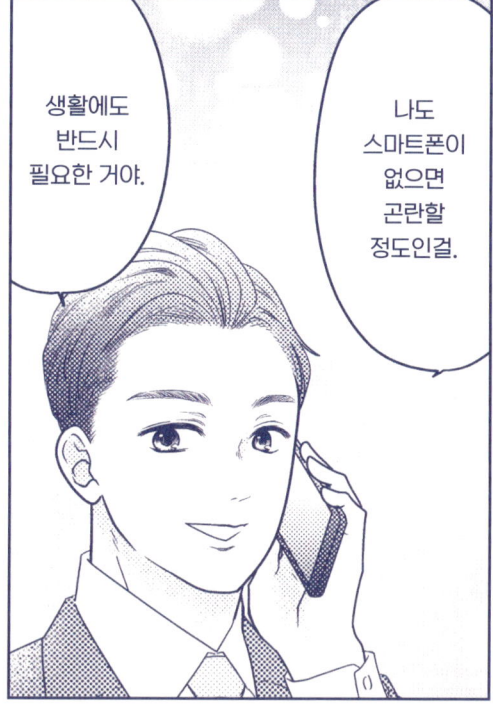

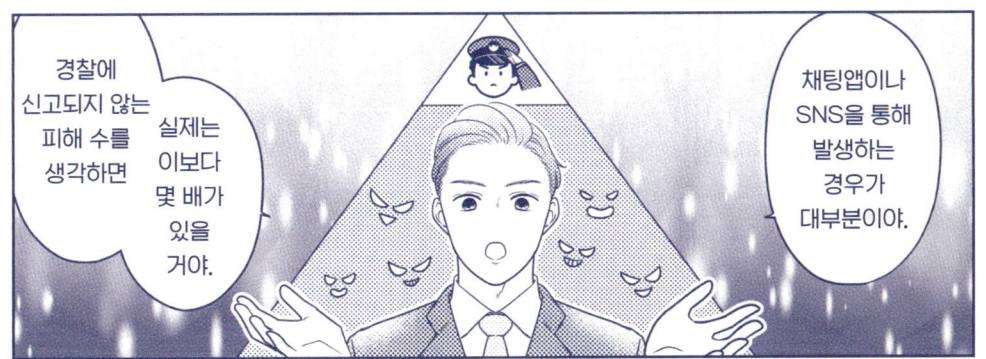

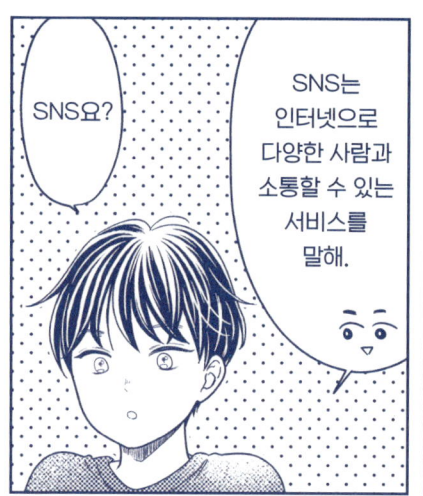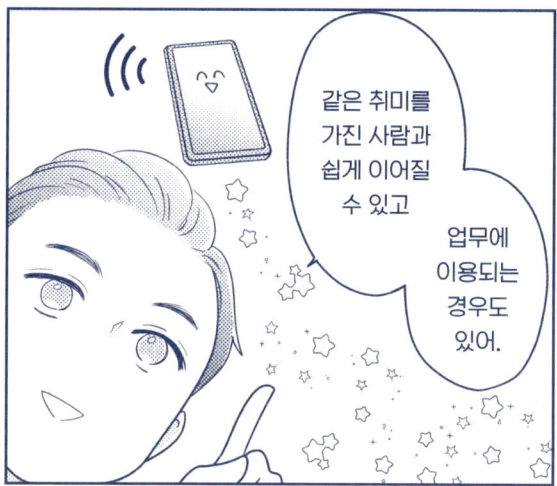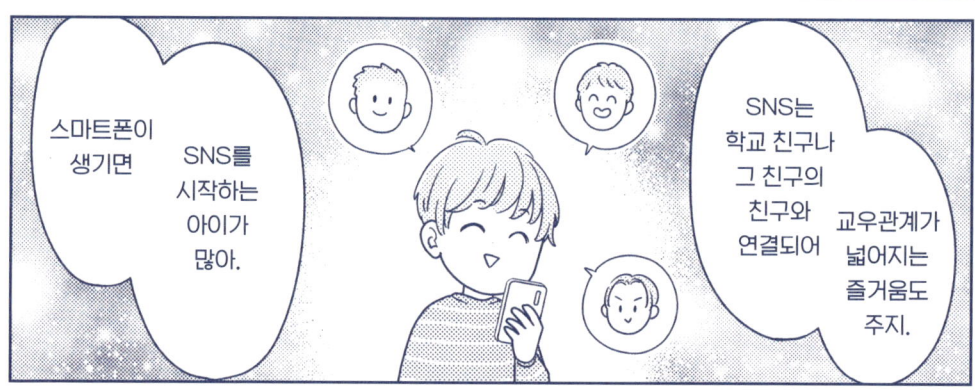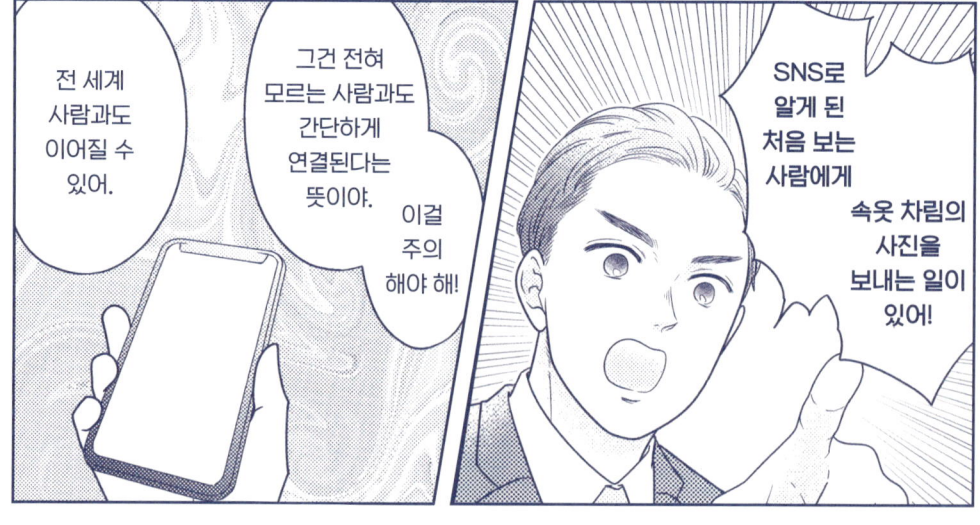

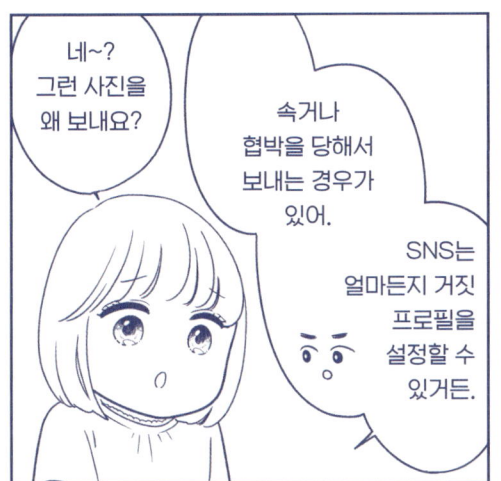
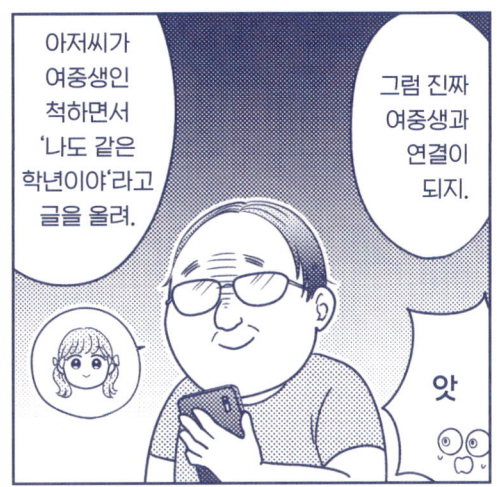
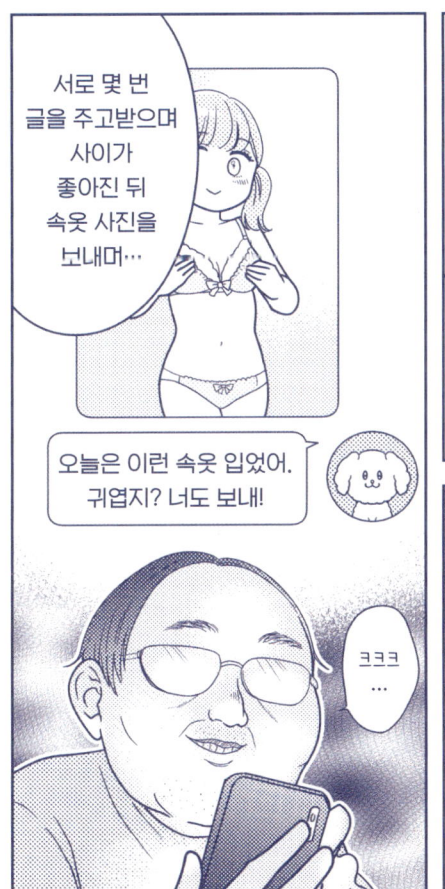
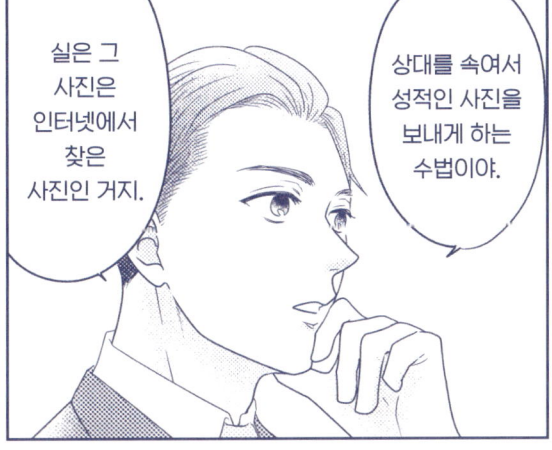
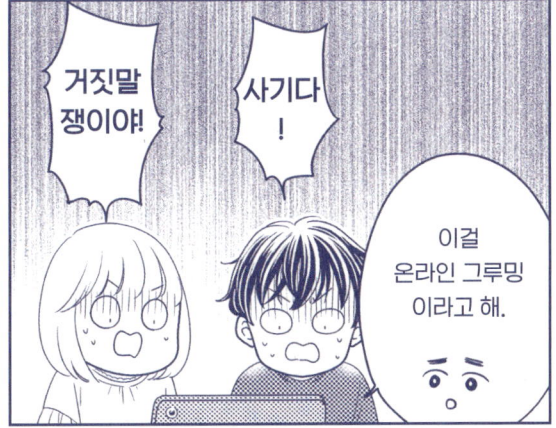

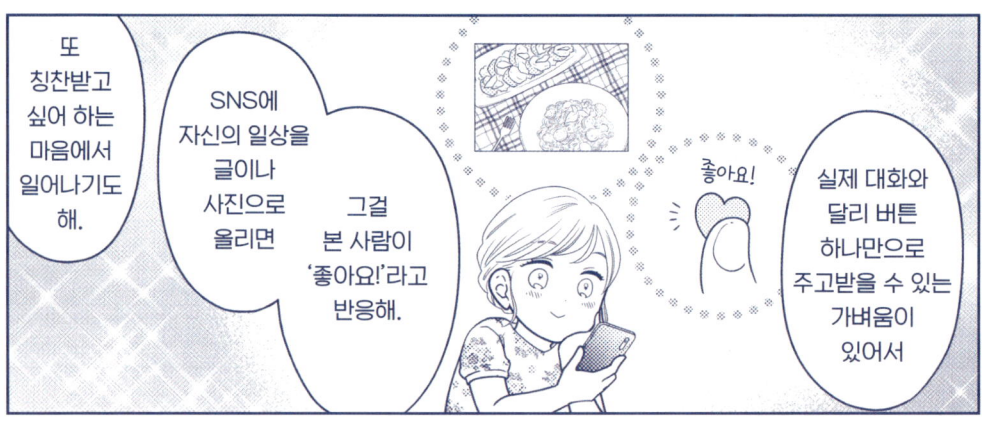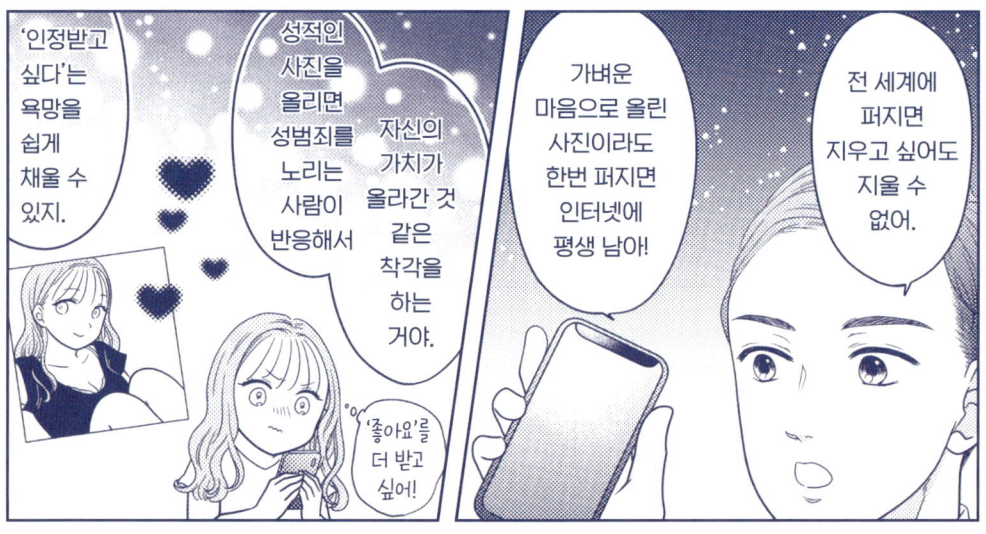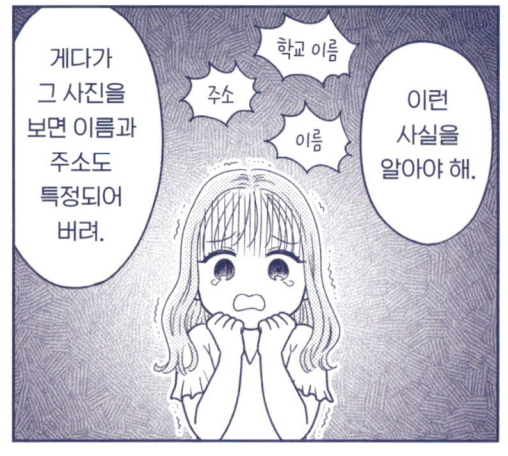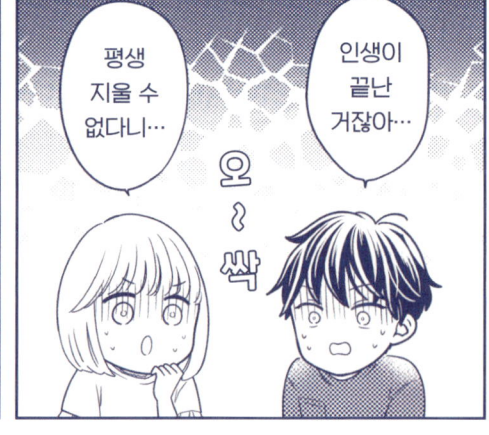

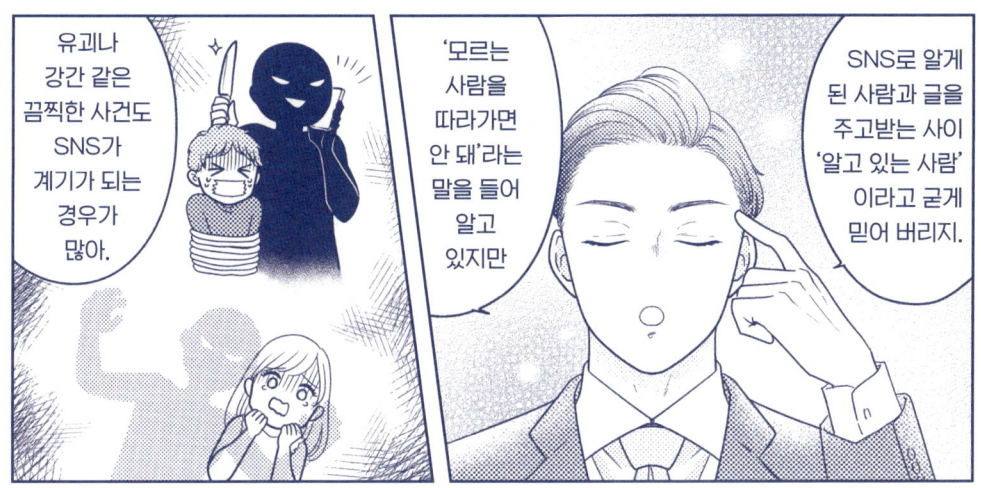

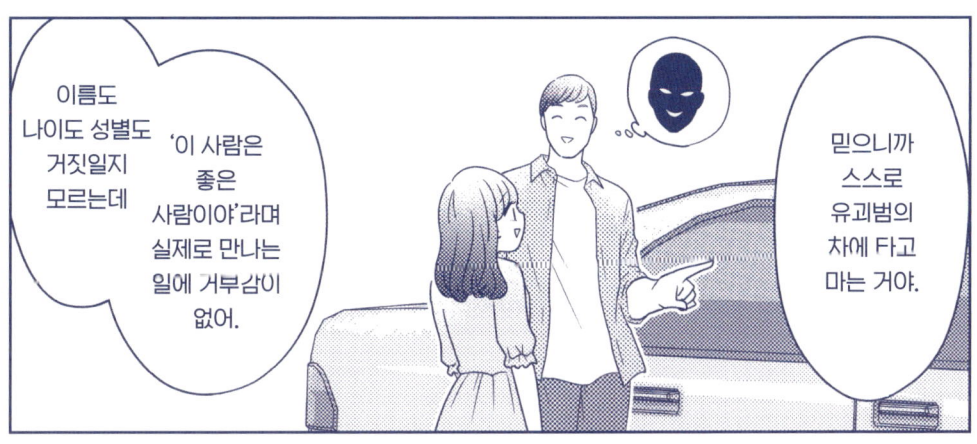

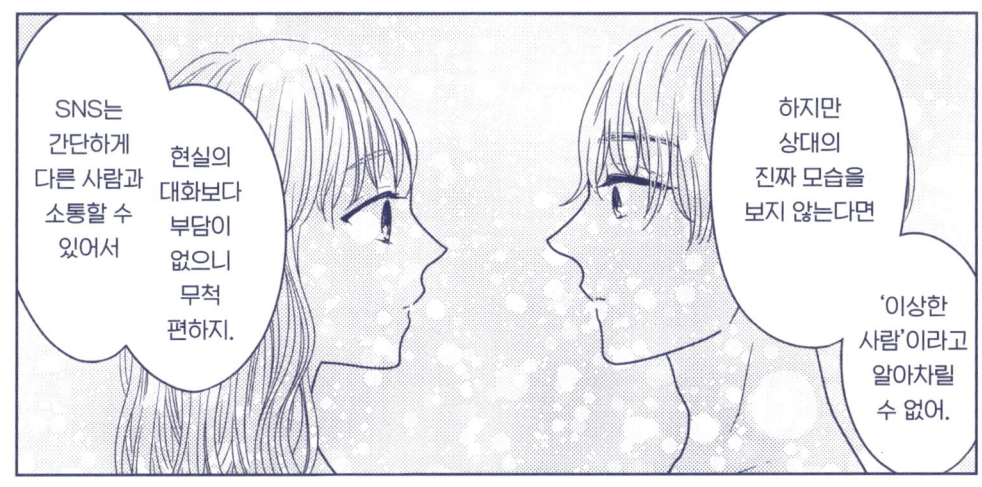

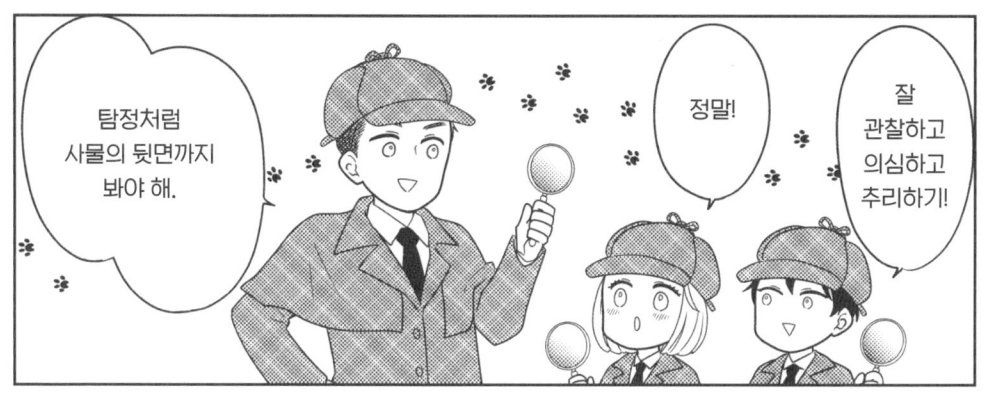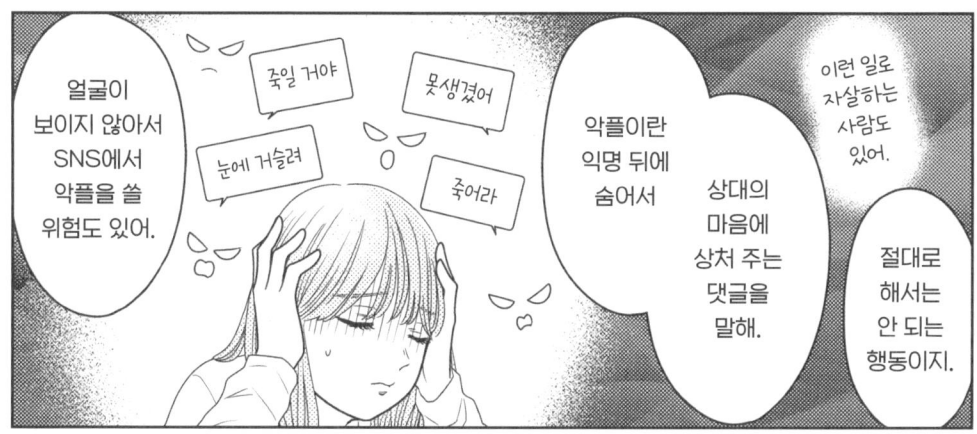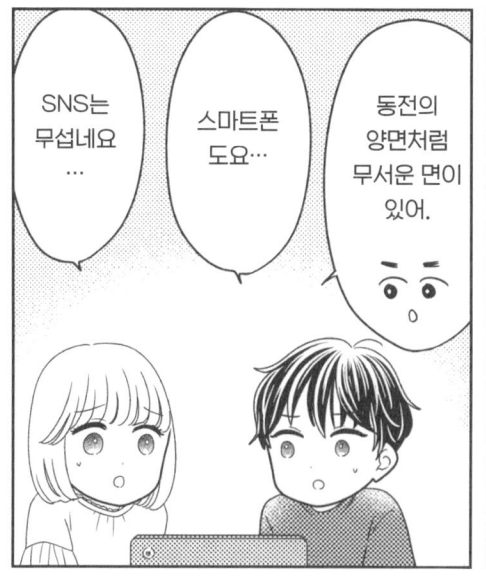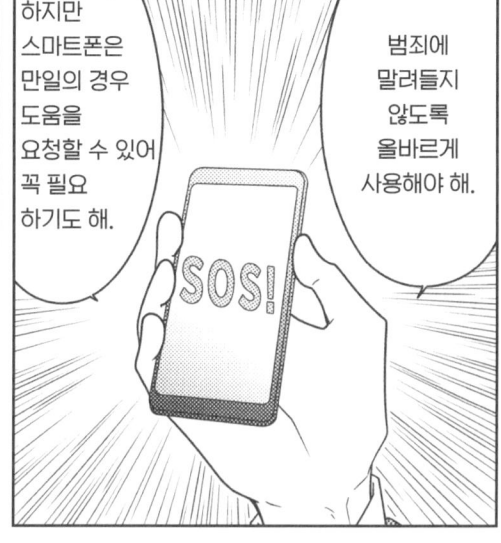

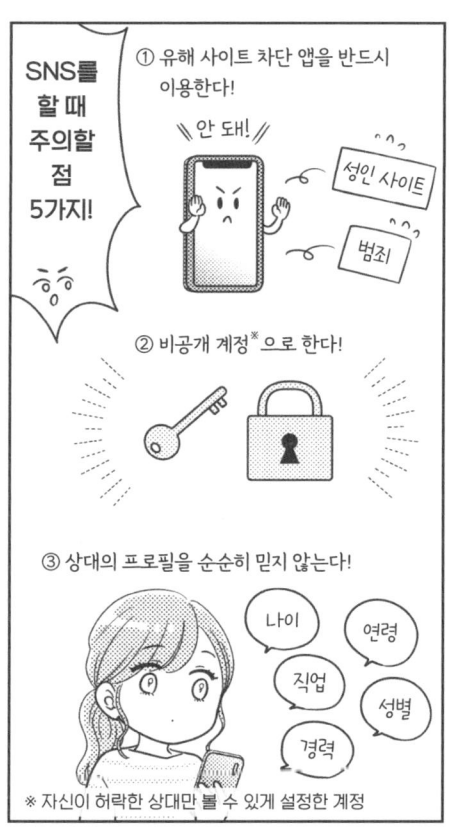
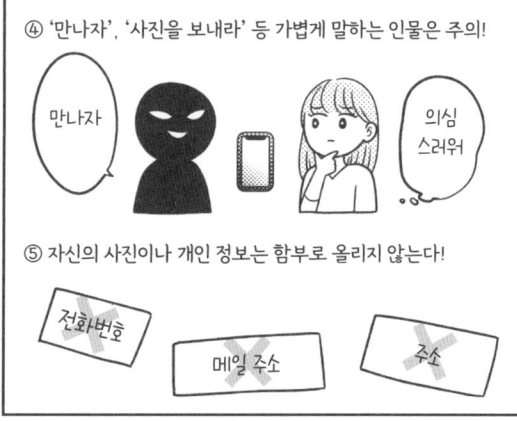
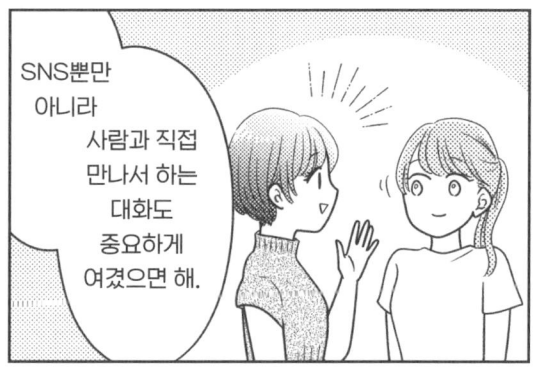
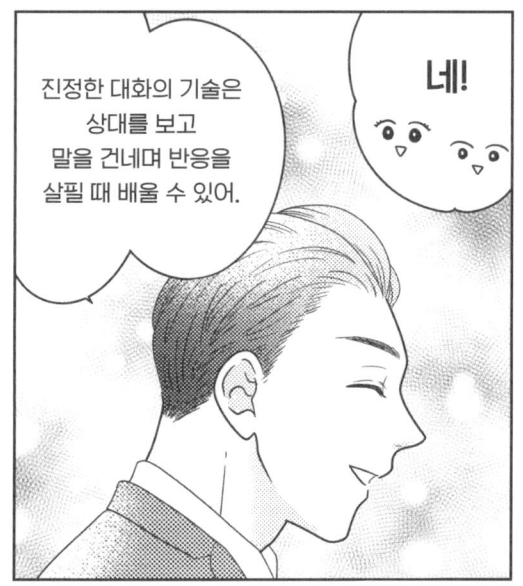
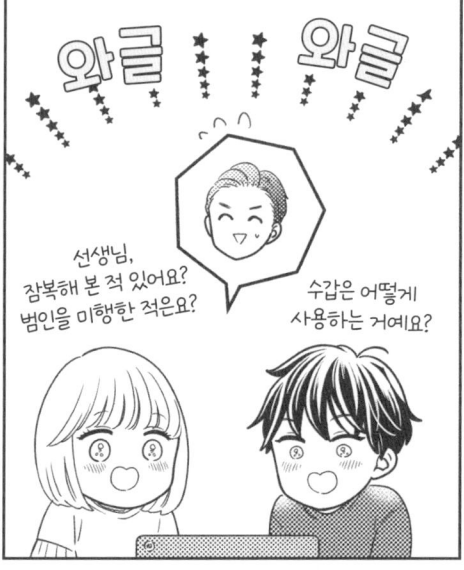

궁금해요!

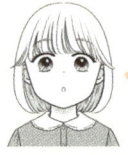

Q SNS에 사진을 올릴 때 주의할 점이 있나요?

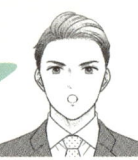

A 배경으로 찍힌 것을 세심하게 살펴보세요.

비록 닉네임을 사용하고 있어도 사진에서 많은 정보를 알아 낼 수 있어요. 여러분이 어디의 누구인지 특정해 스토커 피해로 이어지는 경우도 있어요. 방의 창문 밖 풍경 등 살고 있는 장소를 알 수 있는 사진, 이용하고 있는 지하철역이나 학교 이름을 알 수 있는 내용은 절대로 올리지 않아요. 공개 범위를 친구로 한정하고 사진을 올리기 전에 구석구석까지 체크하는 습관을 들이세요.

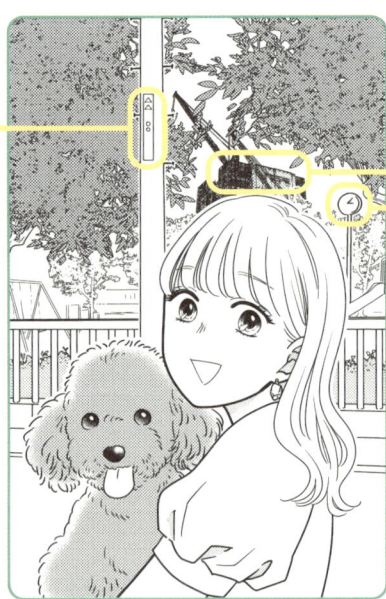

전봇대에는 선로 번호와 전봇대 번호가 있는 판이 붙어 있어서 사진을 확대하면 주소를 특정할 위험이 있어요.

건설 중인 빌딩이나 아파트는 장소를 특정하는 표시가 되기 쉬워요.

시계가 있으면 몇 시에 개와 산책을 하고 있는지 등의 행동을 알 수 있어서 상대가 숨어서 기다리는 경우도 있어요.

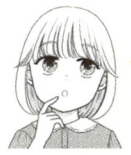
Q 연인 사이인데 성관계 동영상을 인터넷에 유포하기도 하나요?

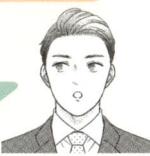
A 연인이 헤어지자고 해 보복성으로 올리기도 해요.

거절을 당한 것에 대한 보복으로 과거에 촬영한 상대의 알몸 사진이나 성관계 동영상을 무단으로 인터넷에 공개하는 경우도 있어요. 명백한 범죄로 해당 사이트에 삭제 요청을 하고 경찰에 신고해요. 또 교제 중이라도 함부로 자신의 알몸 사진을 찍지 못하게 하는 것이 가장 중요해요.

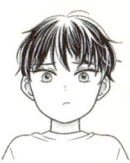
Q '사이버 따돌림'이 뭐예요?

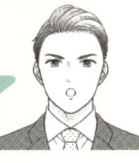
A SNS 등에서 특정한 사람을 따돌리는 거예요.

있지도 않은 소문을 SNS에 퍼뜨리거나, 친구들과 단체 SNS 채팅창을 만들어 특정 사람에게 반복적으로 심리적 공격을 가해 고통을 느끼도록 하는 거예요. 만약 사이버 따돌림을 당했다면 화면을 캡처해 증거를 남겨 두고 믿을 수 있는 어른에게 상담하세요.

궁금해요!

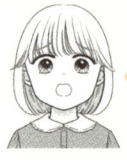

Q 만약 성폭력 피해를 당했다면 어떻게 하면 되나요?

A 여성긴급전화 등 전문 상담 창구에서 상담하세요.

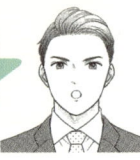

가족이나 친구에게 털어 놓기 어렵고 누구에게도 말하지 못하고 어떻게 하면 좋을지 모를 때는 여성긴급전화(1366) 등 전용 상담 창구로 상담하세요. 경찰에게 신고하거나 산부인과에 가기 어려운 경우 등 여러 가지를 상담할 수 있어요. 매우 고통스럽겠지만 가만히 있지 말고 도움을 청하는 것이 가장 중요해요.

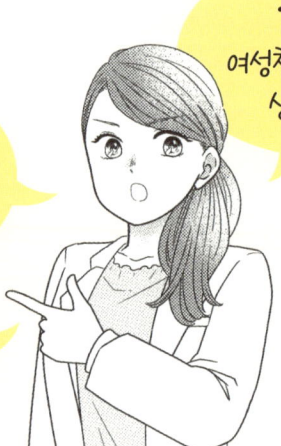

112로 신고하면 여성청소년 담당 경찰관이 상담하고 도와줘요!

모든 여성 폭력 피해 상담과 초기 지원은 1366에서!

학교폭력 신고는 117

성폭력 피해를 당했을 때 알아 둬야 할 4가지

① 1366으로 전화한다

신변의 안전을 취할 수 있는 장소에서 조금 진정된 후에 전화해 주세요. 1366은 1년 365일에 1을 더한 숫자로 즉각적이고 충분한 서비스를 제공한다는 의미예요. 전국에 18개소가 24시간 운영 중이며 상담소, 보호시설, 사회복지기관, 의료기관은 물론 수사기관, 법률기관과의 연계를 도와 문제를 해결하도록 지원해 줘요. 상담 내용은 사소한 것이라도 괜찮아요. 전화뿐 아니라 카카오톡, 인터넷 채팅 등의 상담도 지원해 주고 있어요.

② 샤워를 하지 않는다

경찰은 범인을 특정하기 위해 체액(정액이나 침, 땀 등)을 피해자의 옷과 몸에서 채취하기도 해요. 기분이 좋지 않아 바로 샤워로 씻어 없애고 싶은 마음은 이해해요. 하지만 상대가 손을 대거나 성기를 밀어붙인 부위, 핥은 부위 등이 있다면 증거를 위해서라도 가능한 한 샤워는 하지 않아야 해요.

③ 병원에 간다

성기 접촉을 동반한 성행위를 하지 않은 경우에도 접촉한 부위에 따라서 성병이나 임신을 할 가능성도 있어요. 가능한 빠르게 산부인과에서 진찰을 받으세요. 1366으로 전화해서 상담을 받으면 경찰로 연락이 가서 동성의 경찰관이 동행할 수 있으며, 의료비 지원도 받을 수 있어요.

④ 경찰의 수사를 받는다

경찰에 피해 신고서를 제출하면 무료로 병원 진찰을 받을 수 있을뿐더러 사후피임약 등의 의약품도 처방받을 수 있어요. 또 피해자의 정신적인 피해를 지원해 주는 등 전문적인 지원도 받을 수 있어요. 무서워하지 말고 경찰에 신고하는 용기를 내세요.

이것만은 꼭 기억해요

1. SNS에서는 이름도 나이도 성별도 거짓으로 꾸밀 수 있으니 상대의 정보를 전부 믿으면 안 돼요.

2. SNS상에서 알게 된 사람과 직접 만나거나 사진을 주고받지 않아요.

3. 사진을 가벼운 마음으로 올리지 않아요. 개인정보가 특정되기 쉬워 위험해요.

4. SNS에 사진이나 동영상을 올릴 때 공개할 범위를 '친구만'으로 한정해요.

5. 성폭력 피해를 입었다면 혼자서 고민하지 말고 반드시 누군가에게 상담을 해요. 도움을 받을 수 있어요.

연애와 성별에는 다양한 형태가 있어요

다양한 성적 지향과 성 정체성
| 나답게 사는 것

세상에는 남자와 여자밖에 없다고 생각하나요? 사실은 성별에는 여러 가지가 있어요. 조금 어렵지만 멋진 어른이 되기 위해 알아야 할 젠더(Gender)에 대해 소개해요.

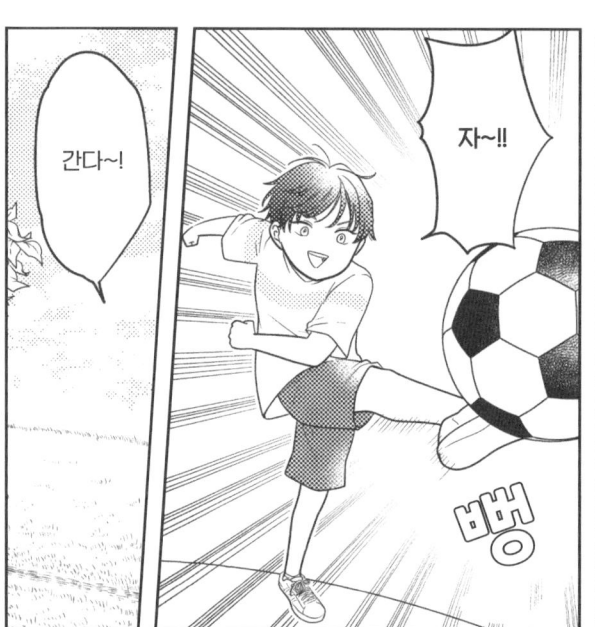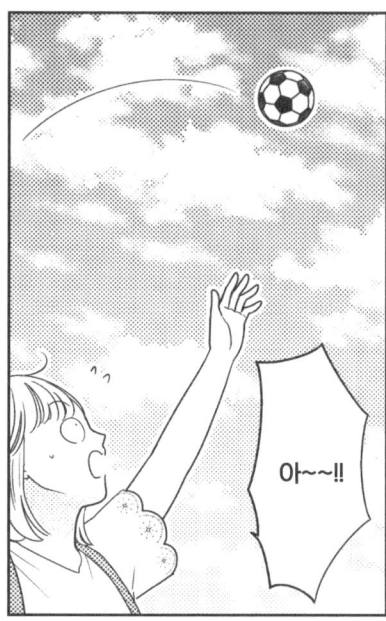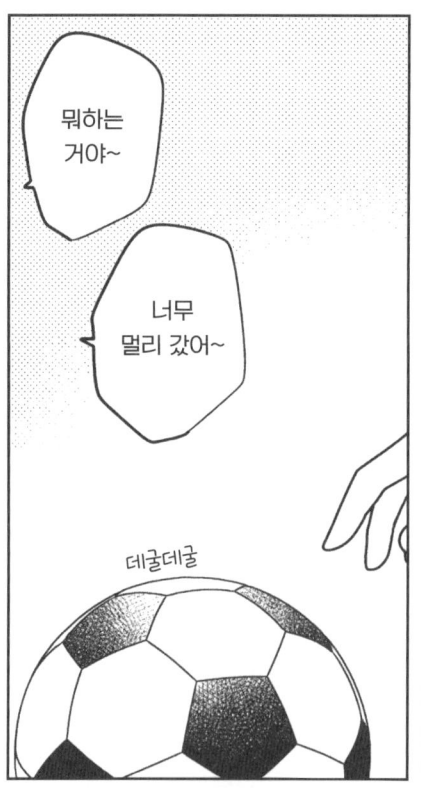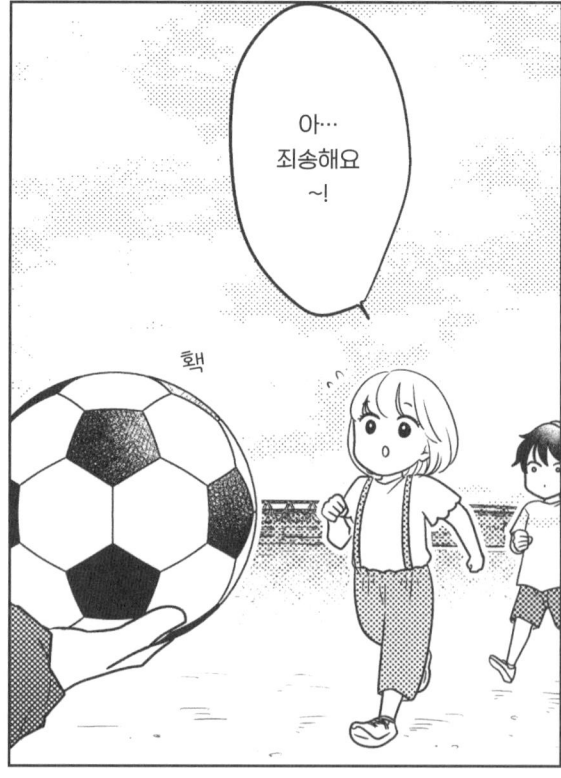

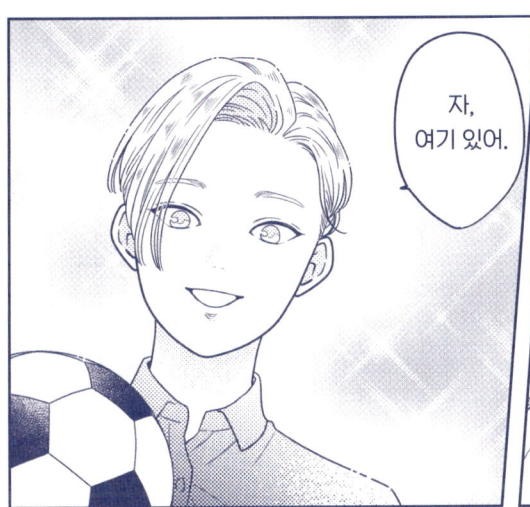
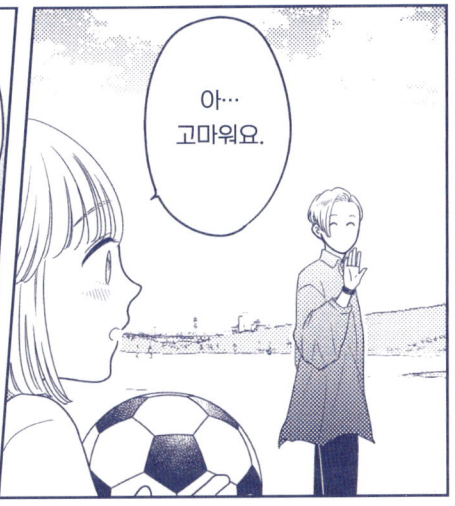
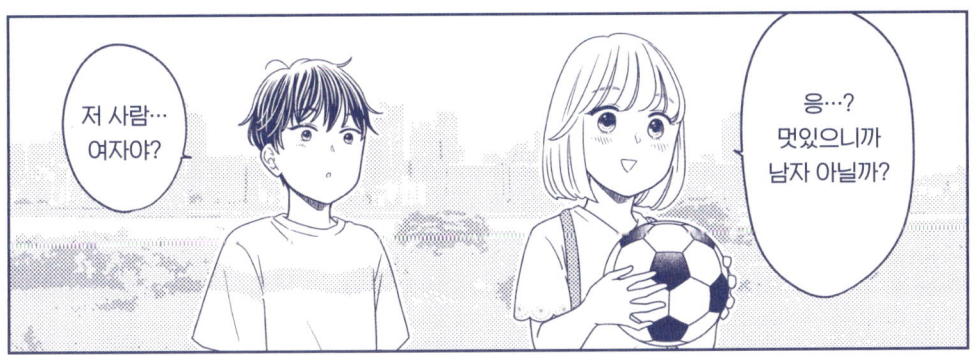
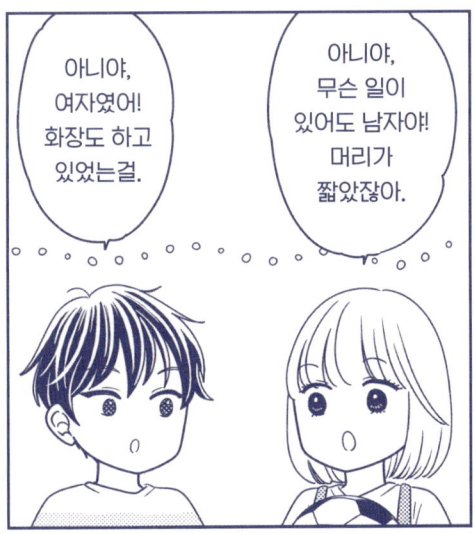
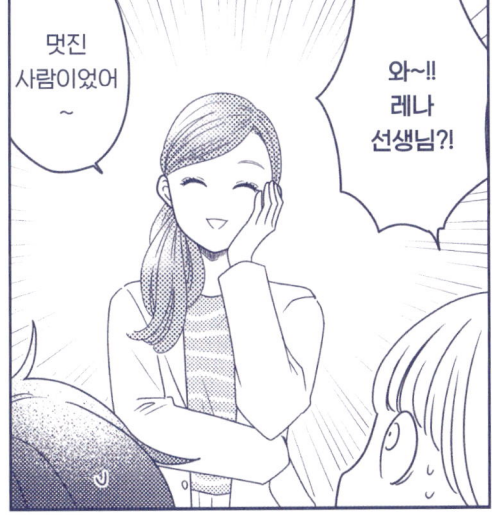

연애와 성별에는 다양한 형태가 있어요

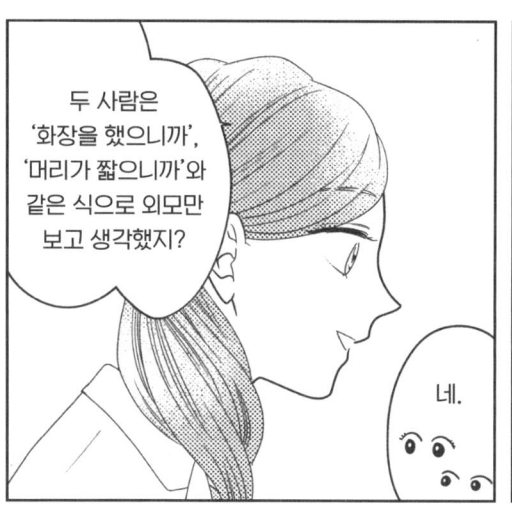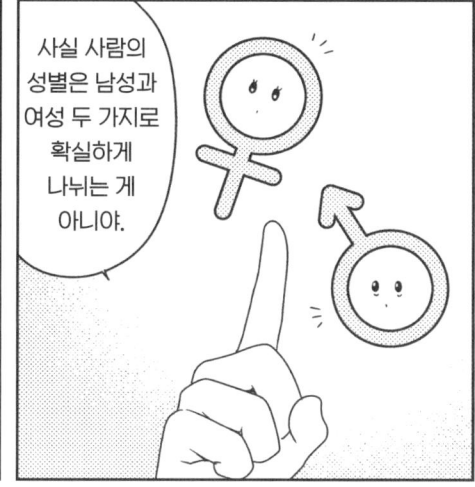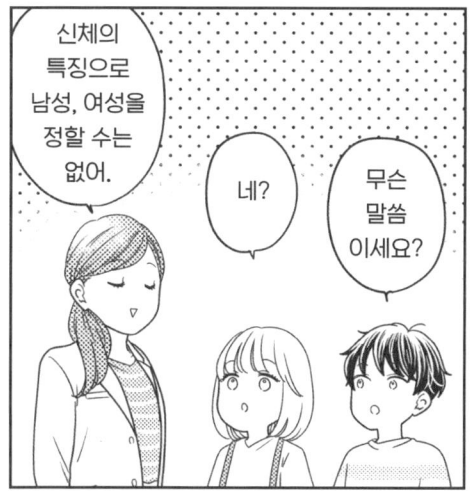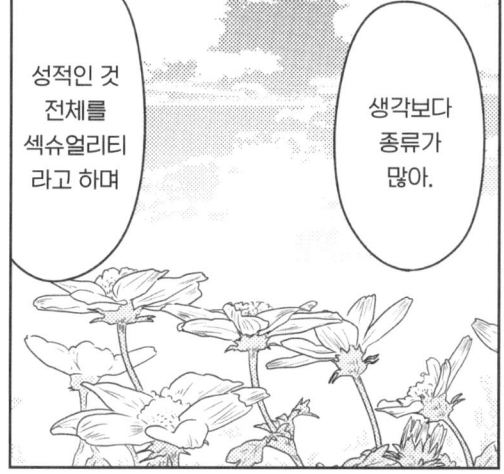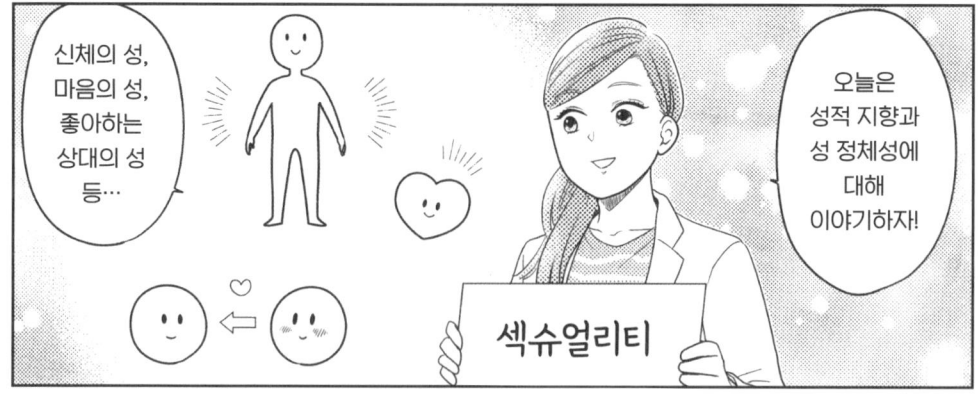

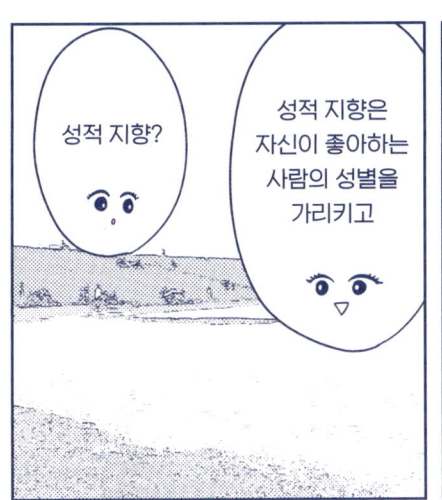
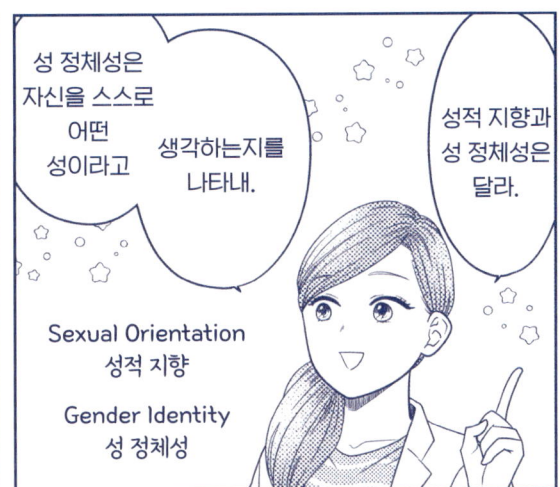
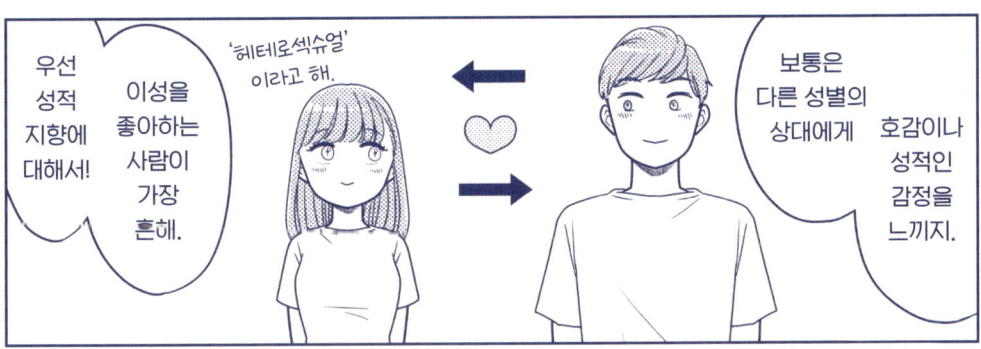
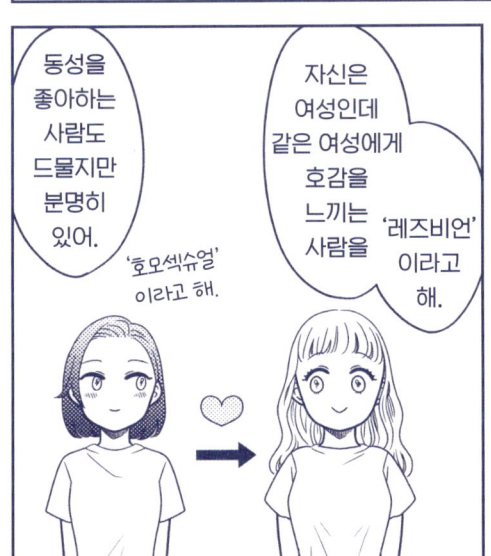
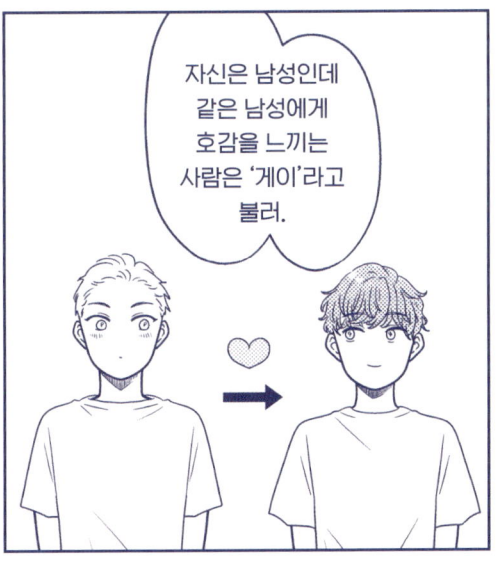

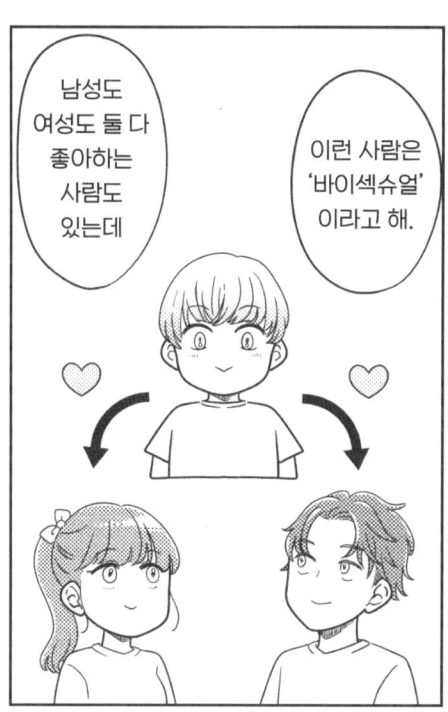
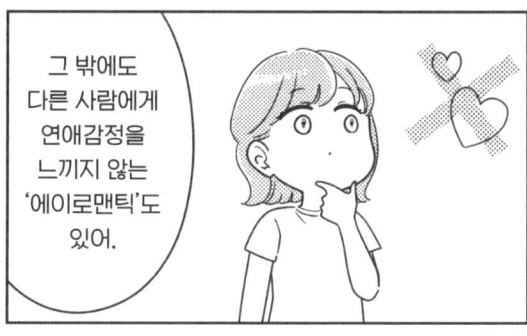
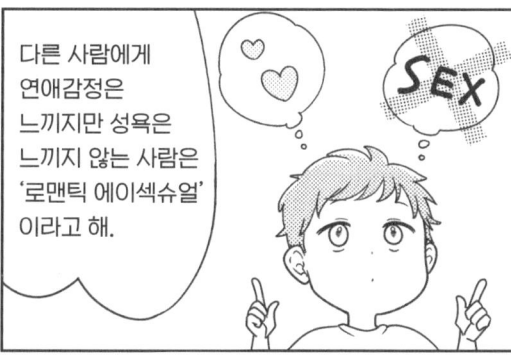
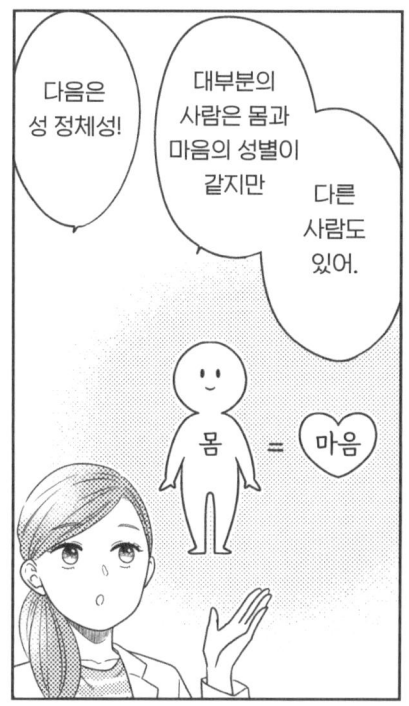
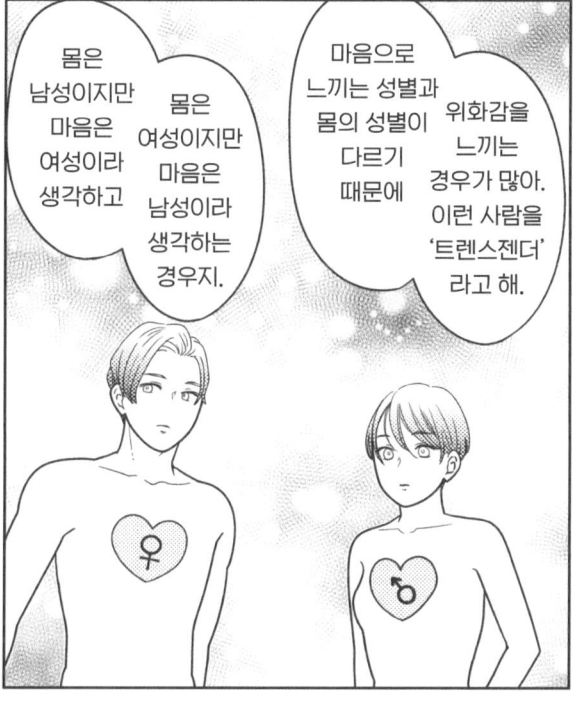

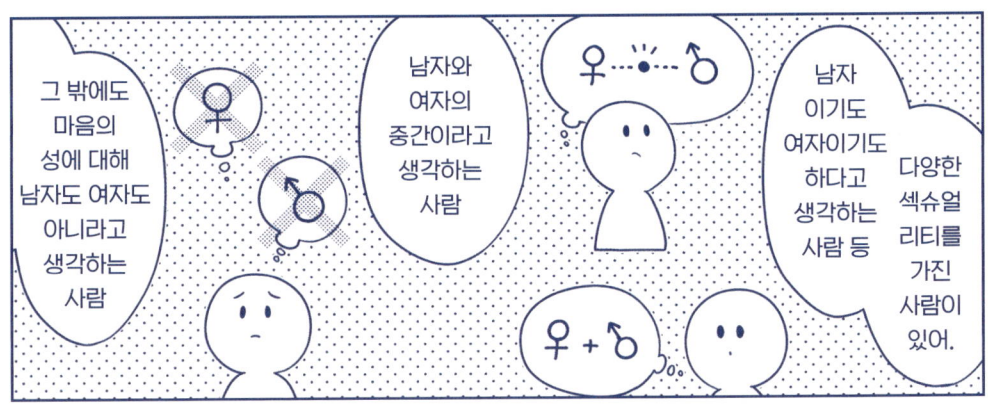

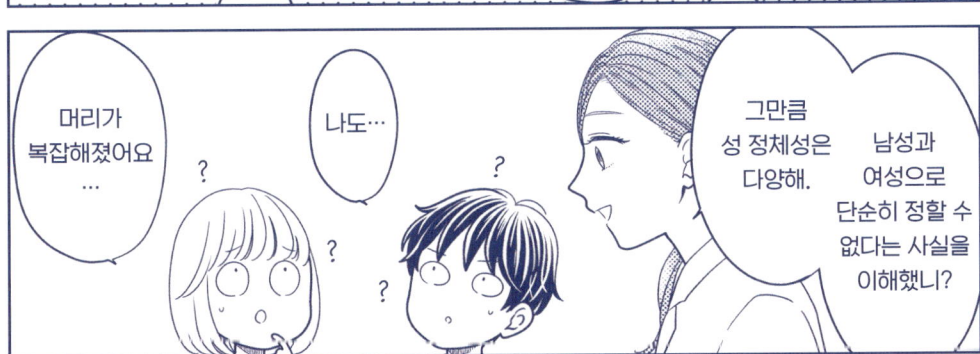

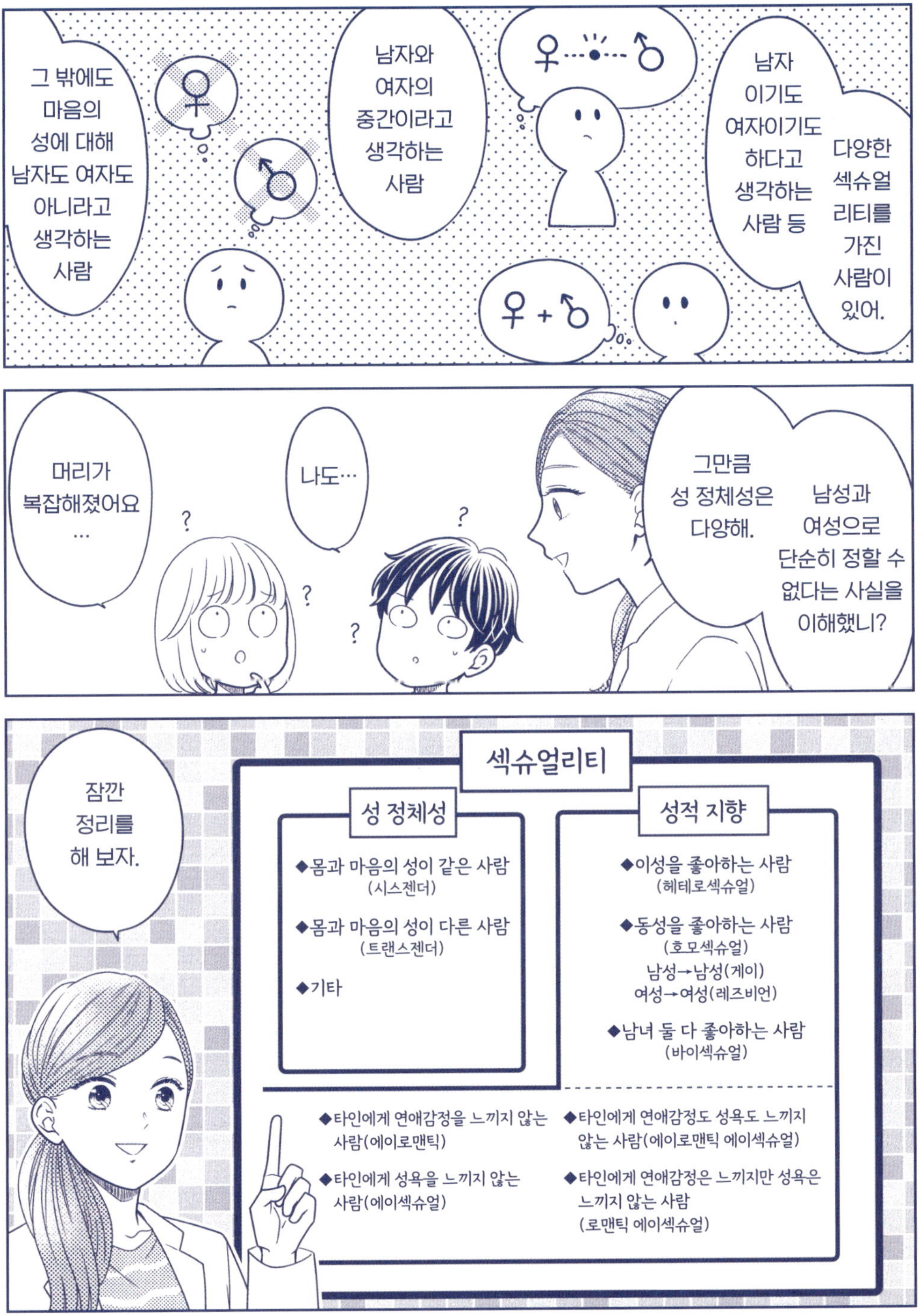

섹슈얼리티

잠깐 정리를 해 보자.

성 정체성

- ◆몸과 마음의 성이 같은 사람 (시스젠더)
- ◆몸과 마음의 성이 다른 사람 (트랜스젠더)
- ◆기타

성적 지향

- ◆이성을 좋아하는 사람 (헤테로섹슈얼)
- ◆동성을 좋아하는 사람 (호모섹슈얼)
  남성→남성(게이)
  여성→여성(레즈비언)
- ◆남녀 둘 다 좋아하는 사람 (바이섹슈얼)

- ◆타인에게 연애감정을 느끼지 않는 사람(에이로맨틱)
- ◆타인에게 성욕을 느끼지 않는 사람(에이섹슈얼)
- ◆타인에게 연애감정도 성욕도 느끼지 않는 사람(에이로맨틱 에이섹슈얼)
- ◆타인에게 연애감정은 느끼지만 성욕은 느끼지 않는 사람 (로맨틱 에이섹슈얼)

연애와 성별에는 다양한 형태가 있어요

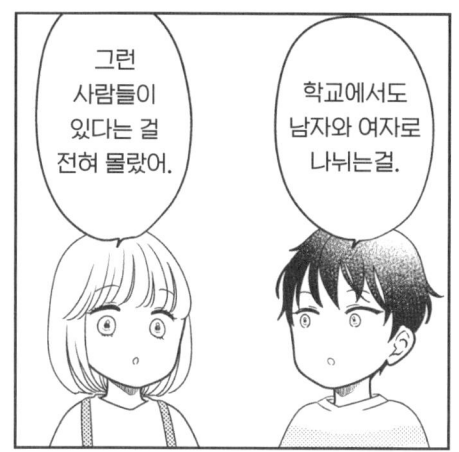
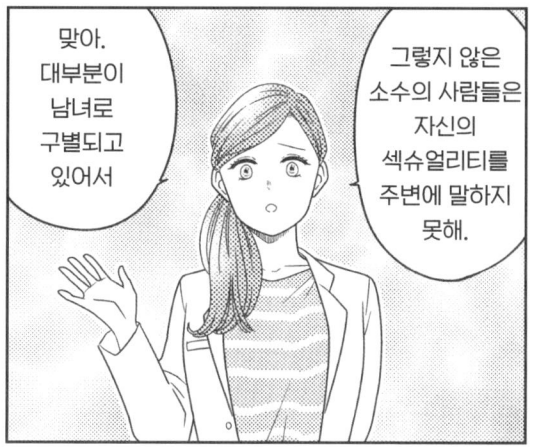
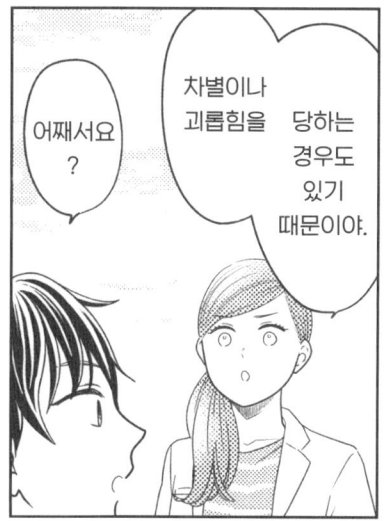
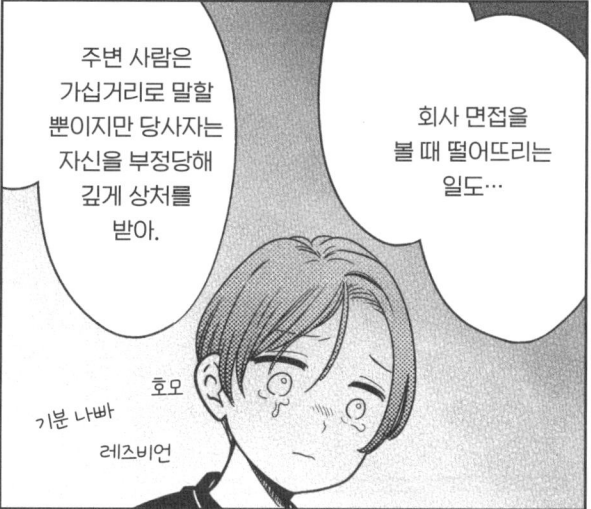
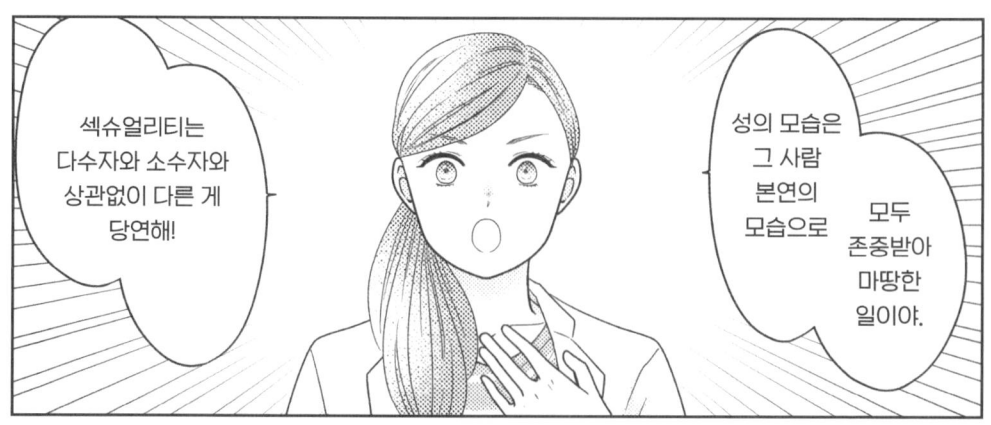

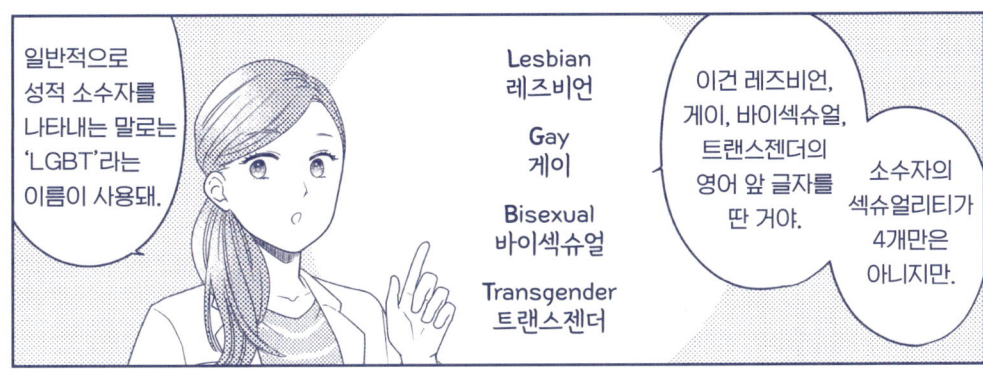
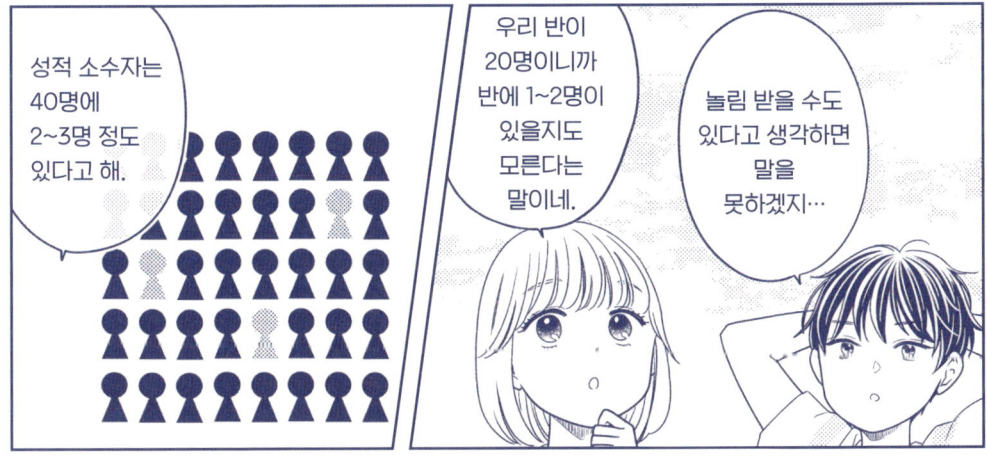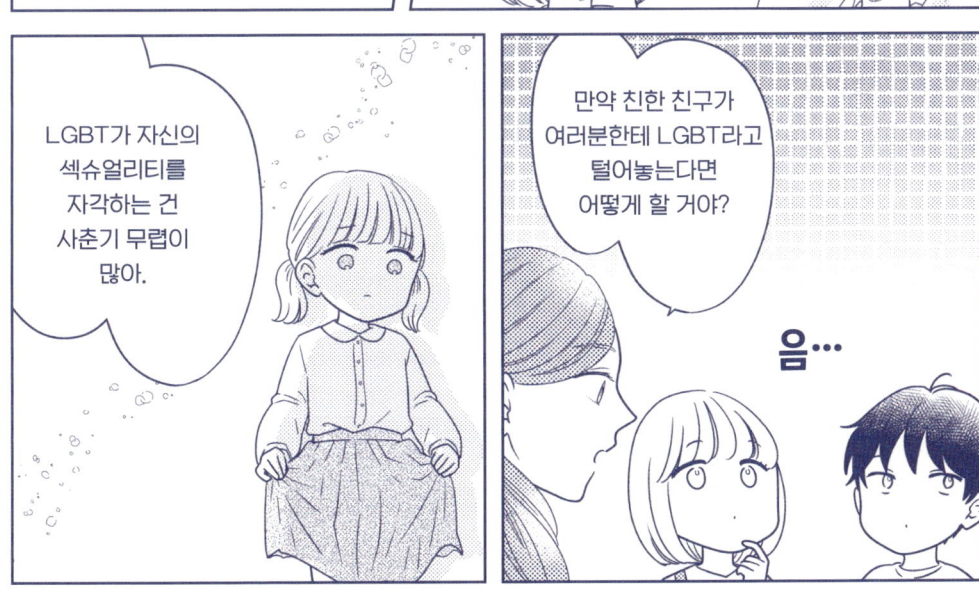

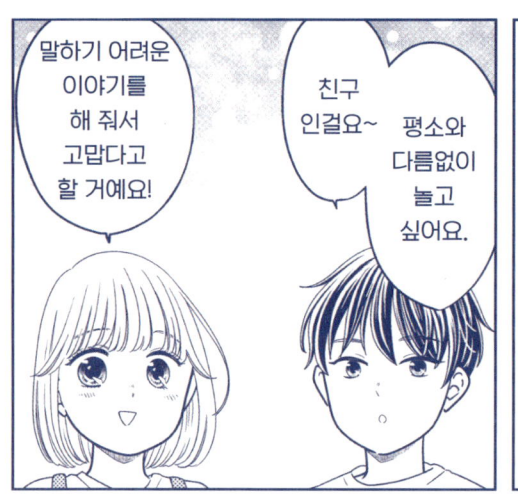
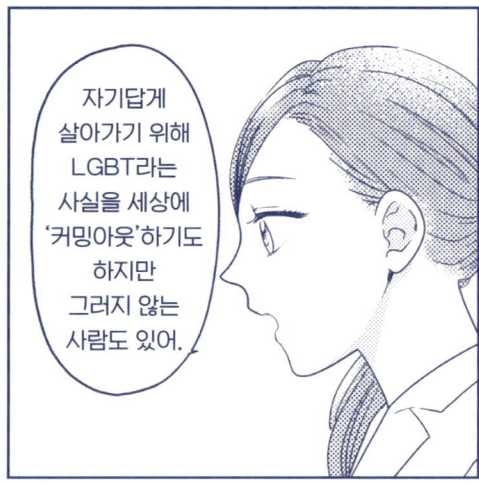
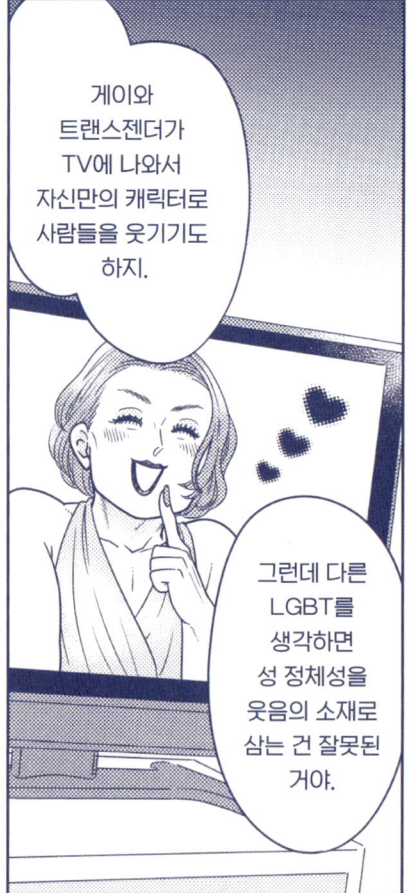
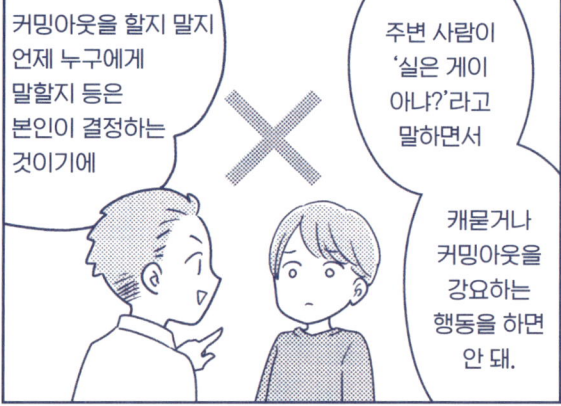
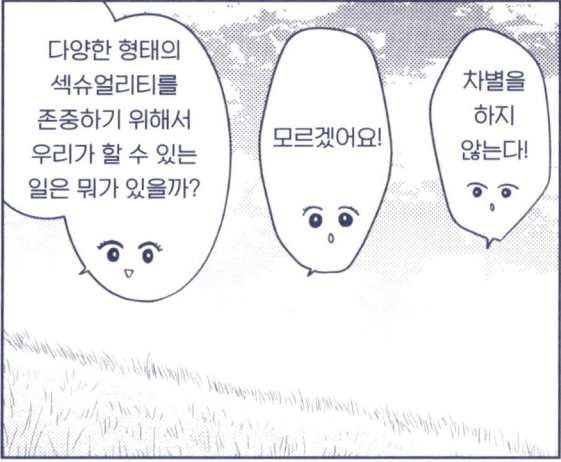

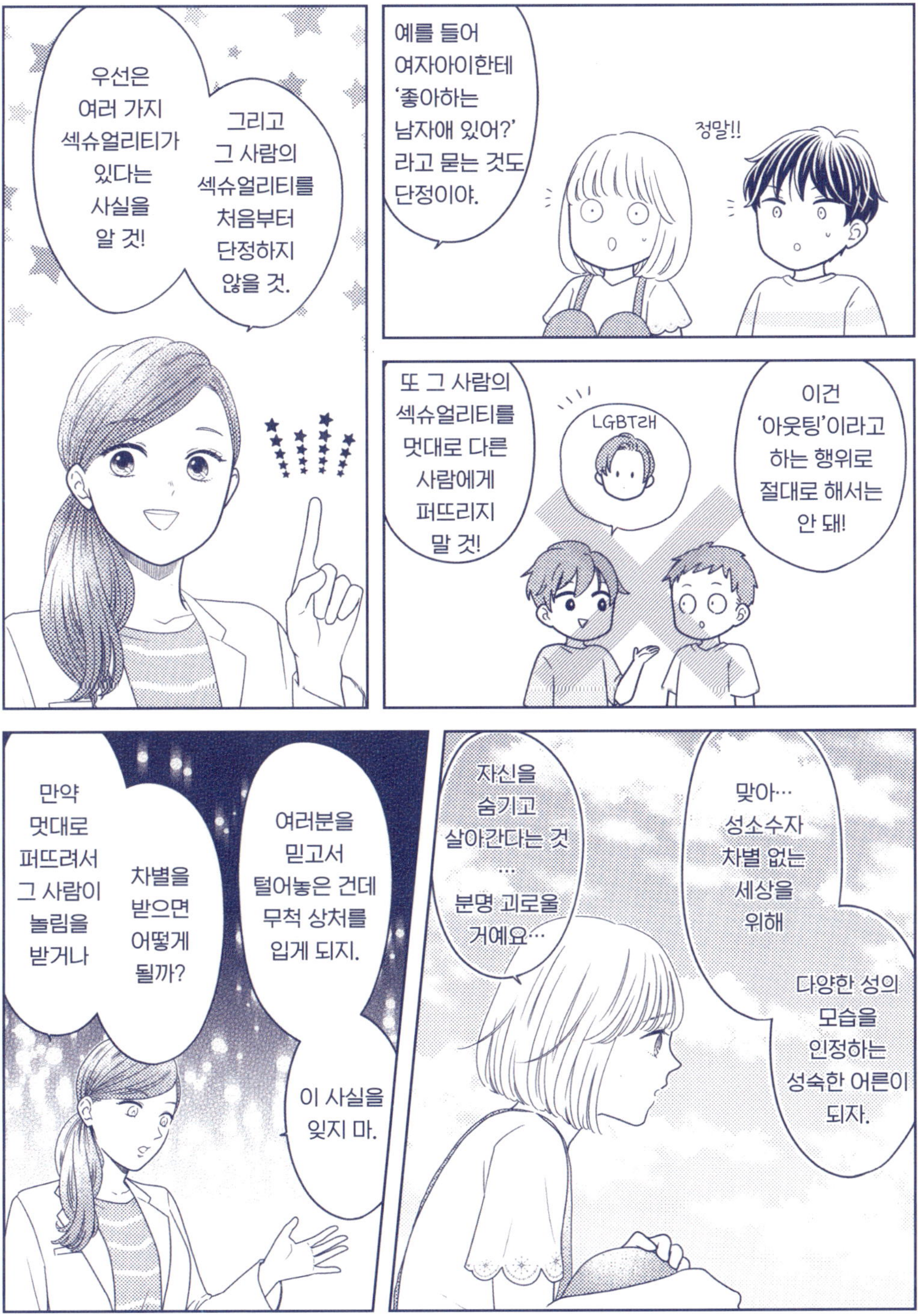

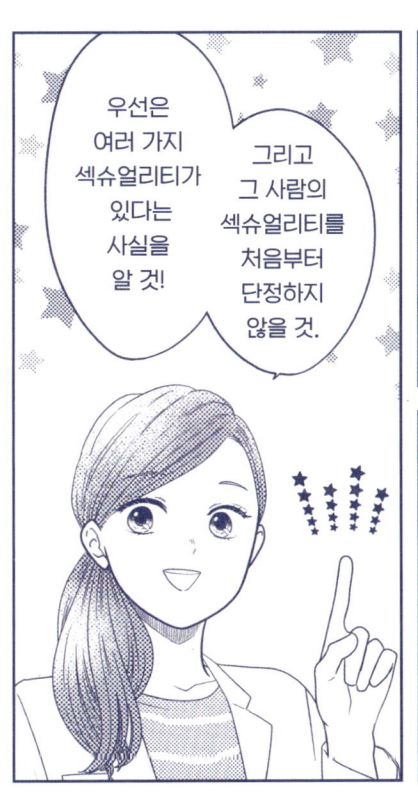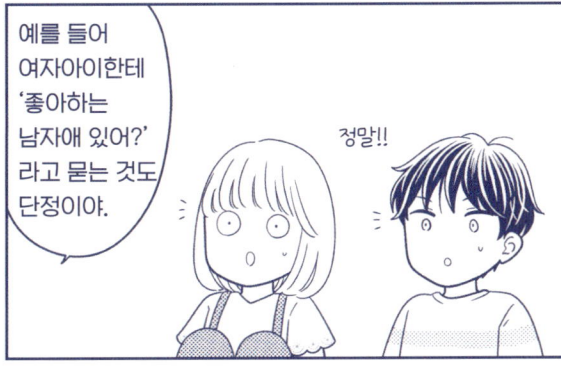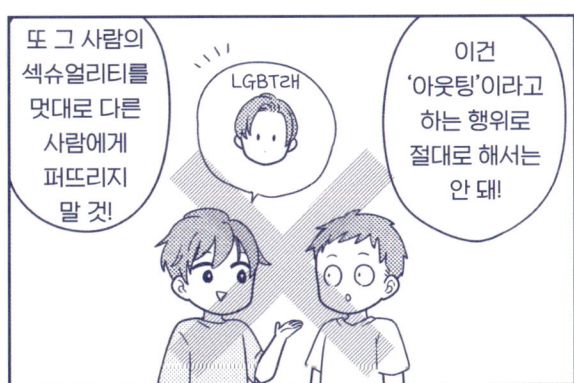

궁금해요!

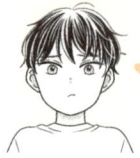

Q 동성 친구에게 좋아한다는 고백을 받았을 때 어떻게 하면 되나요?

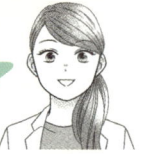

A 솔직한 자신의 마음을 부드럽게 전하세요.

상대가 동성인지 이성인지 상관없이 자신의 솔직한 마음을 부드러운 말로 전하는 것이 좋아요. 만약 친구로서 사귀고 싶다면 '고마워. 하지만 친구로 만나고 싶어'라고 말해요. 결코 '기분 나빠!' 등 상대에게 상처 주는 말을 해서는 안 돼요. 자신이 들었을 때도 고마운 말투를 사용하도록 마음을 쓰세요.

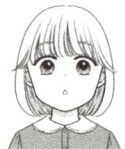

Q 우정인지 사랑인지 어떻게 알 수 있나요?

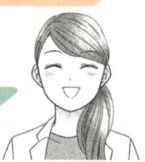

A 자신의 마음과 충분히 마주해 보세요.

'이 아이와 함께 있으면 즐거워!', '좀 더 함께 있고 싶어!' 등 누군가를 좋아하는 마음은 우정이어도 사랑이어도 무척 근사한 거예요. 스스로 자기 마음을 모르는 것도 이상한 일이 아니며 지금 바로 답을 내지 못해도 괜찮아요. 초조해하지 말고 자신의 마음과 마주해 보세요.

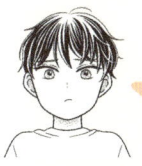

Q 동성 결혼은 불법인가요?

A 동성 간 혼인신고는 할 수 없지만 결혼 자체만으로 불법은 아니에요.

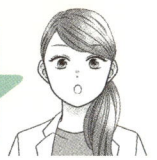

네덜란드, 덴마크, 캐나다, 미국 등 세계 28개국에서 동성 결혼은 합법이에요. 또 일본 등 다양한 나라에서는 동성 파트너십 제도, 동성 동반자 제도, 시민 결합 등의 이름으로 법적 인정은 아니지만 생활동반자로 인정하기도 해요. 하지만 우리나라는 법적으로 동성 결혼을 인정하지 않고 생활동반자로서의 인정도 아직이에요.

생활동반자인 상대가 병원에서 급히 수술해야 할 때 법적 보호자 자격이 없어 수술동의서를 쓸 수 없는 문제가 있어요. 또 은행 대출 시 부부로서의 혜택을 받지 못하고, 한 쪽이 사망 시 유언이 아니면 유산을 받지 못하는 문제도 있죠. 때문에 남녀의 결혼과 비교해서 불평등하다는 의견이 많이 있어요.

이에 동거, 사실혼, 동성커플의 권리 및 의무를 보장하는 '생활동반자법'이 2006년 처음 발의됐으나 지금은 진행이 멈춘 상태예요. 동성인 커플에게도 남녀 간의 결혼과 마찬가지로 법률상의 결혼을 요구하는 목소리가 늘어나고 있어 우리나라에서도 가까운 미래에 동성혼이 인정되는 날이 올지도 모르겠어요.

궁금해요!

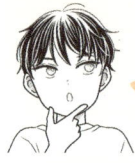

Q 뉴스에서 봤는데 차별금지법이 뭐예요?

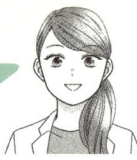

A 사람 사이 차별을 없애기 위한 법이에요.

차별금지법은 성별, 장애, 인종, 성적 지향성 등을 이유로 고용이나 교육에 차별을 받지 않도록 하기 위한 법이에요. 그중 성 소수자 차별은 매우 심각한 문제예요. 예를 들면 성 소수자라는 이유로 취업 면접을 거절당하고 급여가 깎이고 퇴직을 강요당해요. 또 학교나 직장에서 괴롭힘을 당해 자살하는 일도 있어요. 성 소수자에 대해 치우친 견해를 가지고 있는 사람이 많기 때문에 사회적 합의가 좀처럼 원활히 되지 않고 있는 것이 현실이에요.

한편 세계에는 80개국 이상의 나라가 성 소수자에 대한 취업 차별을 금지하는 등의 법률을 제정하고 있어요. 남녀만으로 묶을 수 없는 다양한 성이 있다는 사실을 국가와 사회가 인정하고 어떤 성 정체성이라고 해도 차별받지 않고 평등하게 살아가는 세상을 위한 법률이에요.

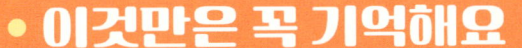

이것만은 꼭 기억해요

1 사람에게는 다양한 성이 있고 신체의 특징만으로 성별을 정할 수 없어요.

2 마음으로 생각하는 성별과 몸의 성별은 다른 경우가 있어요.

3 성적 지향과 성 정체성은 모두 다를 수 있어요. 어떤 경우라도 존중받아야 해요.

4 상대의 성적 지향과 성 정체성을 멋대로 단정하거나 주변에 알려서는 안 돼요.

5 성 소수자를 놀리거나 차별하는 것은 절대 NG! 모두가 평등하다는 의식을 가져요.

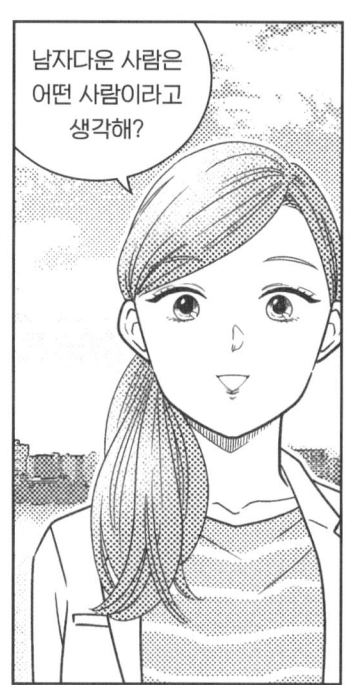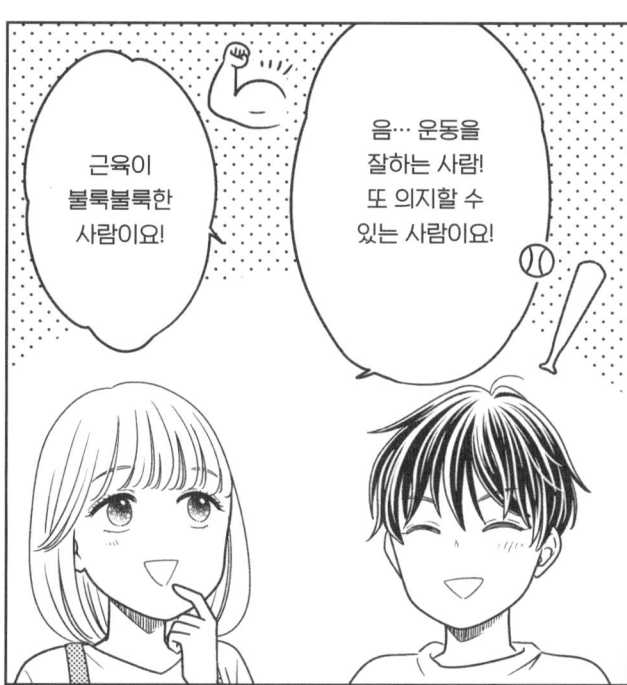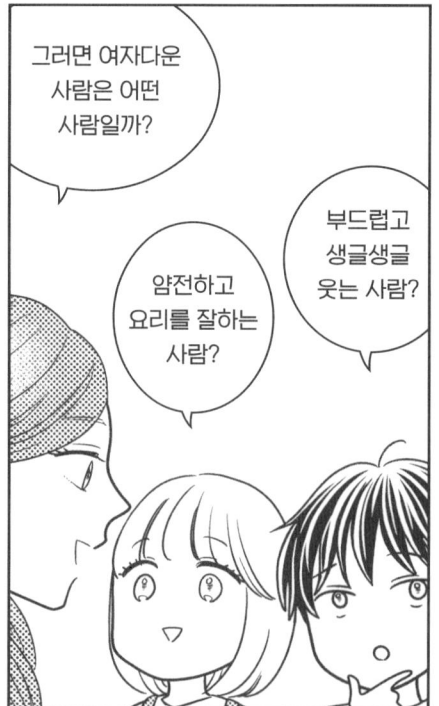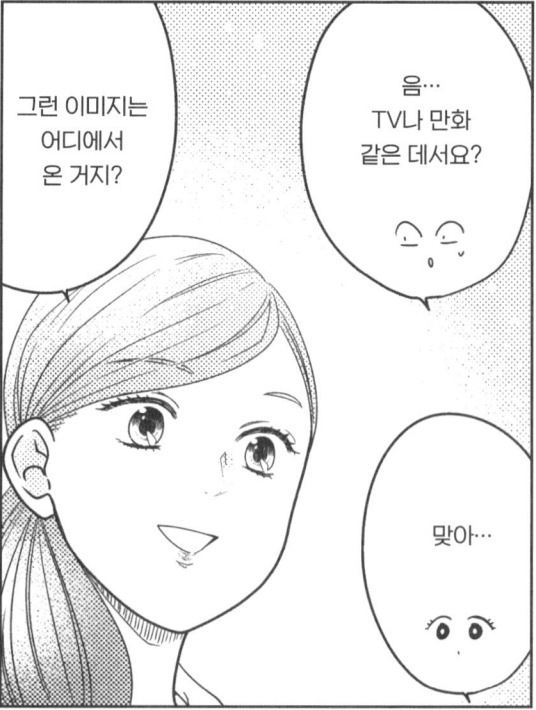

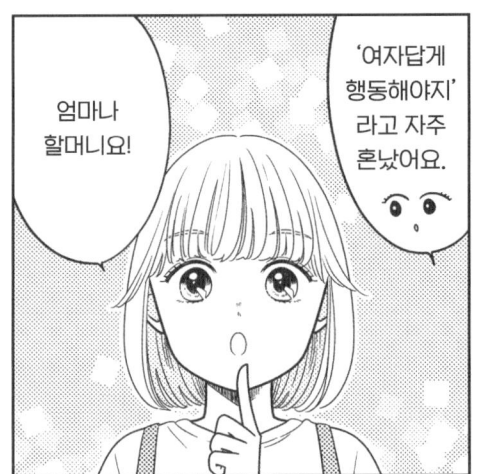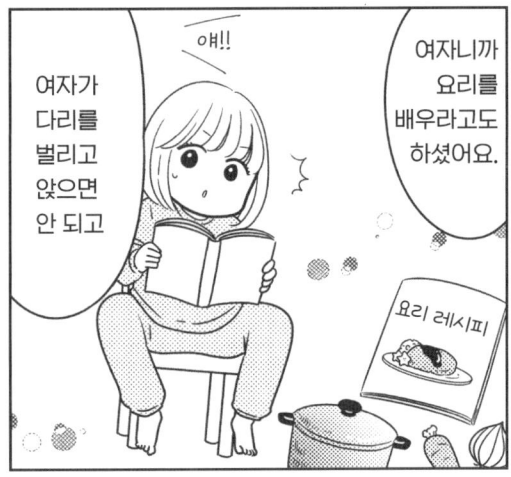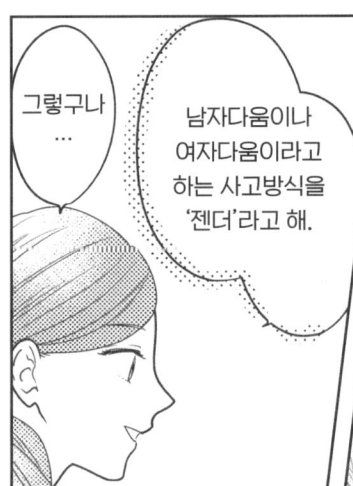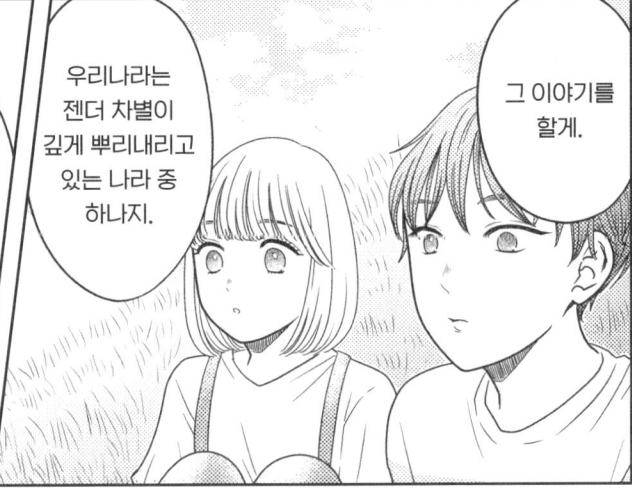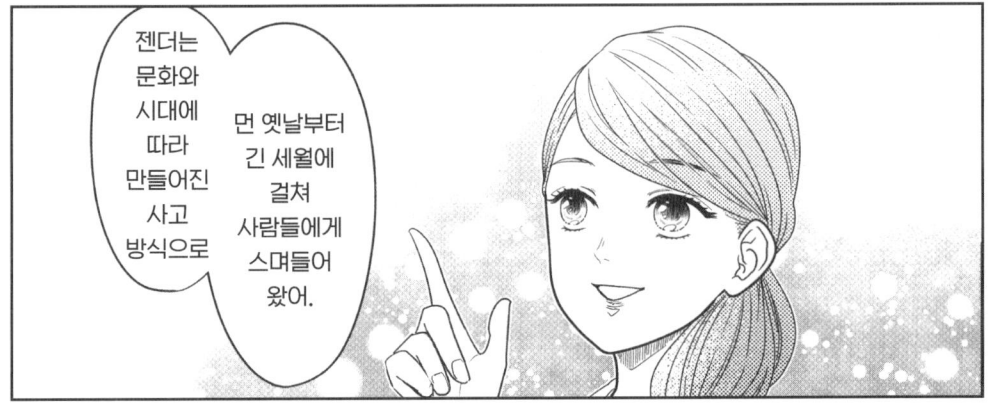

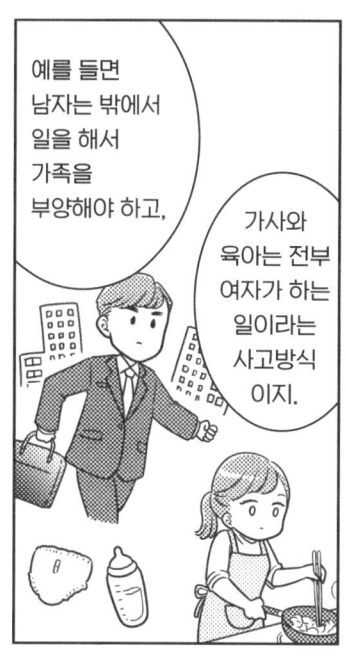
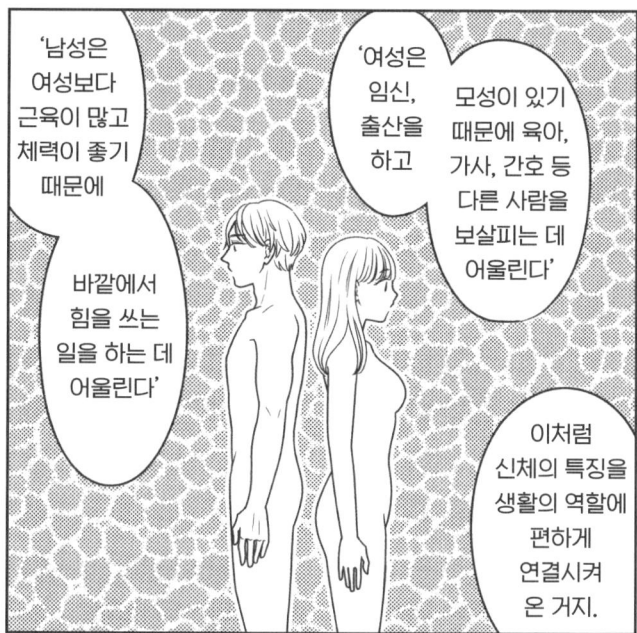
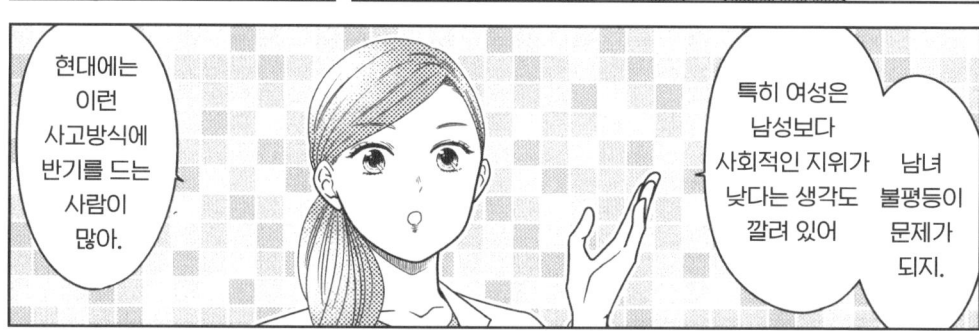
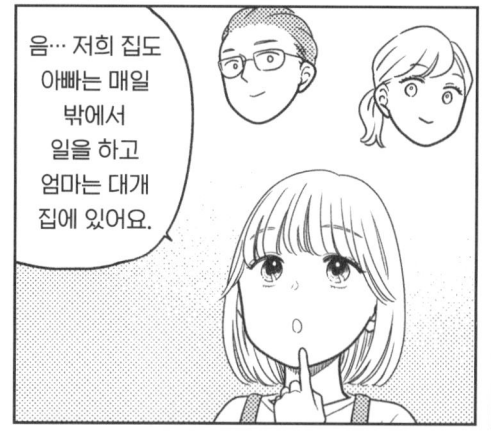
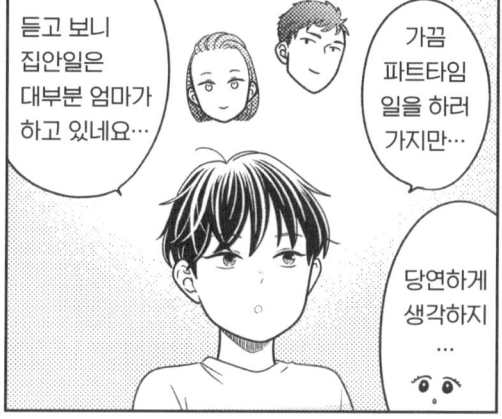

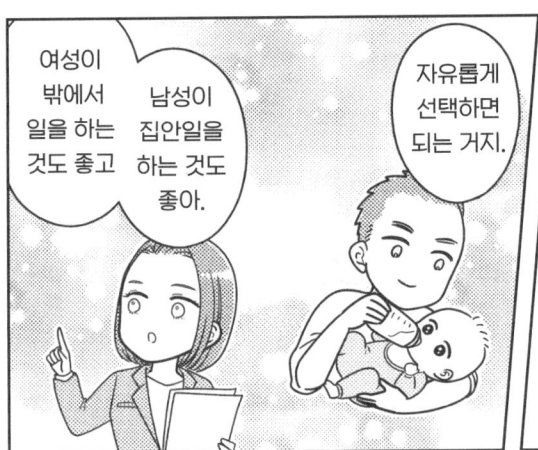
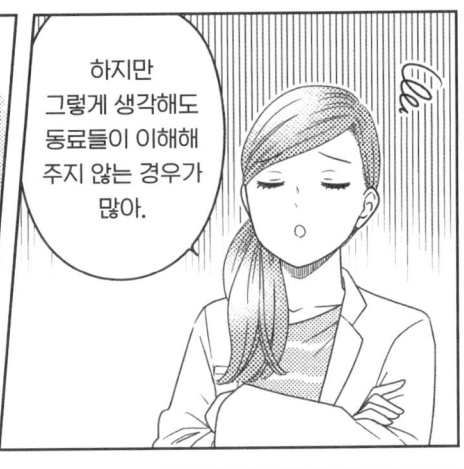
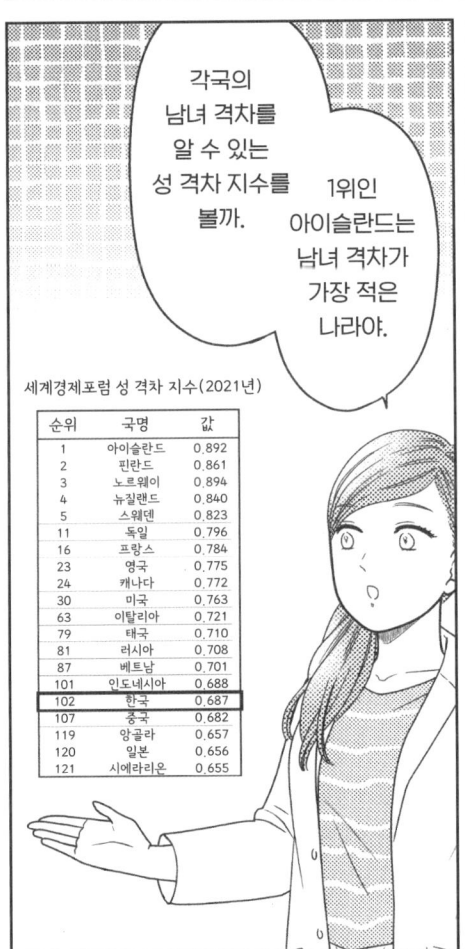
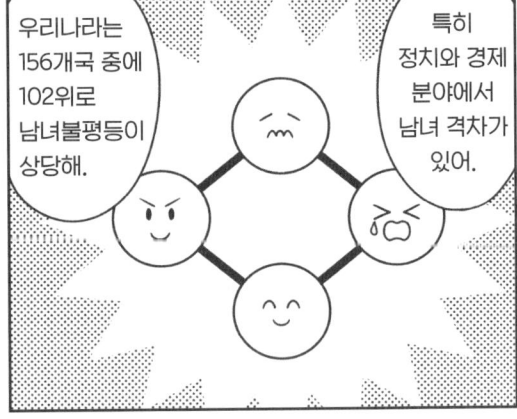
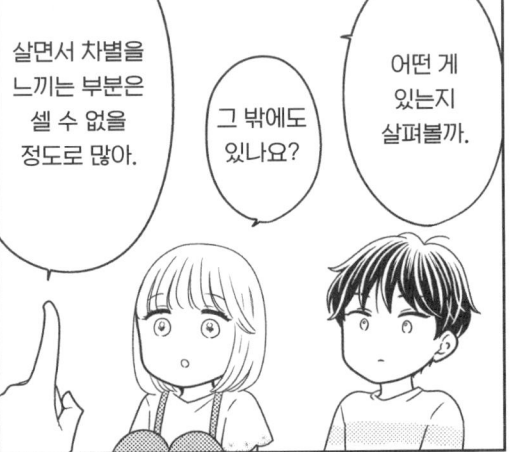

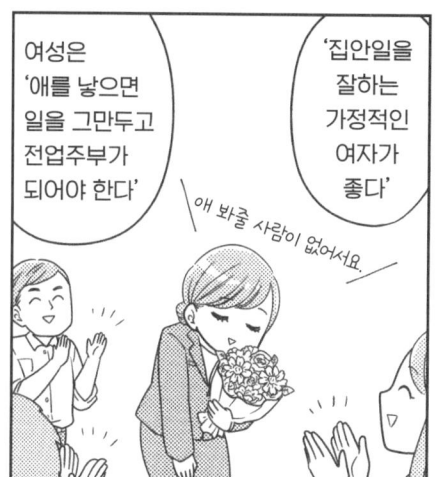
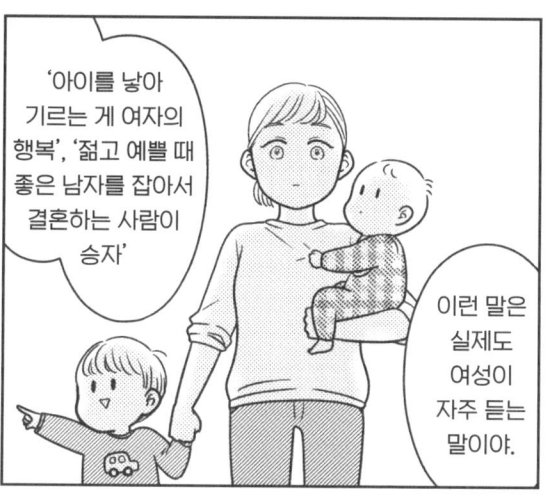
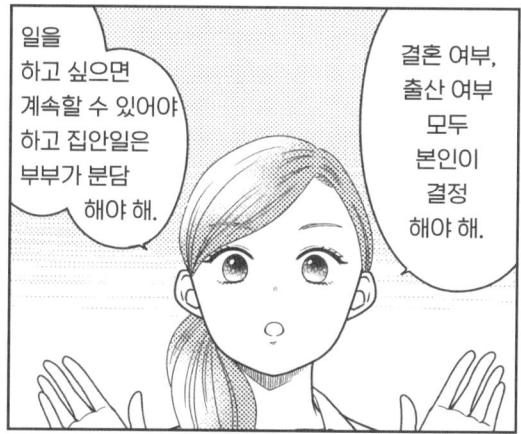
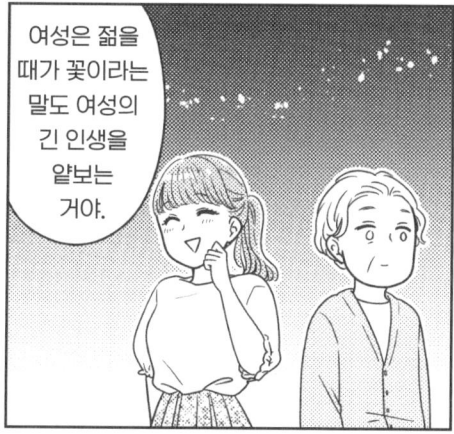
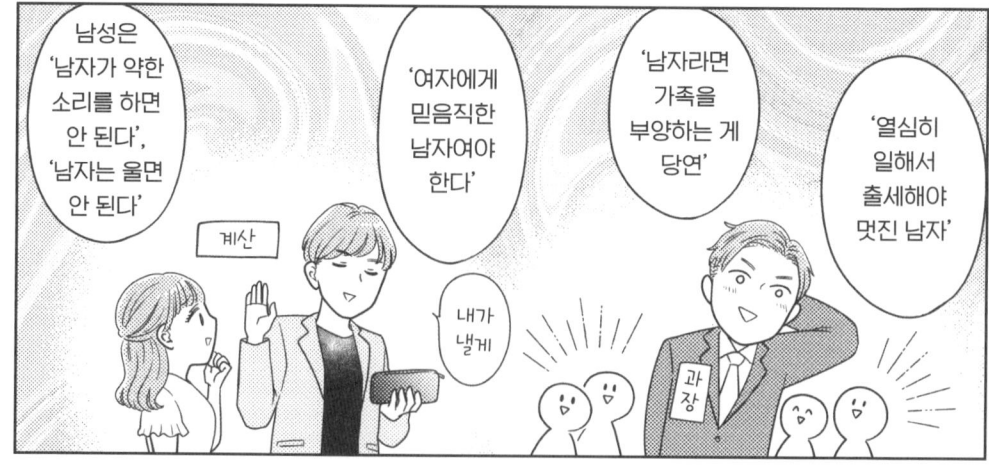

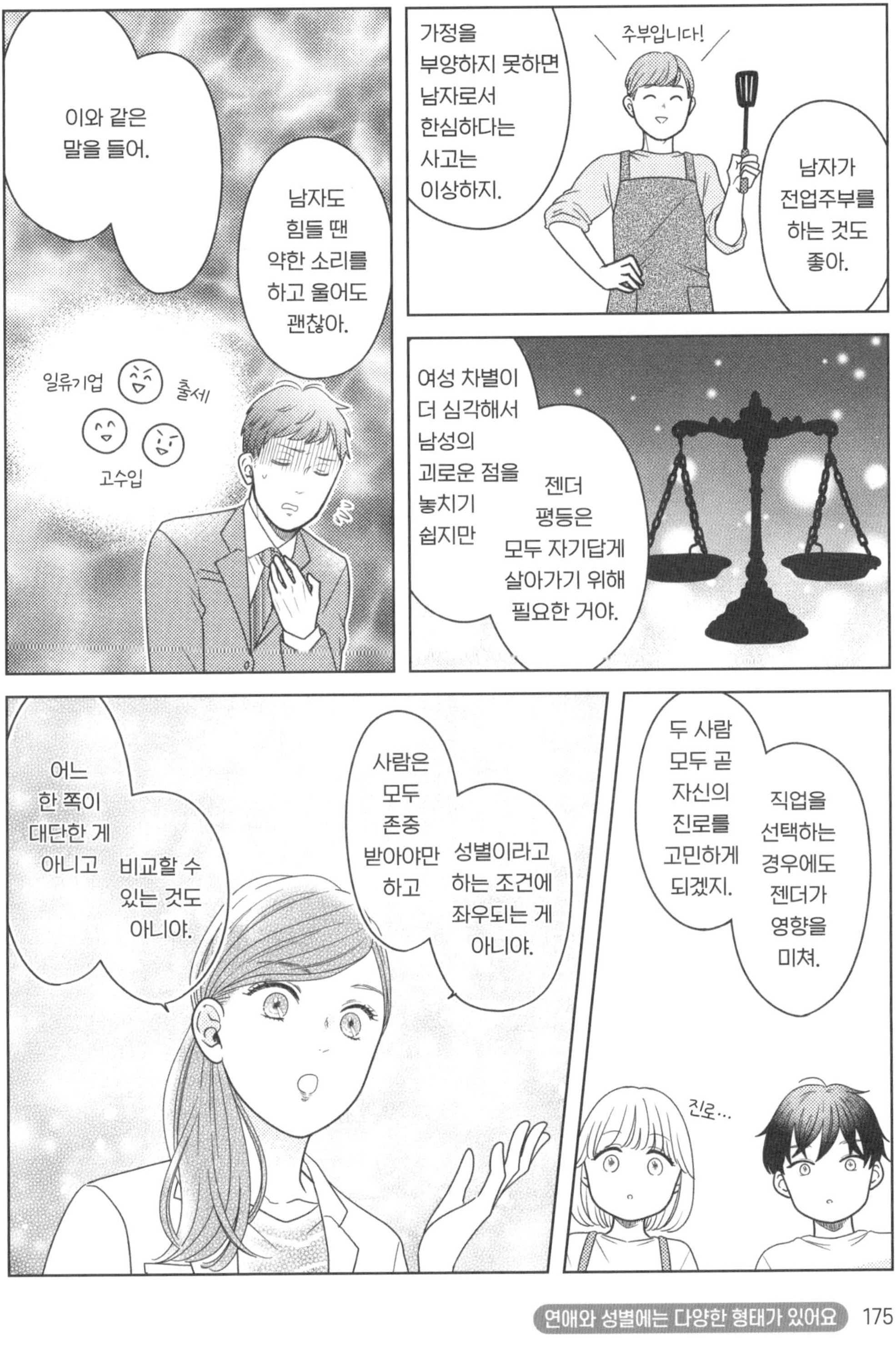

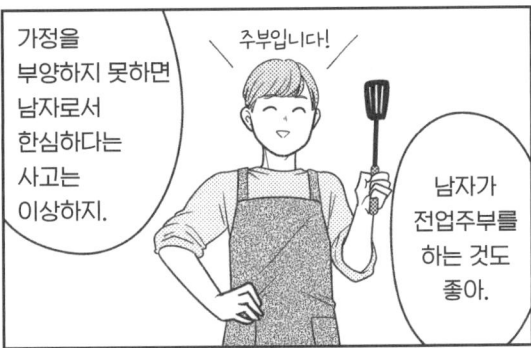

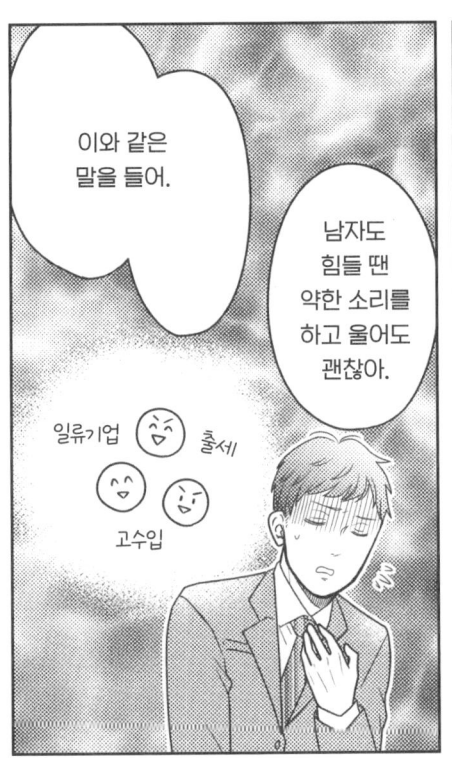

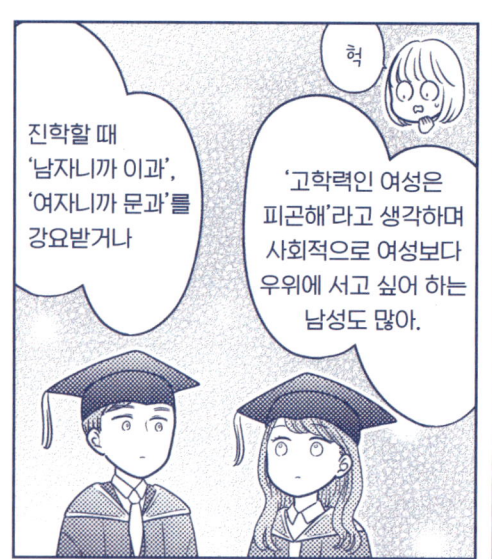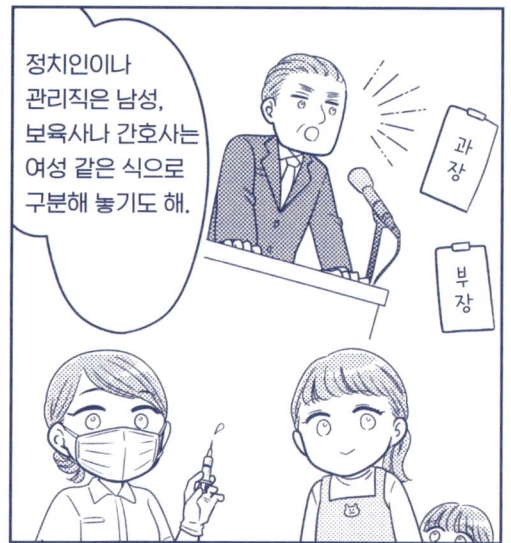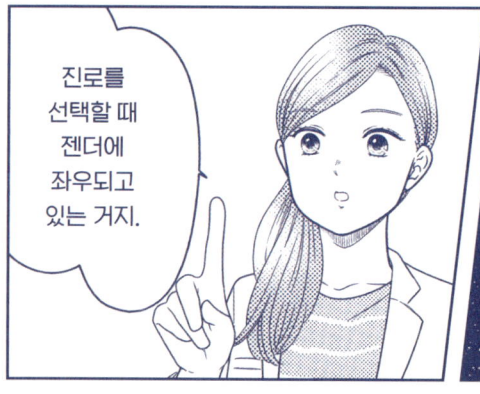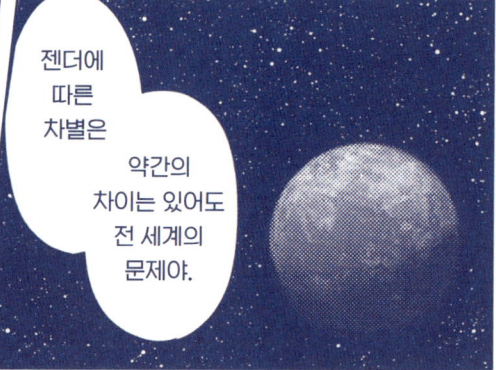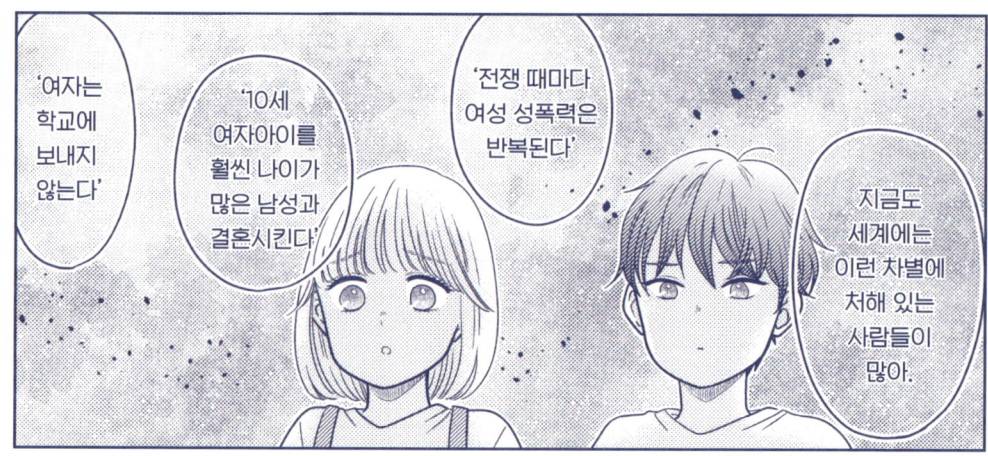

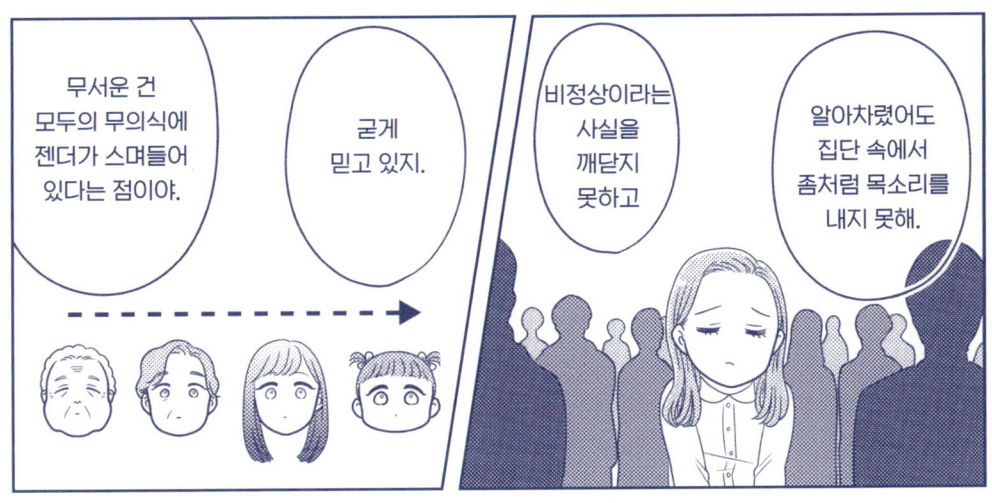
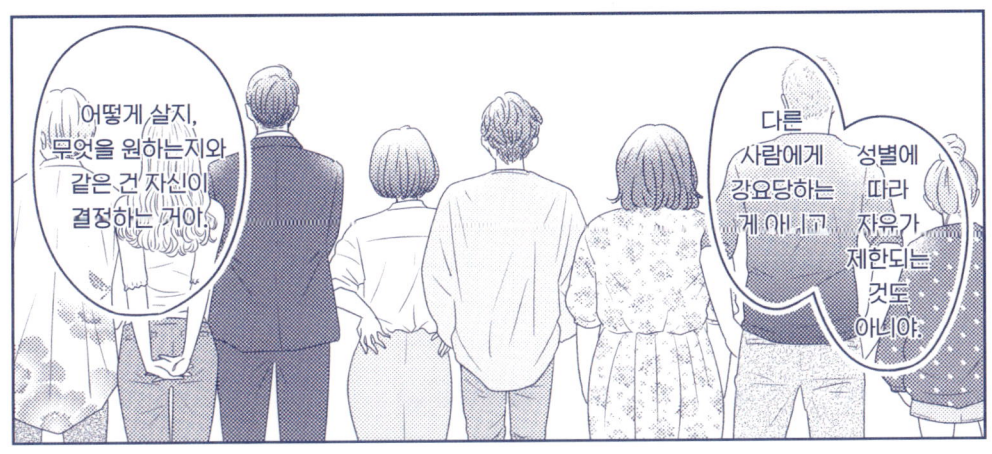
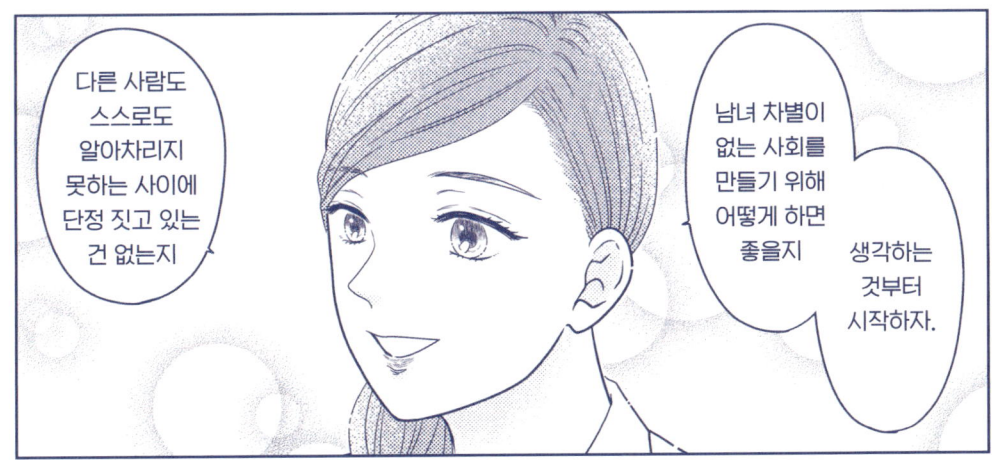

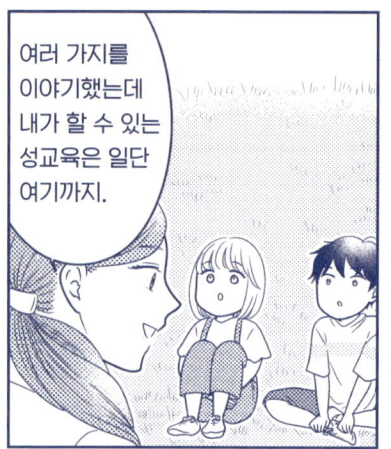
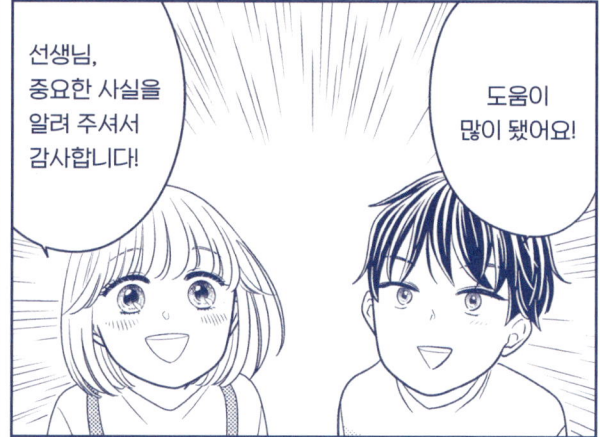
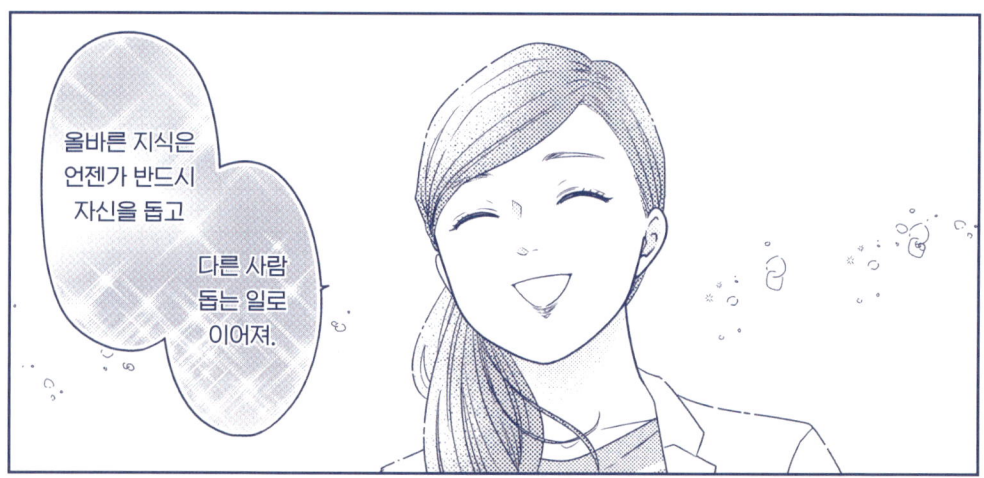
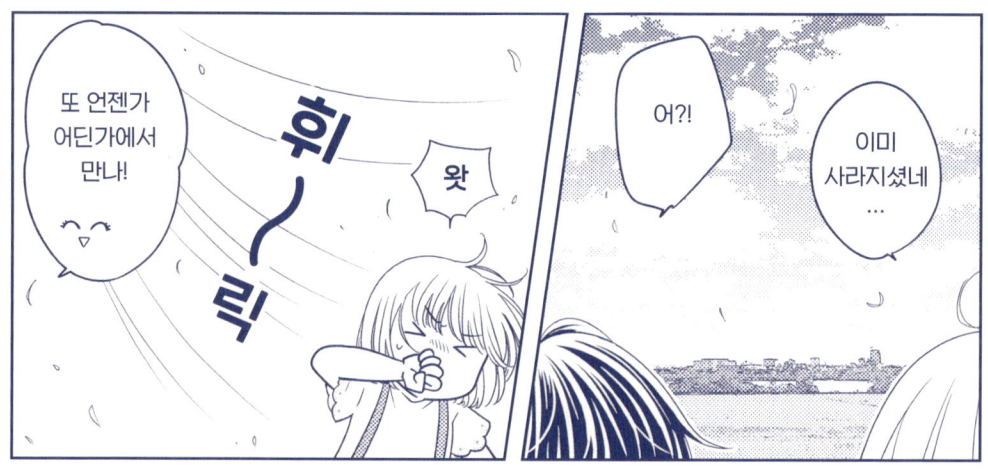

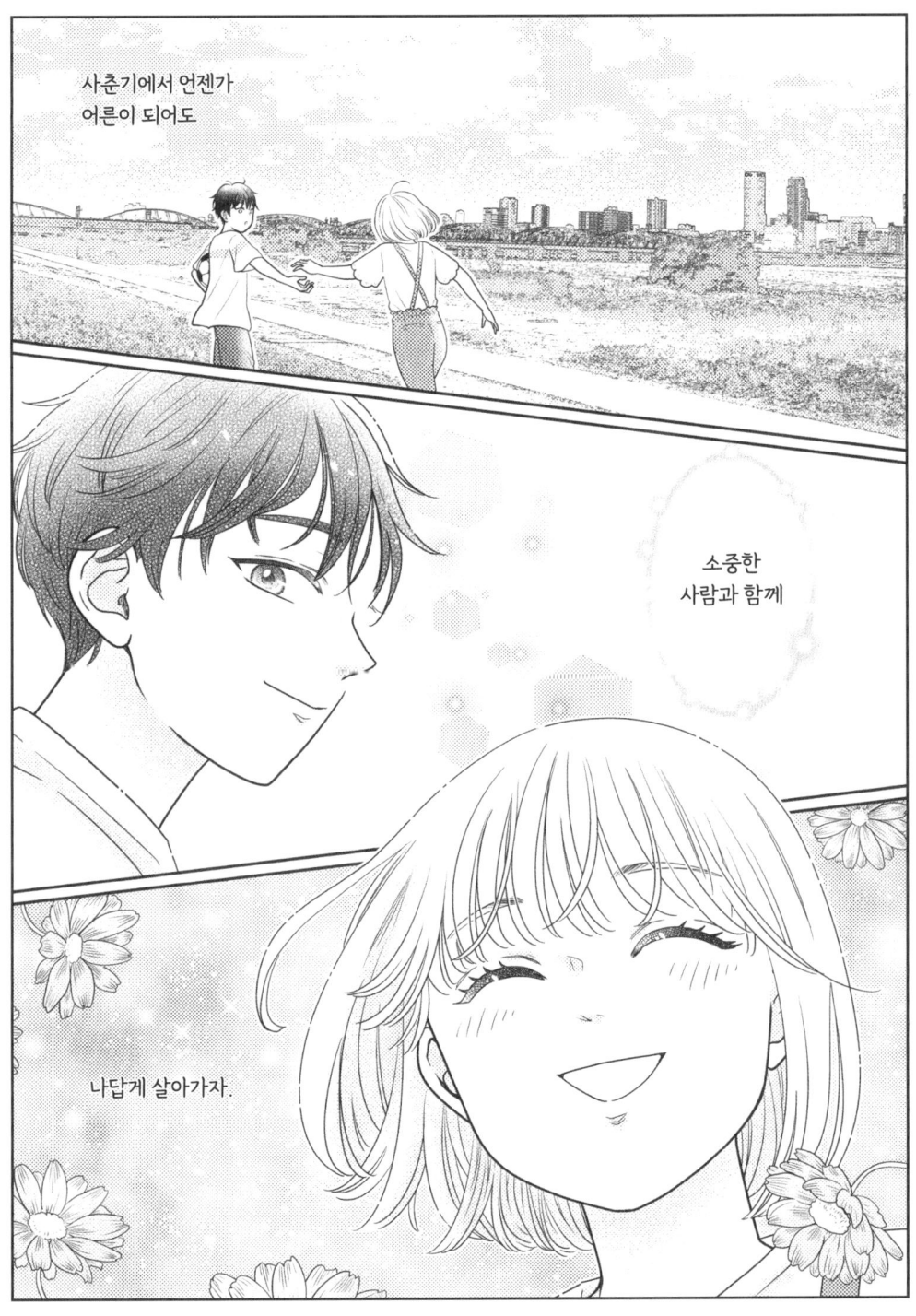

궁금해요!

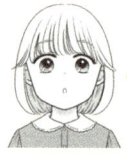

Q 왜 젠더를 알아야 하나요?

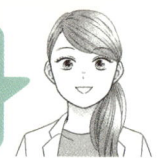

A 성평등은 유엔에서 합의한 세계 공통의 목표이기 때문이에요.

2015년 유엔에서 '세계 공통의 17가지 목표를 내걸어 2030년까지 그것을 달성하자'고 정했어요. 빈곤국을 없애자, 전 세계에 안전한 물과 화장실을 늘린다 등 다양한 목표가 있으며 다섯 번째로 내걸은 것이 '성평등을 실현하자'예요. 주로 여성 차별인 젠더 갈등 문제는 전 세계에 옛날부터 있었고(176쪽 참고), 해결하고자 하는 운동이 지금까지도 다양하게 있어요. 그러나 기성 세대인 정치인들부터 이해를 못한다거나 사회적 합의를 끌어낼 수 없어 진척이 없었던 것이 사실이에요. 어떤 성별이라도 차별받지 않고 모두가 존중받으며 살아갈 수 있는 세계를 만들기 위해 지금 다시 문제의식을 가지고 각국의 법률 개정이 이루어지고 있어요.

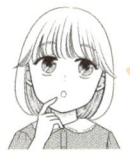
Q 아기가 태어나면 여자는 일을 쉬는데 남자는 쉬지 않나요?

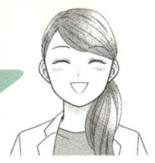
A 남성 육아휴직을 사용하는 사람이 점차 늘고 있어요.

육아휴직은 근로자가 회사를 그만두지 않으면서 자녀 양육 부담을 덜기 위해 신청하는 휴가예요. 만 8세 이하의 자녀가 있을 경우 신청하며 자녀 1명당 부모 각각 1년씩 사용할 수 있어요. 하지만 실제로는 남성이 육아휴직을 내는 경우는 매우 적어요. 2017년 남성 육아휴직자는 7600여 명이었고 2021년에는 2만 9000여 명으로 3배 가까이 늘어났어요. 하지만 전체 육아휴직자는 11만여 명으로 남성 육아휴직자 수는 전체 4명 중 1명꼴인 셈이에요.

남성이 육아휴직을 쓰지 않는 이유로는 '육아는 여성이 하는 것'이라는 믿음과 휴가를 내고 싶어도 승진의 불이익이 있을까 봐 직장에 말을 꺼내기가 어려운 것이 꼽히고 있어요. 그 결과 여성에게만 몸과 마음의 부담이 가해지죠. 이에 정부에서는 '아빠 육아휴직 보너스제'를 만들어 같은 자녀에 대해 부모가 순차적으로 육아휴직을 사용하는 경우, 두 번째 사용한 사람의 육아휴직 3개월 급여를 통상임금의 100%(상한 250만 원)로 상향해 지급하는 법안을 만들어 남성의 육아휴직 사용을 독려하고 있어요.

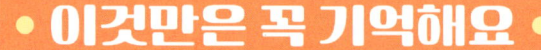
이것만은 꼭 기억해요

1 성별에 따른 남녀의 불평등은 전 세계에서 뿌리 깊게 남아 있어 문제해결이 시급해요.

2 아직 우리나라는 남녀의 격차와 차별이 많아요. 특히 정치와 경제 분야에서 많은 노력이 필요해요.

3 성별에 관계없이 사람은 한 사람 한 사람 평등하며 존중받아야 하는 중요한 존재예요.

4 성별에 따라 할 수 있는 것과 하지 못하는 것을 정하는 것은 좋지 않아요.

5 '남자니까', '여자니까'라며 스스로에게 제한을 두지 말고 좋아하는 것에 도전하세요.

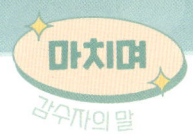

나와 다른 사람을 위해
성지식은 제대로 배워야 해요!

안녕하세요. 저는 이 책의 감수를 맡은 천아영 선생님이에요. 사춘기 시기 여러분들은 2차 성징이 나타나고, 몽정이나 월경을 하게 됩니다. 감정의 변화가 커지고 성에 대한 관심이 높아지는 등 급격한 몸과 마음의 변화가 일어나는 시기이기 때문에 학교에서 의무적으로 성교육을 받게 됩니다.

사춘기에 알아야 할 기초 상식을 배우는 것도 중요하지만, 저는 무엇보다 나를 소중하게 생각하고 타인을 생각하는 존중이 바탕이 된 성교육이 더 중요하다고 생각합니다. 현장에서 정확한 성지식을 알려 주는 동시에 올바른 성행동과 자기결정권, 그에 따른 책임이라는 주제로 성교육을 하고 있어요.

이 책은 어쩌면 무겁고 어려울 수 있는 주제를 십 대 친구들이 이해하기 쉽게 유쾌하고 발랄하게 풀었습니다. 현실과 밀착한 알찬 정보들로 여러분에게 올바른 성행동을 알려 주는 좋은 책입니다. 성은 사춘기 시기에만 중요한 것이 아니에요. 인생의 모든 시기에 적용됩니다. 이 시기에 제대로 배운 성지식이 인생의 중요한 순간에 길을 알려 주는 나침반이 되어 줄 거예요.

SHOGAKUSEI DAKARA SHITTEHOSHII SEX·HININ·GENDER·SEIBORYOKU
supervised by Rena Takahashi, illustrated by Popoko
Copyright © 2021 Rena Takahashi, Popoko
All rights reserved.
Original Japanese edition published by SHUFU-TO-SEIKATSU SHA CO., LTD., Tokyo.
Korean translation copyright © 2022 by BLUEMOOSE BOOKS
This Korean language edition is published by arrangement with SHUFU-TO-SEIKATSU SHA CO., LTD.,
Tokyo in care of Tuttle-Mori Agency, Inc., Tokyo, through Amo Agency, Korea.

이 책의 한국어판 저작권은 AMO에이전시를 통해 저작권자와 독점 계약한 블루무스에 있습니다.
저작권법에 의해 한국 내에서 보호를 받는 저작물이므로 무단 전재와 무단 복제를 금합니다.

삶의 나침반이 될 구체적인 성지식
궁금한 게 많은 사춘기 너에게

1판 1쇄 발행일 2022년 7월 11일
1판 2쇄 발행일 2022년 12월 9일

감수 다카하시 레나
한국어판 감수 천아영
그림 포포코
옮긴이 송소정

펴낸이 金昇芝
편집 노현주
디자인 양X호랭 DESIGN

펴낸곳 블루무스어린이
출판등록 제2022-000085호
전화 070-4062-1908
팩스 02-6280-1908
주소 경기도 파주시 경의로 1114 에펠타워 406호

이메일 bluemoosebooks@naver.com
홈페이지 www.bluemoosebooks.co.kr
인스타그램 @bluemoose_books

ISBN 979-11-91426-49-6 (73510)

아이들의 푸른 꿈을 응원하는 블루무스어린이는 블루무스의 어린이 단행본 브랜드입니다.

* 저작권법에 의해 보호를 받는 저작물이므로 무단전재와 복제를 금합니다.
* 이 책의 일부 또는 전부를 이용하려면 저작권자와 블루무스의 동의를 얻어야 합니다.
* 책값은 뒤표지에 있습니다. 잘못된 책은 구입하신 곳에서 바꾸어 드립니다.